陈宝贵医案选萃

医之为道大矣　医之为任重矣

刘士来题

主　审　陈宝贵　刁殿军

主　编　寇子祥　陈慧娲

编　委　张美英　崔俊波　王　达　张　丽
韩金凤　张玉岭　赵廷浩　田立军
初　展　庞　莹　陈祥芳

中国中医药出版社
·北京·

图书在版编目（CIP）数据

陈宝贵医案选萃／寇子祥，陈慧娲主编．—北京：中国中医药出版社，2015.10

ISBN 978-7-5132-2725-4

Ⅰ.①陈… Ⅱ.①寇… ②陈… Ⅲ.①医案-汇编-中国 Ⅳ.①R249.1

中国版本图书馆CIP数据核字(2015)第189570号

中国中医药出版社出版
北京市朝阳区北三环东路28号易亨大厦16层
邮政编码 100013
传真 010 64405750
南宫市印刷有限责任公司印刷
各地新华书店经销

*

开本 710×1000 1/16 印张 18 彩插 1 字数 263 千字
2015 年 10 月第 1 版 2015 年 10 月第 1 次印刷
书号 ISBN 978-7-5132-2725-4

*

定价 69.00元
网址 www.cptcm.com

如有印装质量问题请与本社出版部调换

社长热线 010 64405720
购书热线 010 64065415 010 64065413
微信服务号 zgzyycbs
书店网址 csln.net/qksd/
官方微博 http:/e.weibo.com/cptcm
淘宝天猫网址 http://zgzyycbs.tmall.com

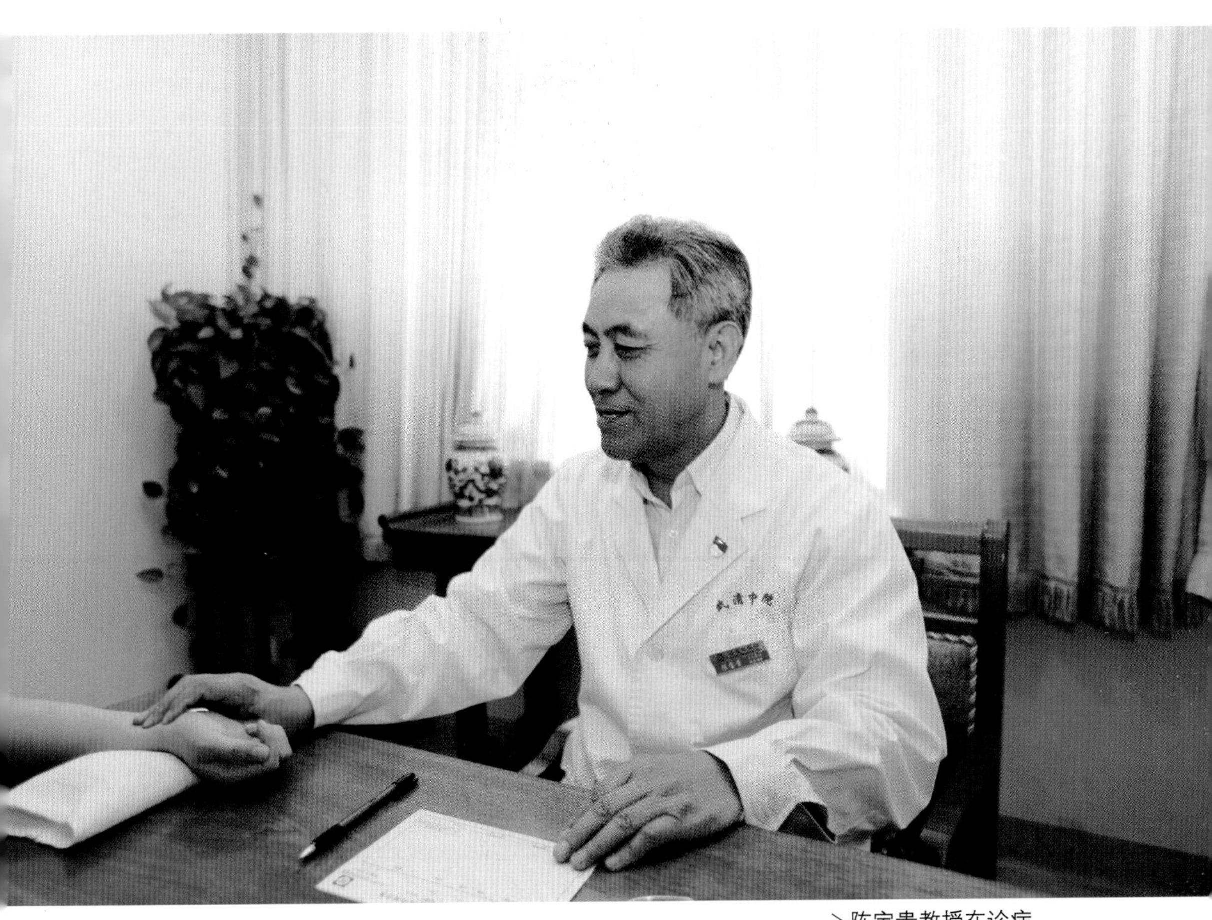

>陈宝贵教授在诊病

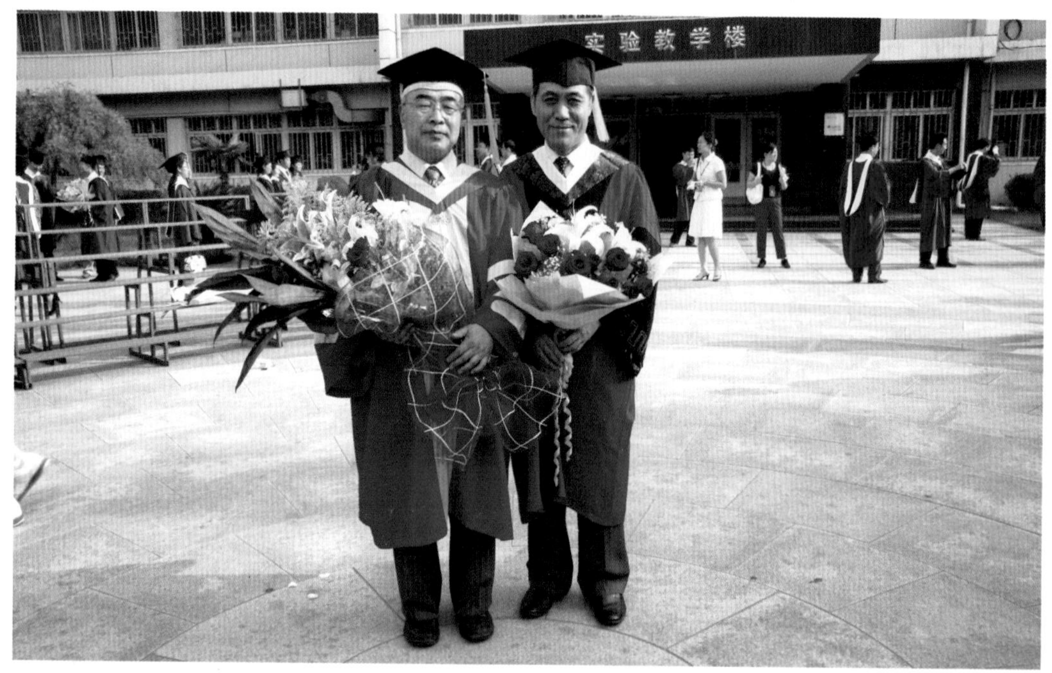

>陈宝贵教授与张伯礼院士合影

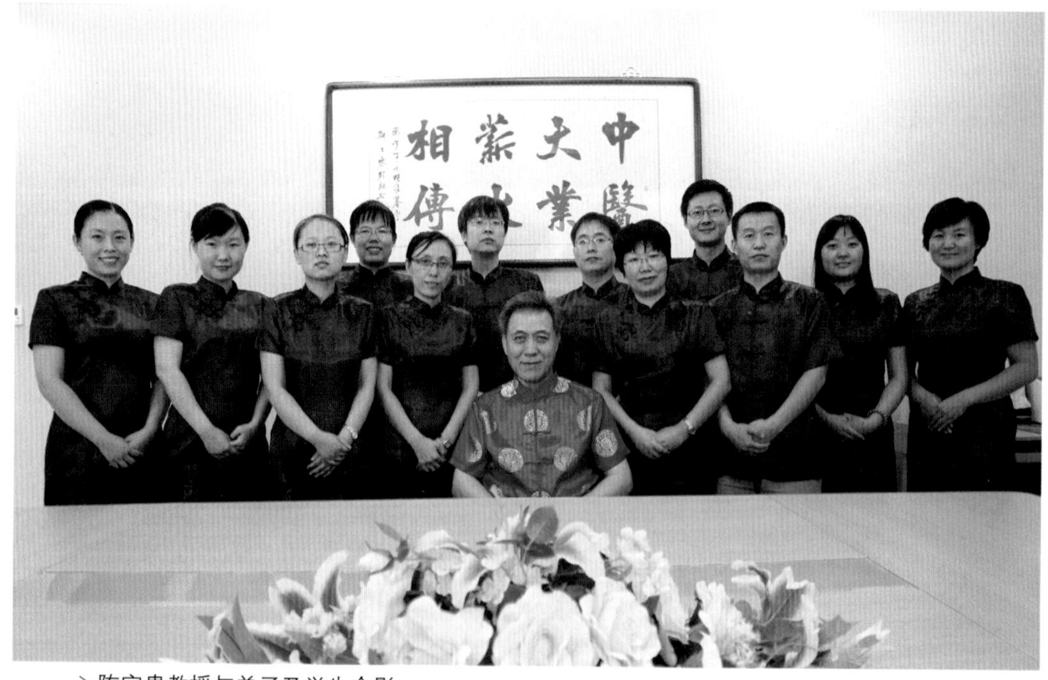

>陈宝贵教授与弟子及学生合影

＞柳学洙先生给弟子陈宝贵教授出师书

中医继承出师书

陈生宝贵从一九六五年经培训担任赤脚医生又连续多次受训进修，成绩优良，受到很多老师好评。临床中善于研究创新，颇受群众称赞。一九七二年始学中医，予为带实习三个月，后常来商讨疑义。一九七五年进北京中医学院学习，予曾作序送生。一九七八年毕业后由领导选派与予共同作祖国医学继承工作。五年中踏实认真，对于中医经典著作苦心钻研。总结临床医案，获效处予以剖析所以有效之原理，于疑似间一点即透，举一反三。助予整印了《产后发热证治辑要》及《诊余漫笔》二书，喜其深得要旨。昔马俶晚年得尤在泾对人言：吾今日得一人胜得千万人矣！予不敢望马尤二先哲之项背，然情事颇相似，故并记之。

科研无止境，更上一层楼。予愿与陈生共勉之。

武清县人民医院中医科

主任医师 柳学洙

一九八二年十一月一日

附赠七绝一首：

保健从来重养修，轩岐古训耀千秋。继承我辈勤研讨，百载芳踪羡马尤。

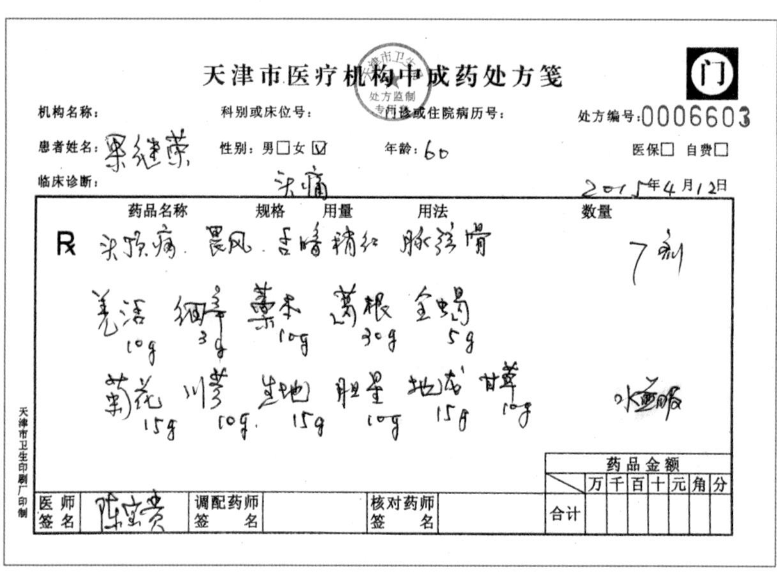

天津市医疗机构中成药处方笺　门

机构名称：　科别或床位号：　门诊或住院病历号：　处方编号：0006603

患者姓名：梁继荣　性别：男□女☑　年龄：60　医保□　自费□

临床诊断：头痛　2015年4月12日

药品名称　规格　用量　用法　数量

R 头顶痛，畏风，舌暗稍红　脉弦滑　7剂

羌活10g　细辛3g　藁本10g　葛根30g　全蝎5g

菊花15g　川芎10g　生地15g　胆星10g　地龙15g　甘草10g　水煎服

医师签名	陈宝贵	调配药师签名		核对药师签名		药品金额 合计	万	千	百	十	元	角	分

天津市卫生印刷厂印制

天津市医疗机构中成药处方笺　门

机构名称：　科别或床位号：　门诊或住院病历号：　处方编号：0006613

患者姓名：赵忠强　性别：男☑女□　年龄：64　医保□　自费□

临床诊断：肝肾不足　2015年4月17日

药品名称　规格　用量　用法　数量

R 二天前突发头晕，平时无异常，素有高血压，舌暗苔白　脉弦滑　饮酒史

10剂

葛根30g　女贞子15g　旱莲草15g　菊花15g　枳壳10g　丹参15g　水煎服

羌活10g　炒杜仲15g　生地15g　甘草10g

医师签名	陈宝贵	调配药师签名		核对药师签名		药品金额 合计	万	千	百	十	元	角	分

天津市卫生印刷厂印制

＞陈宝贵教授门诊处方

心肾同治，重视肝脾，兼及五脏，提出补肾养心的治疗大法，在化疗后骨髓抑制的理论研究和临床疗效方面取得重要进展。

2013.4.14

肾藏精，精血互生，心主血，故补肾养心可治疗贫血，配伍得当而治各种造血障碍性疾病。

陈宝贵

大论以"辛生肺"，"用辛泄之"，即以辛味药发散表邪之意。《素问·脏气法时论》"肺欲收，急食酸以收之，用酸补之"，可谓辛酸配伍，一散一收，体用明显。

咳喘之证古今方剂很多，治验亦博，但我认为还应治咳以"麻杏甘石汤"为主方加减化裁，治喘以"小青龙汤"加减化裁使用，疗效甚佳。

陈宝贵

＞陈宝贵教授给学生读书笔记的批语

陈宝贵教授简介

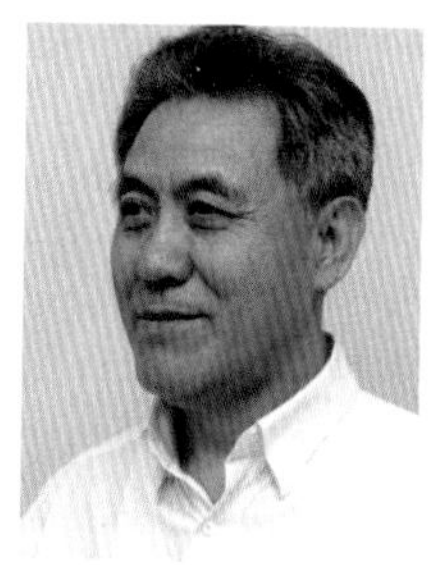

陈宝贵，生于1949年，号碧湖，天津市武清区人。1965年开始从医，担任乡村医生；1971年跟随柳学洙先生学习；1975年进北京中医学院中医系学习；1978年毕业后分配至县人民医院（现武清区人民医院）中医科，专门负责柳学洙先生的学术继承工作，与先生吃住在一起，尽得其真传；1983年到中国中医研究院研究生班学习，系统研读了中医四部经典著作及研究生全部理论课程。

柳先生在授予其出师书中写道："该生踏实认真，对于中医经典著作苦心钻研，总结临床医案，获效处予以剖析所以有效之原理，于疑似间一点即透，举一反三，助予整印了《产后发热证治辑要》及《诊余漫笔》二书，喜其深得要旨。昔马俶晚年得尤在泾对人言：'吾今得一人胜得千万人矣。'余不敢望马尤二先哲之项背，然情事颇相似，故并记之。"并赋诗一首："保健从来重养修，素灵遗产几千秋。吾侪朝夕勤研讨，亩载芳踪羡马尤。"足见先生识才爱徒之慧目慈心。

1988年，柳先生去世，陈宝贵正式接任中医科主任工作。1989年升任天津市武清区中医院副院长，又于1998年担任书记兼院长。期间，他注重人才培养，开创了梯队、师承培养模式，为中医院培养了四批共百人的管理和技术青年人才，为了使青年人才有更好的发展平台，在他的努力下，武清区中医院升格为三级甲等。近5年来已有150多名硕士、博士等一批高端人才来院工作。其中，陈宝贵传承工作室就有20多名硕士、博士跟随其学习。2006年陈宝贵教授辞去了书记兼院长职务，任名誉院长。

作为享受国务院政府特殊津贴的中医专家，陈教授始终坚持门诊、查房和带教工作，作为天津中医药大学的教授、博士生导师，陈教授带教了硕士、博士和博士后共30余人，指导他们临床和科研工作。陈教授先后被国家中医药管理局聘为第三批、第四批全国老中医药专家学术经验继承工作指导老师，2013年被国家中医药管理局和中国中医科学院聘为中医药传承博士后合作导师。任职期间获得了中国首届中医药传承特别贡献奖，第三、四批全国老中医药专家学术经验继承优秀指导老师，天津市首届名中医，天津市“十佳医务工作者”，全国劳动模范，全国“五一劳动奖章”，天津市最具影响力的劳动模范，全国优秀中医院院长等荣誉。现兼任中华中医药学会常务理事、全国中医药学术流派专业委员会副主任委员、全国中医体质学会常委、天津中医药学会副会长、天津中医学会文化专业委员会主任委员等职。

陈教授在工作期间，发表专业学术论文50余篇，主编和参编著作20余部，获天津市科技成果8项，省部级科技进步三等奖2项，国家发明专利9项。

路 序

医案，最早见于仓公诊籍，而后历代医家皆有发展。近年来，党和国家极其重视中医药事业，医案整理工作也得到较快的发展，尤其是名家医案，更是受到各部门的重视。医案乃医家的临证记录和活人明证，更是医家毕生心血之结晶。历史上名医大家无不是从精研前贤医案中探究诊病思路，寻觅灵感，而终成为一代名医。可见，医案之整理，对于指导临床乃至继承和发扬中医药事业都有着非常重要的意义。

陈宝贵教授，悬壶济世至今已50载，师承于津门名医柳学洙先生，曾侍诊20余年，尽得其传。其每日坚持临证，活人无数，学验俱丰，在中医界享有较高的声望。今由其弟子及学生精选其临证验案，编辑成册，分为外感、内、妇、儿、外科诸篇。予观每一医案，辨证思路清晰，理法完备，遣方用药，见微知著，案后还附有精辟之按语。案中有些疑难顽疾，亦能收到良效。本书较为全面地反应了陈教授的中医临证思维方法及学术经验。后学者如能认真研读，必能受益匪浅。

《陈宝贵医案选萃》一书即将面世，承陈教授以书稿见赠，邀序于予，粗览之余，受益良多，提笔乐为之序。

廉州医翁 路志正

虚度九十有五乙未春月于北京怡养斋

路志正，首届国医大师，教授，主任医师，国家级中医药传承博士后导师，全国老中医药专家学术经验继承工作指导老师，国家级非物质文化遗产传统医药项目代表性传承人。

石 序

忆章太炎先生言："中医之成绩，医案最著。欲求前人之经验心得，医案最有线索可寻。循此专研，事半功倍。"又，清末医家周学海先生言："宋以后医书，唯医案最好看，不似注释古书之多穿凿也。每部医案中必有一生最得力处，潜心研究，最能汲取众家所长。"可见，学习中医之门径，医案是必不可少的一门功课。

天津武清陈宝贵教授为吾多年好友，时常一起探讨科研及临床工作事宜，友谊颇深。陈教授早年拜师于名医柳学洙先生，受师之全部心传，为先生最得意之弟子。其自 16 岁开始从事临床工作，从未间断，至今已 50 载矣！临证经验颇为丰富，遇奇难症，常独具只眼，无不应手而愈，在津门乃至全国享有很高的声誉。今由其弟子及学生整理的《陈宝贵医案选萃》一书，较为全面反映了陈教授多年来的临床经验。是书分为外感、内科、妇科、儿科、外科诸篇，每篇下又分为若干病种，每一病种又精选若干医案。每一医案可谓思辨缜密，理法精当，方药准确，析理透彻。所用之方既有经方、时方，又有验方、效方；所选之案亦不乏有重、难、奇案者，临证虽不多见，每获效验。陈教授精于临证，由此可见一斑。余以为此书诚可开初学者之心智，使其触类旁通，举一反三，而对于指导临床医生也大有裨益。

《吴鞠通医案》序云："医之有案，犹国之有史也。"医案不但使老中医经验得到很好的保留，也是继承和发扬老中医经验最有效的方式之一。国家中医药管理局近些年非常重视老中医经验的整理与挖掘工作，余想《陈宝贵医案选萃》的成书，也必然对于继承和发展老中医经验大有帮助。知识不带走，经验不保守，中医药事业之发扬光大有望矣！

今逢《陈宝贵医案选萃》即将出版，陈教授邀序于我，认真拜读之后，多受教益，是为之序。

中国工程院院士
国医大师
石学敏
2014.12.31

石学敏，著名针灸学专家，国医大师，中国工程院院士，天津中医药大学主任医师、教授、博士生导师，国家级中医药传承博士后导师，国家有突出贡献专家，国务院政府特殊津贴专家。

前　言

陈宝贵教授，是全国老中医药专家学术经验继承工作指导老师，也是中国中医科学院传承博士后合作导师，行医已50载，有着非常丰富的临证经验，尤其是在脾胃病和脑病方面，更是疗效卓著。自我参加工作以来，有幸跟陈教授学习，成为其学生，转眼已有7个年头。老师耳提面命，谆谆教诲，使我受益很多。两年前我与张美英师姐专门负责陈老师经验整理与继承工作，当时倍感欣慰与压力，欣慰的是能跟从陈老师这样的中医大家学习乃吾生之幸，压力在于毕竟自己学识有限，能否完整地整理与总结好老师的临证经验也未可知。所以两年来，夜以继日，兢兢业业，不敢懈怠，遇不明及疑惑处，随时向老师请教。自起始至完稿，共搜集门诊、住院及会诊病案三万余份，又参考老师作业批语，医案医话等资料，对其中病案完整、疗效卓著者进行整理分析，对擅长及常见疾病，提炼出其辨治及用药规律，最终完成《陈宝贵医案选萃》一书。就本书做以下几点说明：

1. 本书所选验案分外感篇、内科篇、妇科篇、儿科篇及外科篇5部分，其中外感篇4个病种，内科篇23个病种（含杂病），妇科篇7个病种（含妇科杂病），儿科篇3个病种，外科篇3个病种（含眼目病、口腔病）。每一病种的验案皆列出辨证、治法、处方、按语。

2. 每一病种之首，简要归纳本病概略，部分病种的篇末总结了陈教授治疗本病经验体会、用方特点及用药特色等。另外，对前贤关于本病的经验确有独到之处或与本病密切相关者，附于篇后，供参考之用。

3. 每案多遵从传统辨证方法，对于少数病案确实辨证不方便者，采用西医病名。另外，书中部分验案为工作室同门整理，有些按语格式及语言习惯不甚统一，但力求按语简练，引证精当，旨在求师原意，不做过多删改。

4. 书中药物剂量皆以克（g）为单位，煎煮方法及服药习惯，一般为每日 1 剂，分 3 次温服。部分病案有多于每日 3 次服者，有每日 2 次服者，或是病之所需，或是依循病案原貌。

虽编著时间历时两年有余，但毕竟才疏学浅，整理医案虽竭心尽力，力求陈师原意，仍不免有不足之处，敬请明达指正！

寇子祥

于 2015 年 3 月 20 日

目 录

外感篇

伤　寒 / 001
温　病 / 003
伤　湿 / 007
秋　燥 / 008

内科篇

咳　嗽 / 011
喘　证 / 022
心　悸 / 031
胸痹心痛 / 039
不　寐 / 051
胃　痛 / 059
呃　逆 / 078
腹　痛 / 086
泄　泻 / 095
便　秘 / 107
胁　痛 / 114
黄　疸 / 120
鼓　胀 / 124
中　风 / 127
眩　晕 / 147
头　痛 / 157
痴　呆 / 172
水　肿 / 179

淋　证　/　185
失　音　/　191
虚　劳　/　194
痹　证　/　201
杂　病　/　216

妇科篇

月经病　/　233
痛　经　/　237
崩　漏　/　242
带　下　/　247
滑　胎　/　248
产后病　/　253
妇科杂病　/　256

儿科篇

小儿外感　/　259
小儿咳嗽（咳喘）　/　263
小儿泄泻　/　269

外科篇

皮肤病　/　275
眼目病　/　281
口腔病　/　284

跋

外感篇

外感病是指外界风、寒、暑、湿、燥、火六种邪气侵袭人体所致疾病。六气为自然界常存之气，一般而言侵袭人体并不发病，如其太过或不及，则致人疾病，乃称为六淫。六淫致病，各有不同，可单独致病，也有两邪或多邪相兼，如风寒、寒湿或风寒湿等。另外，外邪中人，多具“同气相求”之理，如阳虚者易感寒，阴虚者易感燥，湿盛者易伤湿等，故治其外者需顾其内，此亦不可不知。

用药方面，风寒者，用辛温发汗，少佐辛凉；风热者，用辛凉清解，少佐辛温；寒湿者，用散寒祛湿，少佐风药；感暑（火）者，用辛凉清暑，佐以甘寒；伤燥者，用养阴润燥，需分温凉；暑湿者，用清暑利湿，宜用三焦（辨证）。对于其内兼有阴虚、阳虚、气虚、血虚，或夹食、夹痰、夹气者，则需相应加入对症之药，内外同治，病自能痊愈。

伤　寒

伤寒有广义、狭义之分，此处专指狭义伤寒而言。风寒之邪侵犯人体，宜用疏风散寒之法。一般而言，无汗表实证用麻黄汤，有汗表虚证用桂枝汤，寒湿证宜用九味羌活汤、荆防败毒散等。另外，对于阳虚、阴虚、血虚较甚者，应用发汗药时需谨慎，以免出现伤阳、耗阴、动血之弊。

案1　外感风寒

张某，男，45岁，2005年11月28日诊。

天气骤冷，外出感寒。现症：头身疼痛，恶寒怕风，发热无汗。舌苔淡白，脉浮紧。

辨证：外感风寒。

治法：发汗解表。

处方：麻黄10g，桂枝10g，川芎10g，白芍10g，防风10g，甘草5g，生姜3片，大枣3枚。3剂。水煎450mL，分早、中、晚3次温服，日1剂。

药尽而愈。

按：外感风寒，头身疼痛、发热无汗、脉浮紧，为表实之证，故用麻黄汤加减治之。患者不咳，故未用杏仁。因怕风，故加防风以祛风。因头身痛，故加川芎、白芍以和营止痛。用生姜、大枣，因其可资中气助汗外出。

案2　阳虚感寒

景某，男，35岁，2012年5月15日诊。

平素畏寒怕冷，今又感寒，遂致头痛，恶寒，发热。舌淡红，苔薄白，脉沉弦稍数。

辨证：阳虚感寒。

治法：温阳散寒。

处方：麻黄6g，细辛3g，炮附子10g（先煎），桂枝10g，炙甘草10g，生姜10g，大枣5枚。5剂。水煎450mL，分早、中、晚3次温服，日1剂。

药尽而愈。

按：平素畏寒怕冷为阳虚。头痛、恶寒、发热，为外感寒邪。脉沉弦为阳虚寒盛之脉象。故治疗之法，当以温阳解表为主。方中麻黄、细辛辛温解表；附子、桂枝、生姜温阳散寒；大枣、甘草可调和诸药。药对病证，服5剂而病愈。

又，麻黄附子细辛汤专为阳虚感寒而设，但需注意的是，如果患者阳虚过甚，麻黄用量不宜过大。

另，病者愈后曾嘱其继服一段中药以巩固体质，病者未从。陈教授说，病者虽在壮年，日后恐生反复。

案3　外寒里热（寒包火）

秦某，男，30岁，2013年9月15日诊。

头痛3天，发热无汗，咽痛口干。舌质红，苔薄黄，脉浮数。

辨证：外寒里热，兼有阴伤。

治法：散寒清热，兼以养阴。

处方：羌活10g，防风10g，细辛3g，荆芥10g，川芎10g，黄芩10g，元参10g，甘草10g。3剂。水煎450mL，分早、中、晚3次温服，日1剂。

3剂而愈。

按：头痛、发热无汗，为外感风寒。咽痛口干为里热伤阴。舌质红、苔薄黄、脉浮数，亦可佐证以上辨证。治疗应以散寒清热为主，兼以养阴，方用九味羌活汤加减。因湿邪不著，故去原方白芷、苍术。又因咽痛口干为热毒伤阴，故而用元参易原方中生地黄。处方紧对病证，患者仅服3剂即收良效。

温　病

温病为外感热病之总括，温热邪气侵犯人体之后，人即发病。若热邪在卫，宜辛凉解表，用银翘散加减；若热邪犯肺，宜疏风清热、宣肺止咳，用桑菊饮加减；若热在气分，宜辛凉透解，用白虎汤加减；若热郁三焦，宜清解郁火，用升降散加减；若热入营分，宜清营透热，用清营汤加减；若热入营血，宜凉血散血，用犀角地黄汤加减。此外，对于逆传心包之证，则需清心开窍，必要时要中西合治，以免出现危重症。总之，遵叶氏“在卫汗之可也，到气才可清气，入营犹可透热转气，入血犹恐耗血动血，直须凉血散血”之意，是为正法。

案1　外感风热

黄某，女，15岁，2009年3月28日诊。

天气突热，因事外出。现症：低热，体温37.5℃，咽红且痛。舌尖红，苔薄黄，脉浮数。

辨证：外感风热，袭卫侵咽。

治法：辛凉解表，清喉利咽。

处方：银花15g，连翘10g，薄荷10g，竹叶15g，元参10g，荆芥10g，豆豉6g，牛子5g，甘草5g，芦根15g。5剂。水煎450mL，分早、中、晚3次饭后温服，日1剂。

药后病愈。

按：热邪袭卫侵咽，故见低热、咽红且痛。舌尖红、苔薄黄、脉浮数，亦为热邪犯卫之征象。治疗当以辛凉解表、清喉利咽为法，方用银翘散加减。吴鞠通在银翘散方中说：“项肿咽痛者，加马勃、元参。”中医认为咽红咽痛为热毒所致，元参一药，养阴清热之中具解毒之功，故本案用之。

“体若燔炭，汗出而散”，陈教授治疗风热感冒之发热，必于银翘散中加一二味辛温解表之药，使之汗出，热可渐退。西医给予物理降温或西药退热，热退后体温还会反跳升高，羁留不退，中医辛凉之剂少佐辛温之药，汗后即不复热矣！

案2　风温夹湿

杜某，男，50岁，杨村人，1998年6月18日初诊。

感冒3天，咳嗽，口苦，左侧胸痛，头晕头重，时发寒热，有汗。舌苔白腻，脉浮数。

辨证：风温夹湿。

治法：疏风散热，化湿解表。

处方：藿香10g，佩兰10g，杏仁10g，白豆蔻10g，薏苡仁15g，冬瓜仁12g，银花20g，连翘12g，羌活6g。3剂。水煎300mL，分早、晚2次温服，日1剂。

二诊（6月21日）：咳与胸痛减，寒热见轻，偶有脘满，头晕。上方加厚朴6g，滑石10g。3剂。

三诊（6月24日）：诸症皆轻，食后脘满，咳嗽。二诊方去连翘，加炒麦芽10g，炒神曲10g。2剂。

药后病愈。

按：风温夹湿之邪侵犯肺卫，故见咳嗽、胸痛、头晕、时发寒热、有汗等症。舌脉亦是风温夹湿之征象。治疗当以疏风散热、化湿解表为法。方中银花、连翘疏风散热，稍佐羌活更有利于透热外出；藿香、佩兰、薏苡仁、白豆蔻化湿解表；杏仁、冬瓜仁降肺止咳。二诊时患者脘满、头晕为湿重，故加厚朴、滑石以理气利湿。三诊时食后脘满、咳嗽为脾湿，故去寒凉之连翘，加健脾消食之炒麦芽、炒神曲。此案为湿重而热轻，故化湿药多于清热药。

案3　风热时毒（大头瘟）

王某，男，35岁，2009年5月9日初诊。

发热恶寒，体温39.1℃，头面焮痛且肿，咽喉肿痛，口渴，病有愈来愈重之势。舌红，苔黄，脉滑数。

辨证：风热时毒，上攻头面。

治法：清热解毒，疏风散邪。

处方：黄芩10g，黄连10g，连翘6g，薄荷10g，僵蚕6g，蝉蜕6g，桔梗6g，元参10g，牛蒡子6g，板蓝根10g，马勃6g，苏叶6g，柴胡6g，赤芍10g，升麻6g，银花10g，陈皮6g，甘草10g。3剂。水煎450mL，分早、中、晚3次饭后温服，日1剂。忌辛辣、油腻、肉食等辛热补品。

二诊（5月12日）：1剂后发热渐高，最高39.5℃，头面及咽喉肿痛甚。2剂之后，热势及头面咽喉肿痛未增。3剂后，热势渐退，体温38.1℃，头面及咽痛亦减，口渴未减，脉转小数。见效，上方去芩、连，加芦根10g。3剂。

三诊（5月15日）：热势退，体温正常，头面及咽喉已不痛。查舌稍红，脉稍数。虑其余热未清，拟再服2剂去其余热。处方：银花10g，连翘6g，薄荷6g，竹叶6g，桔梗6g，甘草6g，芦根10g，豆豉6g，板蓝根10g。煎服法同前。

药后病愈，嘱其平素少食辛辣、油腻、肉食等。

按："大头瘟"又名大头风、大头伤寒、虾蟆瘟、大头天行等，由感受风热时毒而引起，是以头面焮赤肿大疼痛为特征的一种急性外感热病。此病发病较急，初起以全身憎寒、发热、头面红肿疼痛等表现为主，其内常夹有郁热。经云"火郁发之"。又，风热之邪当以清解。故治疗之法应以清热解毒、疏风散邪为主，方用普济消毒饮合升降散加减。方中清热透解之品并用，兼以利咽，又少佐辛温之药，更有利于透热外出。因舌红，虑其有血热，故加赤芍以凉血散血。吴鞠通说"治上焦如羽，非轻不举"，此案病位在上，故方中多取轻清之品，用量亦轻，又加桔梗载药上浮，正对病机，故收效亦速。三诊时热势退，寒凉药过多恐其伤正留邪，故改为小方去其余热。

伤　湿

湿邪袭表，常见恶寒发热，身热不扬，虽汗出但热不退，头重身困，四肢酸楚，关节肌肉疼痛等症。其若兼寒邪，则为寒湿证；若兼热邪，则为湿温证。治疗寒湿证，用九味羌活汤加减；治疗湿温证，用三仁汤出入。

案1　湿邪困表

金某，男，35岁，2002年8月15日诊。

头困重不舒已有3天，脘满纳呆。舌淡暗，苔腻，脉沉。

辨证：湿邪袭表，脾虚气滞。

治法：祛湿解表，理气健脾。

处方：藿香10g，羌活10g，防风10g，苍术10g，白芷10g，半夏10g，厚朴10g，川芎10g，滑石10g，甘草6g。3剂。水煎450mL，分早、中、晚3次温服，日1剂。

药尽而愈。

按：本例患者有里湿，又感外湿，内外合邪，头困不舒、脘满纳呆作矣！治疗之法当以祛内外之湿为主。上方以羌活、防风、白芷祛外湿；苍术、半夏、厚朴化里湿，又兼理气；川芎祛风和血；滑石、甘草使湿从小便而解。组方正对病机，病亦不重，3剂而病愈。

案2　寒湿困表兼里热

诸葛某，女，30岁，2008年5月15日诊。

头痛头困5天，微恶寒，周身酸痛，低热，37.5℃。舌红，苔微黄，脉浮数。

辨证：外有寒湿，内有里热。

治法：解寒祛湿，兼清里热。

处方：羌活 10g，防风 10g，细辛 3g，苍术 10g，川芎 10g，黄芩 10g，生地黄 10g，甘草 10g。5 剂。水煎 450mL，分早、中、晚 3 次温服，日 1 剂。

药后病愈。

按：寒湿之邪侵犯肌表，郁遏卫阳，阻滞经络，故头痛、恶寒发热、周身酸痛。头困为湿邪阻遏头部经络所致。舌红、苔黄，为有里热。脉浮数为内外合邪之征象。治疗当以解寒祛湿，兼清里热，方用九味羌活汤加减。此案正对九味羌活汤方证病机，方药未做加减，患者服 5 剂而愈。

另，若遇外感寒湿，内无里热之证，九味羌活汤中宜去黄芩、生地黄。若寒重，宜加荆芥、苏叶等；若湿重，宜加藁本、独活等。

秋 燥

秋燥，是指人体感受燥邪而发的一类病证。此病多发生在秋季，有凉燥与温燥之分。一般而言，燥伤于上则咳，伤于中则渴，伤于下则结。治疗之法，宗“燥者润之”的原则，凉燥宜温润，温燥宜凉润。如有兼夹之症，则按其所属而加入对症之药。

案 1　温燥

张某，男，21 岁，2001 年 10 月 15 日初诊。

主因“发热恶寒 4 ～ 5 天”来诊。现症：口唇干燥，咽干咽痛，微咳，大便稍干。舌红，苔黄，脉细数。

辨证：外感温燥。

治法：辛凉甘润。

处方：桑叶 10g，杏仁 10g，菊花 10g，银花 10g，浙贝 10g，

沙参 10g，牛蒡子 10g，豆豉 6g，甘草 10g。3 剂。水煎 450mL，分早、中、晚 3 次温服，日 1 剂。

二诊（10 月 18 日）：寒热已退，咳减，仍有咽痛。上方加板蓝根 10g。取 3 剂。

药后病愈。

按：温燥之邪伤人，既有温邪的特点也有燥邪的特征，治疗之法当以凉润为主，此案治疗即选用辛凉甘润之桑杏汤加减。方中牛蒡子既可清利咽喉，又有通便之能；加银花，取其辛凉解毒之功。

陈教授说燥邪虽然能伤人津液，治疗自然应以润燥为主，但养阴之药不宜过多使用，以免引起敛邪之副作用。

案 2　凉燥

秦某，男，56 岁，2012 年 11 月 3 日初诊。

主因“咳嗽 1 周”来诊。现症：咳嗽，咽痒咽干，受凉加重，夜间尤甚，伴痰少，畏风，发热不明显，睡眠欠佳。舌淡红，苔薄白，脉弦细。中医诊为凉燥。

辨证：外感凉燥，肺失宣降。

治法：辛开温润，理肺止咳。

处方：苏叶 10g，半夏 10g，前胡 10g，杏仁 10g，桔梗 10g，枳壳 10g，陈皮 10g，浙贝 10g，当归 10g，甘草 10g。3 剂。水煎 450mL，分早、中、晚 3 次温服，日 1 剂。

二诊（11 月 6 日）：药后咳嗽咽痒减轻，睡眠改善，不畏风，仍有咽干。上方加百合 15g。3 剂。

药后病愈。

按：秋季天凉气干，人感之后，卫阳被遏，经气不舒，则畏风。肺为娇脏，易受六淫邪伤，燥气内应于肺，肺气失降则咳嗽。“燥胜则干”，津气内伤则咽痒咽干。入夜之后，阴气更盛，凉为阴邪，两阴相加，故咳嗽夜间明显。舌脉亦支持以上辨证。据分析，治疗当以辛开温润、理肺止咳为主，方用杏苏散加减。方中苏叶、桔梗辛温散邪，宣发肺气，温散寒邪；杏仁、前胡、浙贝、枳壳降气化痰，润燥止咳；半夏、陈皮燥湿化痰，理气行滞；当归辛润下气，助诸药理肺止咳；甘草调和诸药。二诊中加百合增加润燥之力。全方配伍辛开温润，表里同治，外散其寒，内润其燥，兼理肺化痰，使表解痰消，肺气调和，诸症自除。

内科篇

内科病在临床最为常见，涵盖病种也最广最多。就其治疗而言，无法用某一中医理论来系统辨治所有病。总的来说，六经、气血津液、脏腑、八纲、三焦、卫气营血及方证等辨治体系，在临证中皆能用到。另外，结合现代医学，提倡辨病与辨证相结合，也有其实用方便的一面。

一般而言，外感之邪，涉及三阴三阳为病，用六经辨证比较合适。若外感温病，用卫气营血辨证较为恰当。如果湿温为患，用三焦辨证则更好。倘一脏一腑或多脏多腑病变，用脏腑辨证更有优势。还有，八纲、气血津液及方证等皆有其辨治某些内科病的突出优势之处。以上这些需要在临证中认真总结，细心体会。把每一种辨治体系都掌握好，发挥其优势，才能提高疗效。

内科临证，有几点需要注意：①整体的阴阳平衡，气机的升降出入。经云：谨察阴阳所在而调之，以平为期。又云：出入废则神机化灭，升降息则气立孤危。②标本缓急原则。急则治其标，缓则治其本。③三因制宜。即因时、因地、因人制宜。④入出平衡。即食饮的纳入与排出的平衡。⑤脏腑的生理特性。经云：五脏者，藏精气而不泻也；六腑者，传化物而不藏。⑥处方升降沉浮及动静结合，使药物服后在人体升降入出有序，补而不滞。

咳　嗽

咳嗽之病，有外感与内伤之分。肺为“娇脏”，故其在外春易感风，夏易感热，秋易感燥，冬易感寒；也常有兼而感之者，如风寒、风燥等。其在内则有肺脏本病，七情所伤，他脏所致等。究其病机皆为肺失宣降，肺气上逆。治法，实者宜清宜散，虚者宜补宜敛，若虚实兼有，则补（或敛）清（或散）并施。具体治疗时，外感者宜疏风、解热、润燥、散寒等，内伤者则有治其本脏、调其情志、兼治他脏等，根据具体病情辨证施治。

陈教授治疗咳嗽，重视肺气之宣降，气道之通利。无论外感与内伤，宣肺之品常用麻黄、桔梗等；降肺之药，常用杏仁、前胡、苏子、葶苈子等。兼外感风寒者，加荆芥、防风、苏叶等；兼外感风热者，加银花、连翘、薄荷等；兼咽喉不利者，常在宣肺、肃肺方的基础上加入清喉利咽之品，如山豆根、板蓝根、元参、牛蒡子等；兼鼻塞流涕者，又在基础方上加入苍耳子、辛夷等。临证时又根据具体情况，实证者，宣降并用；虚证者，宣降剂中加以收敛之药。总之，咳嗽之治，重在宣降，宣降之外，随症治之。

案 1　风寒束表，肺失宣降

李某，男，21 岁，2009 年 11 月 21 日诊。

咳嗽，头痛，周身疼痛，恶寒发热，鼻流清涕。舌尖红，苔白，脉浮紧。

辨证：风寒束表，肺失宣降。

治法：疏风散寒，宣肺止咳。

处方：麻黄 10g，杏仁 10g，甘草 10g，细辛 3g，防风 10g，银花 15g，羌活 10g，薄荷 10g，辛夷 10g。3 剂。水煎 450mL，分早、中、晚 3 次温服，日 1 剂。

服 3 剂而愈。

按：风寒袭表，卫阳被遏，故见头痛、周身疼痛。卫阳与寒邪交争，故发热恶寒。寒邪客肺，肺气不宣，阻其清道故见咳嗽、鼻流清涕。舌尖红为里有热象；苔白、脉浮紧，为风寒束表之征象。依据舌脉症，应辨为风寒束表、肺失宣降证；治疗以疏风散寒、宣肺止咳为主。上方中麻黄、杏仁一升一降，辛温解表，宣肺止咳；更加细辛、羌活、防风助麻黄解表散寒；辛夷宣通鼻窍；银花、薄荷辛凉宣透里热。方药对证，故 3 剂而病愈。

辛夷为木兰科植物的花蕾，因其花开最早，故又称迎春花，又因其形状形似笔头，故又称为木笔花。辛夷性辛温，入肺胃经，有祛风通窍之功，善治鼻渊、鼻塞不通等症。其在治疗鼻渊、鼻塞不通等病证中常作主药使用，为鼻病要药。陈教授在治疗鼻炎、鼻窦炎或临证见鼻流清涕、鼻塞不通等鼻病症状时，常辨证加入此药，一般用 10g 左右，收效满意。

案 2　痰湿蕴肺，兼有脾虚

张某，男，35 岁，2007 年 4 月 15 日初诊。

咳嗽痰多，痰白清稀，形体胖，大便溏。舌淡，苔白腻，脉滑。

辨证：痰湿蕴肺，兼有脾虚。

治法：理肺化痰，健脾除湿。

处方：半夏 10g，陈皮 10g，茯苓 15g，厚朴 10g，苍术 10g，砂仁 6g，细辛 3g，甘草 6g。3 剂。水煎 450mL，分早、中、晚 3 次温服，日 1 剂。

二诊（4 月 20 日）：咳减，便溏改善。继服 7 剂。

后随访，告知病愈。

按：二陈汤最早见于宋·陈师文等编著的《太平惠民和剂局方》，组方由制半夏、茯苓、陈皮、炙甘草、乌梅、生姜组成。该方具有燥湿化痰、理气和中之功，主治湿痰咳嗽，痰多色白、胸膈胀满、恶心呕吐、头晕心悸等症。此案也是痰湿蕴肺而导致咳嗽，故可用二陈汤加减治疗。方中二陈汤燥湿化痰，细辛温肺散寒，苍术、厚朴、砂仁理气健脾。患者服 10 剂而病愈。

陈教授指出，二陈汤为治疗痰饮证基础方，先贤有“怪病多痰”、“痰生百病”之说，故灵活化裁本方可治疗很多疑难病。历代医家也在此方基础上演变了很多名方，如温胆汤、导痰汤、涤痰汤等，临证时可以依据病情辨证加减使用。

案 3　风寒犯肺，中焦虚寒

王某，女，50 岁，2009 年 12 月 8 日初诊。

受寒已有 5 日，咳嗽，咳痰白稀，夜间尤甚，恶寒，发热，体温 38.8℃，纳寐欠佳，大便溏薄。平素畏寒，喜着厚衣。舌淡，苔白，脉弦稍紧。

辨证：风寒犯肺，中焦虚寒。

治法：疏风散寒，宣肺止咳，温中健脾。

处方：麻黄 10g，杏仁 10g，荆芥 10g，桔梗 10g，党参 10g，茯苓 15g，半夏 10g，陈皮 10g，甘草 10g。3 剂。水煎 450mL，分早、中、晚 3 次温服，日 1 剂。

二诊（12 月 11 日）：服 2 剂后即微汗出热退。现仍有咳嗽，较前好转，已不恶寒，大便改善，脉弦。上方去荆芥，改麻黄为炙麻黄 5g。取 5 剂。

三诊（12 月 16 日）：症见好转，大便偶见溏薄。用异功散加砂仁 7 剂善后。

12 月 25 日来电告痊愈。

按：寒邪袭肺，肺气不宣，故见咳嗽、咳痰白稀。风寒袭表，正邪交争，故见恶寒、发热。平素畏寒、喜着厚衣、大便溏薄，为中焦虚寒之表现。舌淡、苔白、脉弦稍紧，为外感风寒兼中焦虚寒之征象。依据舌脉症，应辨为风寒犯肺，中焦虚寒证。治疗以疏风散寒、宣肺止咳、温中健脾为主，方用三拗汤加减。方中三拗汤宣降并用，以宣肺止咳；加桔梗可增强麻黄宣肺作用；合甘草又有桔梗汤之意；

加荆芥，增加疏风散寒之力；用党参、茯苓、半夏、陈皮健脾化痰。证准药对，一诊后症见好转。二诊时无外感症状，故去荆芥，改麻黄为炙麻黄。三诊时因平素体虚，易生痰湿，故用异功散加砂仁善其后。

案 4　风热犯肺，肺失宣降

张某，男，42 岁，2007 年 7 月 16 日初诊。

天气炎热，冒热外出。初起不显，之后即发热，体温 37.8℃，咳嗽少痰，咽干咽痛。舌尖红，脉浮数。

辨证：风热犯肺，肺失宣降。

治法：辛凉解表，宣肺止咳。

处方：桑叶 10g，菊花 15g，薄荷 10g，桔梗 10g，杏仁 10g，元参 10g，银花 10g，芦根 30g，甘草 10g。3 剂。水煎 450mL，分早、中、晚 3 次温服，日 1 剂。

二诊（7 月 20 日）：药后症大减。前方又服 3 剂。

药后病愈。

按：《温病条辨》卷一曰："太阴风温，但咳身不甚热，微渴者，辛凉轻剂，桑菊饮主之。"分析此案与桑菊饮病机相同，故取桑菊饮方加减治疗而愈。

陈教授指出，元参一药，善于清火解毒，对于热毒伤阴，咽喉肿痛之证，有良效。芦根，性凉而甘，能清热生津，善引热从小便出。

案 5　痰热壅肺，大肠秘结

王某，男，45 岁，2007 年 10 月 20 日初诊。

患者阳热之体，平素容易咽干咽痛。3 天前遇冷外出，之后出现恶寒发热，咳嗽，咳吐黄痰，自服药物后（具体不详），已无外感症状。现时咳黄痰，量多，胸闷不舒。大便干，小便黄。舌红，苔黄，脉滑稍数。

辨证：痰热壅肺，大肠秘结。

治法：宣肺止咳，清热化痰，润肠通便。

处方：炙麻黄10g，杏仁10g，生石膏20g，瓜蒌20g，浙贝15g，半夏10g，沙参10g，陈皮6g，厚朴6g，大黄6g，竹叶10g，炙甘草10g。5剂。水煎450mL，分早、中、晚3次温服，日1剂。

二诊（10月25日）：服药后症状大减，偶咳少痰，大便已通。舌红减轻，苔微黄。上方去厚朴、大黄、生石膏。取5剂。

药后病愈。

按：本属阳盛之体，又加风寒之邪入里化热，故见咳嗽痰黄、大便干、小便黄。舌红、苔黄、脉滑稍数，亦为里热之征象。依据舌脉症，应辨为痰热壅肺、大肠秘结证。治疗应以宣肺止咳、清热化痰为主，方用麻杏石甘汤加减。方中麻杏石甘汤清宣肺热，兼以止咳；瓜蒌、浙贝、半夏、陈皮清肺化痰；厚朴调降肺气；小量大黄，合瓜蒌、杏仁，有润肠通便之功；竹叶清心利尿；热必伤阴，故加沙参以养阴。辨证准确，一诊而病轻。二诊时患者症状大减，因大便已通，咳嗽减轻，舌红减轻，故去石膏、厚朴、大黄。

麻杏石甘汤方为汗出而喘而设，此案虽未见汗出而喘，但其病机为邪气入里化热，壅闭于肺，与麻杏石甘汤病机相同。因本病较轻，故未见喘。

案6　痰热壅肺

柴某，女，53岁，2008年6月15日初诊。

感冒后咳嗽，痰黄而黏，胸闷，气短，咽痒，舌暗，苔黄腻，脉滑数。胸部X线片示：肺纹理增多。查血常规示：白细胞及中性粒细胞百分比升高（口述）。

辨证：痰热壅肺。

治法：清热化痰，宣肺止咳。

处方：麻黄 5g，杏仁 10g，生石膏 20g，半夏 10g，浙贝 15g，防风 10g，鱼腥草 30g，黄芩 10g，厚朴 10g，沙参 10g，甘草 10g。3 剂。水煎 450mL，分早、中、晚 3 次温服，日 1 剂。

二诊（6 月 20 日）：服药后咳轻痰减，胸闷轻。前方继服 7 剂。

药尽病愈。

按：感冒后热邪壅肺，肺失宣降，故见咳嗽、胸闷、痰黄而黏。苔黄腻、脉滑数，亦为痰热的表现。依据舌脉症，辨为痰热壅肺证；治疗以清热化痰、宣肺止咳为主，方用麻杏石甘汤加减。方中麻杏石甘汤清宣肺热止咳；黄芩、浙贝、鱼腥草清热化痰；防风祛风止咽痒；沙参养阴；半夏、厚朴燥湿化痰，又反佐诸药之意。证对药准，患者服 10 剂而愈。

此案与案 5 都用到麻杏石甘汤，但此案患者为热重于痰，故以清热为主，兼以化痰。

案 7　肺热壅盛

冯某，男，35 岁，2006 年 7 月 8 日诊。

咳嗽气粗，咳痰不多，鼻出热气，面红，口渴咽干。舌质红，苔微黄，脉滑数。

辨证：肺热壅盛。

治法：宣肺止咳，清热生津。

处方：麻黄 10g，石膏 30g，杏仁 10g，芦根 20g，浙贝 10g，黄芩 10g，枳壳 10g，甘草 10g。5 剂。水煎 450mL，分早、中、晚 3 次温服，日 1 剂。

药后病愈。

按：肺热壅盛，用麻杏石甘汤为对证。本案以肺热为主，痰不甚多，故在麻杏石甘汤的基础上加芦根以生津止渴，加黄芩以增加清肺热之力，加浙贝以清热化痰，加枳壳以降肺气。患者服5剂而病愈。

案8 痰热蕴肺，上攻咽喉

李某，男，21岁，2011年11月16日初诊。

咽喉奇痒，常引起咳嗽。每于中午饭后常嗽一小口黄痰，咽干不舒。舌尖红，苔黄稍腻，脉滑。

辨证：痰热蕴肺，上攻咽喉。

治法：清热化痰，清喉利咽。

处方：麻黄5g，杏仁10g，桔梗10g，浙贝15g，射干10g，僵蚕10g，薄荷6g，元参10g，前胡10g，陈皮6g，甘草6g。3剂。水煎450mL，分早、中、晚3次温服，日1剂。

二诊（11月20日）：药后咳嗽咽痒减轻。前方取10剂。

药后告知病愈。

按：喉源性咳嗽以咽喉干痒，引起顿咳，愈咳而愈感干痒为诊断要点。此病以喉头奇痒作为先兆，常伴有干咳，多数有外感史，一般肺部检查无阳性体征。从症状分析，此案属于此病范围。患者依据舌脉症辨为痰热蕴肺，上攻咽喉证。治疗以清热化痰，清喉利咽为主。方中麻黄、桔梗、杏仁宣降肺气，祛痰止咳；浙贝、射干清热化痰；前胡、陈皮理气化痰；元参、薄荷清热解毒利咽；僵蚕辛凉，解散郁热；甘草调和诸药。药对病证，故药后而病愈。对于热毒攻咽而致的喉源性咳嗽，陈教授常用本案处方为基础加减治疗，收效满意。

另外，《本草正义》载浙贝“最降痰气，善开郁结……疗喉痹”，故常用于喉源性咳嗽。浙贝还善于清胃热而制酸，陈教授在治疗胃病反酸时常用此药；或与乌贼骨同用，取“乌贝散”方义，收效良好。

天津中医一附院黄文政教授为师之好友，介绍一治疗喉源性咳嗽经验方，组方为麻黄、杏仁、甘草、蝉蜕、僵蚕、射干、马勃、薄荷、桔梗、前胡、木蝴蝶。黄教授说此方治疗喉源性咳嗽有佳效。从方药分析来看，两方用意相同，而用药略有差别，可作参考。

案 9　肺胃阴虚

孟某，男，41 岁，2008 年 11 月 29 日初诊。

咳嗽少痰，咽干咽痛，唇舌干燥，口渴。舌边尖红，苔白腻而干，脉细数。

辨证：肺胃阴虚。

治法：润肺止咳，益胃生津。

处方：百合 30g，麦冬 15g，玉竹 15g，沙参 15g，浙贝 15g，陈皮 10g，炙麻黄 5g，杏仁 10g，扁豆 10g，甘草 10g。3 剂。水煎 450mL，分早、中、晚 3 次温服，日 1 剂。

二诊（12 月 4 日）：药后咳嗽咽干唇燥症状减轻。前方又取 7 剂。

后来电告知痊愈。

按：依据咳嗽少痰、咽干咽痛、唇舌干燥、口渴，可诊断为肺胃阴虚证。舌苔白腻干、脉细数，亦是肺胃阴虚的表现。舌边尖红为兼有热象。治疗应以润肺止咳、益胃生津为主，方用沙参麦冬汤加减。沙参麦冬汤有甘寒生津，清养肺胃之功效，常用于治疗肺胃阴伤而见口渴咽干、干咳少痰、舌红少苔、脉细数等症。陈教授此案即用沙参麦冬汤合三拗汤加减治疗，方中加陈皮可防养阴药之壅滞。

案 10　肝火犯肺

马某，女，25 岁，2007 年 3 月 8 日初诊。

咳嗽，咳黄痰，胸胁痛已 5 ～ 6 天，口苦，大便干。舌边红，苔黄，脉弦稍数。

辨证：肝火犯肺。

治法：清肝泻火，宁肺止咳。

处方：栀子 10g，龙胆草 5g，竹茹 10g，黄芩 10g，浙贝 10g，杏仁 10g，麦冬 10g，大黄 3g，麻子仁 10g，甘草 10g。3 剂。水煎 450mL，分早、中、晚 3 次温服，日 1 剂。

二诊（3 月 12 日）：药后咳嗽胁痛减轻，已不口苦，大便改善，脉稍弦。上方加柴胡 10g。取 7 剂。

药后病愈。

按：肝属木，肺属金，肝火犯肺为木火刑金。轻者可见咳嗽阵作、咯痰黄稠、胸胁灼痛、易怒口苦、烦热目赤、舌红苔黄、脉弦数等症状。重者除以上症状外，还有咳血、胸胁阵痛等症状。此案据舌脉症应辨为肝火犯肺证，治疗以清肝泻火、宁肺止咳为主。方中栀子、龙胆草、黄芩清泻肝肺之火；竹茹、浙贝清热化痰；杏仁、麦冬止咳养阴；大黄、麻子仁润肠通便；甘草调和诸药。全方具清肝泻火、宁肺止咳之功。二诊时脉稍弦为有肝郁，故加柴胡疏肝解郁。

经验小结

陈宝贵教授治疗咳嗽的经验

咳嗽为肺病主要症状之一，也可列为一病来治疗。此病出现，有因外感侵袭，肺气不宣而发者，也有因肺脏本病或由其他脏腑有病传至肺脏而发者。咳嗽虽为常见小疾，但久病咳嗽，应当重视，可能为重病的前兆。陈教授认为，咳嗽之病虽有外感与内伤之别，但病机均为肺失宣降，肺气上逆所致。《景岳全书·咳嗽》云“咳证虽多，无非肺病”，即是此意。治疗应以宣降肺气，止咳化痰为主，常在三拗汤的基础上加减。

基础方：麻黄 10g，杏仁 10g，甘草 10g。水煎服，日 1 剂。

方解：方中麻黄发汗散寒，宣肺平喘；杏仁宣降肺气，止咳化痰；甘草顾护中气，协同麻黄、杏仁降气祛痰。三药相配，共奏宣肺止咳之功。现代研究表明本方及加减方具有祛痰、止咳平喘、镇痛、抗炎、抗菌、抗病毒、抗过敏和缓解气管平滑肌痉挛等作用。

加减：外感风寒者，加桂枝 10g 或荆芥 10g，苏叶 10g，防风 10g；外感风热者，去麻黄（若不去，则改麻黄为 5g）加桔梗 10g，银花 10g，连翘 10g，薄荷 10g；外感风燥者，去麻黄，加桑叶 10g，沙参 10g，浙贝 10g；兼有痰湿者，加半夏 10g，陈皮 10g，茯苓 10g；兼有里热者，加石膏 20g（入里化热者）或黄芩 10g（内生里热者），浙贝 10g；兼里寒者，加干姜 10g，细辛 3g，五味子 3g；兼阴虚者，加麦冬 10g，沙参 10g；外感兼寒痰者，加荆芥 10g，桔梗 10g；外感兼热痰者，加半夏 10g，黄连 6g，瓜蒌 15g。

治疗咳嗽除三拗汤外，还有五拗汤、七拗汤等，皆是在本方基础上随证加减变化而成。一般外感风寒者宜用生麻黄，无外感者宜用炙麻黄。陈教授体会，风热咳嗽也可使用麻黄，其作用与银翘散中用荆芥大意相同，但麻黄比荆芥多宣肺作用，且疗效更佳。此时使用麻黄用量宜小，常用量一般为 5g。麻黄性辛温，外可宣透皮毛腠理，内可清除积痰凝血，故很多皮肤病（如湿疹、荨麻疹、皮肤过敏症）、阴疽等病也常用此药，取其宣散达表的功效。

需要指出的是，比较轻的咳嗽此方可单用，但临床多数情况随其兼证而在本方的基础上加减应用。虽然咳嗽与肺相关，但也不能粗率地见咳治肺，应该推本寻源，找其症结所在。久病咳嗽，经治不愈，应考虑肺癌、肺痨（肺结核）等病的可能性，必要时中西医结合治疗。西医感冒、气管支气管炎、肺炎等疾病有咳嗽症状者，皆可用本方加减治之。

附：《临证指南医案》邵新甫云："咳为气逆，嗽为有痰，内伤外感之因甚多，确不离乎肺脏为患也。若因于风者，辛平解之；因于寒者，辛温散之；因于暑者……当与微辛微凉，苦降淡渗；若因于湿者，有兼风、兼寒、兼热之不同，大抵以理肺治胃为主；若因秋燥，则嘉言喻氏之议最精；若因于火者……亦以甘寒为主；有木扣而金鸣者，当清金制木，佐以柔肝入络；若土虚而不生金……有甘凉甘温二法；又因水虚而痰泛，元海竭而诸气上冲者，则有金水双收，阴阳并补之治。"

以上为邵氏对咳嗽分型治法的简要概括，病因有因风、因寒、因暑、因湿、因火、金不制木、土不生金、水虚痰泛等，论述精辟，言简意赅，可作借鉴。

喘　证

喘证，也称气喘，古称上气、喘息，是指以呼吸困难或急促，甚则张口抬肩，鼻翼扇动，不能平卧为特征的一种病证。此病可见于多种急、慢性疾病的过程中，其发病机理主要与肺、肾关系密切，与心、脾、肝也相关联。喘证病理性质有虚有实。实喘者症状以呼吸长而有力，胸胀气粗，声高息涌，以呼出为快为特点，多伴咳嗽痰鸣，脉数有力。虚喘者症状以慌张气怯，声低息短，以深吸为快为特点，脉象多弱或中空。喘证临证一般分实证、虚证、虚实夹杂证三类，治疗之法，本着“虚者补之，实者泻之，虚实兼有，攻补兼施”的原则。如实证之喘，病多在肺、脾，给予祛邪利气，区别寒、热、痰的不同，采用温宣、清肃、化痰等法。虚证之喘，多在肺、肾、心，给予益气温阳、培补摄纳，针对不同脏腑，采用补肺、温阳、纳肾、益气、养阴等法。对于虚实夹杂之喘，应两者合而为之。另外，对于急喘或喘脱之证，应本着“急则治其标”的原则，等病情稳定后再图缓治。至于喘证之预后，李中梓说：“治实者攻之即效，无所难也。治虚者补之未必即效，须历久成功，其间转折进退，良非易也。”实为经验之谈。

陈教授治疗喘证，主分为咳喘或心喘两类。咳喘者，咳与喘皆有，病位主要在肺；心喘者，主症为喘，病位主要在心。咳喘之证，虚实皆有；心喘之证，主要为虚，也有兼痰兼瘀者。咳喘之治疗，虚补、实泻，或攻补兼施；心喘之治疗，补虚为主，兼以化瘀化痰。

案 1　心气阴两虚，肾阳亦虚

韩某，女，62 岁，2008 年 6 月 2 日初诊。

胸闷气喘，动则尤甚已 3 月有余。诊时胸闷气喘，时有心悸汗出，夜间难以平卧，双腿肿，纳差，少尿。舌暗，苔白，脉沉。查面色暗，口唇紫绀。既往有慢性心衰、高血压病史。西药服用呋塞米片、单硝酸异山梨酯片等药。

辨证：心气阴两虚，肾阳亦虚。

治法：益气养阴，温阳利水。

处方：红参 20g（另煎），麦冬 10g，五味子 5g，茯苓 15g，泽泻 10g，白术 10g，桂枝 10g，干姜 10g，制附子 10g（先煎），厚朴 10g，赤芍 15g，甘草 10g。7 剂。水煎 450mL，分早、中、晚 3 次温服，日 1 剂。

二诊（6 月 9 日）：胸闷气喘好转，已能平卧，纳差改善，无心悸汗出，腿肿减轻，脉较前有力。原方又进 7 剂。

三诊（6 月 16 日）：活动量大才见胸闷气喘症状，舌暗程度减轻，脉转有力。原方去干姜，改附子为 5g，余药不变。取 14 剂巩固。

1 个月后回访，患者症状良好，可做适当活动。

按：心衰之重者一般都有胸闷气喘、肢冷汗出的症状，此是气虚推动无力，阳虚不能固摄及温振四末所致。所以本病治疗一般从温振心肾阳气着手，兼气虚者加补气药，水肿者加利水药，阴虚者加养阴药，血瘀者加活血药，痰浊者加化痰药等，多可收功。

本案依据舌脉症可诊为心肾阳虚兼气虚证，治疗以益气养阴、温阳利水为主。方中人参、麦冬、五味子益心气、养心阴；桂枝、干姜、附子温振心肾阳气；白术、茯苓、泽泻健脾利水；厚朴、赤芍平喘化瘀；甘草调和诸药。方药对证，二诊时病情好转。三诊时患者舌暗好转，脉转有力，故去干姜，减少附子用量，又服用 14 剂收佳效。

另外，治疗心衰，附子为常用之药，因其有大毒，使用此药宜从小量开始较为稳妥，生用超过10g宜先煎以减其毒性。又，急性心衰之阳虚欲脱者，需急用参附汤以回阳，此时参附汤中之“参”必须用人参，其他参恐难有效。

案2 脾肾阳虚，水湿不化，肺气痹滞

秦某，女，28岁，2007年3月28日初诊。

产后身面俱肿，喘促不得卧，吐白色涎沫，腹胀，纳少，尿少。舌淡润，脉细。

辨证：脾肾阳虚，水湿不化，肺气痹滞。

治法：温肾补脾，化湿开痹。

处方：麻黄6g，细辛3g，桂枝6g，半夏10g，茯苓15g，五味子6g，干姜10g，白芍15g，生龙骨15g，葶苈子10g，薤白10g，党参15g。3剂。水煎450mL，分早、中、晚3次温服，日1剂。

二诊（4月1日）：喘促水肿得减，已不吐沫，纳食改善，尿量增多。上方又服7剂。

药后病愈。

按：产后气血俱亏，加之寒邪入侵，遂致脾肾阳虚，肺气痹滞，水湿不得运化。故见身面俱肿、喘促不得卧、吐沫、腹胀、纳少、尿少等症，舌脉也支持本案的诊断。故治疗以温肾补脾、化湿开痹为法。上方中麻黄、薤白开肺宣痹，其中薤白又可导痰；细辛、干姜、半夏温肺祛寒化饮；五味子、生龙骨敛肺定喘，防肺气耗散；葶苈子泻肺蠲饮，利水消肿；党参、桂枝、茯苓三药温肾健脾。辨证准确，用药亦精，故一诊后病情减轻。二诊继服上药7剂后病愈。本案主要为产后感寒所致，故以祛寒为主，兼加利水、健脾、温肾、收敛之品。

案3　风寒袭表，寒饮内停

李某，男，52岁，2008年6月30日初诊。

反复咳喘多年，秋冬季节变化时更易复发。此次3日前又因感寒，咳喘不得卧，活动则加剧伴汗出，咳吐白稀痰，纳少，尿少，下肢水肿，偶心悸，畏寒喜暖。舌淡暗，苔白，脉沉弦。既往慢性支气管炎病史10年，曾多次住院治疗。于我院查胸部CT示：双肺炎性病变，肺气肿。

辨证：风寒袭表，寒饮内停。

治法：散寒化饮。

处方：麻黄10g，桂枝10g，干姜10g，半夏10g，细辛6g，五味子6g，白芍10g，杏仁10g，炙甘草10g，当归15g，茯苓15g，泽泻10g，陈皮6g，白术10g。7剂。水煎450mL，分早、中、晚3次温服，日1剂。

二诊（7月9日）：喘已不明显，咳少量白稀痰，纳增，下肢水肿减轻，脉较前有力。原方麻黄改为炙麻黄10g。服7剂。

三诊（7月18日）：已不咳喘，活动多则乏力明显，纳食尚可，二便正常。舌淡，苔白，脉转小弦。上方去炙麻黄、杏仁、细辛、泽泻，改桂枝为6g，加党参10g，麦冬10g，枳壳6g。服14剂善后。

服药完后，来电告知基本痊愈，可适当做些家务，嘱其注意天气冷暖变化。

按：咳喘之证，较为难治，因其反复发作，进而逐渐加重，终归不治。所以减少发作次数是治疗本病之关键。其治法，发作期治疗以祛邪为主，缓解期以固本为主，但无论发作期还是缓解期都不能忘扶正固本，因正气足则可以祛邪。《素问遗篇·刺法论》说“正气存内，邪不可干”即是此意。此案患者依据舌脉症诊为风寒袭表，寒饮内停证。治疗当以散寒化饮为主。陈教授治疗寒饮咳喘常以小青龙汤加减，疗效肯定，上案即是。二诊时外感症状已无，故改麻黄为炙麻黄。三诊时患者活动后乏力，可证其本虚明显，故加党参、麦冬益气养阴。因患者已不喘不肿，故去杏仁、泽泻；麻黄、细辛久用辛温耗气，故也去之，桂枝也减少用量。

案 4　寒饮内停，阳气虚弱

郭某，女，67 岁，2009 年 12 月 20 日初诊。

主因“咳喘 10 余年”来诊，每年秋冬季节即发作。近几日受凉后先是咳嗽，之后逐渐出现喘促。患者自服茶碱类药物，效不佳。现症：咳喘，咳痰白稀，气短汗出，面色苍白，畏寒肢冷。舌暗淡，苔白，脉沉弱。自服茶碱缓释片，效不佳。因家境拮据，拒做检查。

辨证：寒饮内停，阳气虚弱。

治法：散寒化饮，兼以温阳。

处方：桂枝 10g，干姜 10g，半夏 10g，细辛 3g，五味子 6g，白芍 10g，杏仁 10g，当归 15g，茯苓 10g，炙甘草 10g。7 剂。水煎 450mL，分早、中、晚 3 次温服，日 1 剂。

二诊（12 月 27 日）：偶咳，痰减少，喘及汗出症状已无，脉转有力。继服上方 7 剂。

药后告知病愈。

按：咳喘 10 余年，每年秋冬季节即发作，又加受凉后咳喘，咳痰稀白，可知为寒饮内停，阻塞于肺。气短汗出、面色苍白、畏寒肢冷为阳气虚弱的表现。舌暗淡、苔白、脉沉弱，为寒饮内停、阳气虚弱之佐证。故治疗当以散寒化饮为主，兼以温阳。上案中干姜、半夏、细辛、茯苓散寒化饮；杏仁降肺止咳；以五味子收敛肺气；白芍、当归酸甘和营；桂枝振奋阳气；以甘草调和诸药。又麻黄合杏仁可以平喘，桂枝合细辛可以化饮。全方共奏散寒化饮温阳之功。《伤寒论》第 41 条小青龙汤证加减法云：“若喘者，去麻黄，加杏仁半升。”此案也是依上法以小青龙汤去麻黄，加杏仁、当归、茯苓组方。方药对证，

14 剂即治愈。

案 5　痰热壅肺

张某，女，35 岁，2003 年 8 月 15 日诊。

咳喘，已经 1 个月有余，卧时及夜间明显，痰少色黄。舌尖红，苔黄腻，脉滑。

辨证：痰热壅肺。

治法：清肺化痰，止咳定喘。

处方：麻黄 6g，杏仁 10g，石膏 30g，甘草 6g，紫菀 10g，葶苈子 6g，白前 6g。5 剂，水煎 300mL，分早、晚 2 次温服，日 1 剂。

药后病愈。

按：依据咳喘、痰少色黄、舌尖红、苔黄腻、脉滑等症，可诊为痰热壅肺证。治疗当以清肺化痰、止咳定喘为主。上案中以麻杏石甘汤清热定喘，以紫菀、白前降气化痰止咳；以葶苈子泻肺化痰。全方共具清肺化痰，止咳定喘之功。此案患者正气尚足，病情亦轻，故 5 剂而愈。

案 6　大气下陷

强某，女，67 岁，2011 年 11 月 5 日初诊。

患者慢性支气管炎、肺气肿 50 余年，肺心病 20 余年病史。此次因Ⅱ型呼吸衰竭入院，入院后在 ICU 抢救，后转入普通病房治疗。入科时血氧饱和度维持在 85% 左右，内科请陈教授会诊。现症：气喘无力，食少，小便清长，四肢不温。舌淡暗，苔白略腻，脉沉细无力。观其面色少华，口唇紫绀，表情淡漠。查体：双肺呼吸音低，可及少量干湿啰音，心音低钝，律齐，双眼睑水肿。

辨证：大气下陷。

治法：升阳举陷。

处方：红参 15g，黄芪 50g，炒白术 15g，附子 15g，柴胡 10g，干姜 10g，升麻 10g，桔梗 10g，山茱萸 10g。1 剂。急煎 450mL，分早、中、晚 3 次温服。

二诊（11 月 6 日）：血氧饱和度升到 90%。原方又服 3 剂。

三诊（11 月 8 日）：面色转红润，纳食转佳，血氧饱和度维持在 95% 左右。原方又取 3 剂。

1 周后患者下地可行走，之后出院。后经回访。健康良好。

按：升陷汤出自张锡纯先生著《医学衷中参西录》，药物为生黄芪六钱，知母三钱，柴胡一钱五分，升麻一钱组成。主治胸中大气下陷，气短不足以息，或呼吸努力，有似乎喘，或气息将停，危在顷刻等症。

分析本案，患者既往有慢支、肺气肿、肺心病病史，此次入院因慢支急性发作后出现呼吸衰竭，正所谓“胸中大气大陷，气短不足以息……或气息将停，危在顷刻”。患者四肢不温、面色晦暗、舌淡暗、苔薄白略腻、脉沉细无力，一派虚寒之象。张锡纯先生谓：“大气，从元气中生发，今大气亏虚，元气亦不足。”分析得出，本案病机与升陷汤病机有相同之处，可用其加减治疗。上方中用附子、干姜温肾助阳；红参、黄芪补元气，升胸中之大气；山茱萸敛气分之耗散；柴胡、升麻、桔梗又助升胸中大气。药合于证，故见效较速。

另，陈教授指出：升陷汤所治气陷为气陷之急者，有气脱之势，多比较危重，需较快医治，用药量宜大。补中益气汤所治之气陷为气陷之缓者，多伴有脏器下垂等，病势较缓，一般用时较长，方见显效。另有部分患者症状表现为时有气短，为中气不足，气虚较轻，只需小量补气之剂，几剂即可见效。

经验小结

1. 陈宝贵教授治疗寒饮咳喘的经验

《黄帝内经》（以下简称《内经》）曰：“故肺病者，喘息鼻张。”“邪在肺，则病皮肤痛，寒热，上气喘，汗出，喘动肩背。”“诸痿喘呕，皆属于上；诸气膹郁，皆属于肺。”从上《内经》关于喘证条文可以看出，喘证发生主要与肺系有关。另外，喘证常伴有咳嗽，故咳喘常并称。这里介绍一些陈教授治疗寒饮咳喘的经验。

寒饮咳喘为咳喘证型之一，其主要症状为：咳喘反复发作，气候变冷或受凉后更明显，痰白多清稀，夜间更甚，活动后喘更明显，或发热，或不发热，恶寒，或畏寒喜热，不欲饮水，面色多见晦暗，舌暗或紫暗或淡暗，苔白或白腻，脉弦紧或沉弦等。病因乃素有里饮，又感寒邪；病机为风寒束表，水饮停肺；治以散寒化饮之法。方药常用《伤寒论》小青龙汤加减。

基本方：麻黄 10g，桂枝 10g，干姜 10g，半夏 10g，细辛 6g，五味子 6g，白芍 10g，杏仁 10g，炙甘草 10g。水煎服，日 1 剂。

方解：方中麻黄、桂枝解表散寒；干姜、细辛温肺化饮；五味子收敛肺气；白芍酸甘和营；半夏燥湿化痰，和胃降逆。又麻黄合杏仁可平喘，桂枝合细辛可以化饮。全方内外兼治，升降并用，散敛同使，确为治疗寒饮咳喘之良方。

加减：无外感症状者，改麻黄为炙麻黄 10g；咳吐痰涎或小便不利者，加茯苓 15g；实喘（正气尚足）者，加厚朴 10g；虚喘（正气不足）者，加党参 15g；脉沉弦者，去半夏，加附子 10g；汗出多或阳虚甚者，去麻黄或改为炙麻黄 5g。兼血瘀者，加当归 15g，川芎 10g；兼阴虚者，加天花粉 15g。具体药量随症加减。

陈教授体会，咳喘患者若有发热，说明正气尚足；若咳喘很重且不发热，脉象沉弦或沉细，应当密切注意，此属邪盛正虚，已不能形成交争之势，如不及时治疗，将引起危重症候。关于小青龙汤之使用，应当注意，因方中辛温药多，用久易耗散正气，宜中病即止，之后再缓治其本。此方以治水为主，无论有无外感，只要有水饮内停，出现咳喘症状，就可用本方加减。方中常用细辛、五味子两药，其中细辛有毒，如入丸散剂，不宜超过 3g，量大可能呼吸肌麻痹，引起呼吸困难，甚至出现危症；若入汤剂，可适当加量，宜从小量开始，一般不超过10g。五味子因有收敛之性，须与干姜、半夏等辛散药同用方可不留邪。

2. 陈宝贵教授治疗心喘的经验

《素问·痹论》云："心痹者，脉不通，烦则心下鼓，暴上气则喘。"《金匮要略》云："心水者，其人身重而少气，不得卧，烦而躁，其人阴肿。"之后历代医家著作中也多处提到心脏衰弱也可以引起喘证，这种由心脏衰弱引起的喘证我们称为心喘，其与现代医学急、慢性心衰（心功能不全）相似。

陈教授认为，心喘病因主要为心脉失养，外邪侵袭，年老体弱，阳气虚衰。病机为本虚标实，本虚为气虚、阳虚，以心肾阳虚为根本、与五脏相关，标实为血瘀、水饮、痰浊等，是病理基础。据其病因病机，治疗原则应为益气养阴，温阳利水。常用生脉饮合五苓散合四逆汤加减。

处方：人参15g，麦冬15g，五味子10g，茯苓10g，泽泻10g，白术10g，桂枝10g，干姜10g，附子5g，甘草10g。水煎服，日1剂。

方解：方中人参、麦冬、五味子补心气、养心阴、敛心气；桂枝、干姜、附子温振心肾阳气；茯苓、泽泻、白术利水消肿；甘草调和诸药。全方共奏益气养阴，温阳利水之效。上述方中尤以四逆汤为必用，正如《医宗金鉴》中说："四逆汤，鼓肾阳，温中寒，有水中暖土之功；肾阳鼓，寒阴消，则阳气外达而脉升。"

加减：心肾阳气虚衰重者，加重附子用量；水肿重者，加猪苓10g；兼气滞者，加檀香10g（或沉香5g），柴胡10g；兼血瘀者加赤芍10g，川芎10g，桃仁10g，红花10g；兼痰浊者加半夏10g，瓜蒌20g，石菖蒲20g；兼汗出，加生龙骨30g，生牡蛎30g。用量随病情酌情加减。

附：《临证指南医案》邵新甫曰："喘症之因，在肺为实，在肾为虚。先生揭此二语为提纲，其分别有四：大凡实而寒者，必挟凝痰宿饮，上干阻气，如小青龙桂枝加朴杏之属也；实而热者，不外乎蕴伏之邪，蒸痰化火，有麻杏甘膏、千金苇茎之治也。虚者，有精伤气脱之分，填精以浓浓之剂，必兼镇摄，肾气加沉香，都气入青铅，从阴从阳之异也。气脱则根浮，吸伤元海，危亡可立而待。思草木之无情，刚柔所难济，则又有人参、河车、五味、石英之属，急续元真，挽回顷刻，补天之治，古所未及。更有中气虚馁，土不生金，则用人参建中。”邵氏主要从肺、肾病位在上或在下论治喘证的治疗原则，可作参考。

心 悸

心悸指病人自觉心中悸动，惊惕不安，甚至不能自主的一种病证，包括惊悸和怔忡。心悸之病因，常与心血（阴）不足、心阳衰弱、水饮内停、瘀血阻络及心虚胆怯等有关。病机为各种致病因素致使心气血阴阳亏虚，心失所养或邪扰心神，心神不宁，最终发为心悸。治疗之法，或养心安神，或温振心阳，或温阳化饮，或活血化瘀，或镇心安神，对于虚实兼杂，则宜标本兼顾，攻补兼施。

陈教授认为，心悸发作者，一为心气阴（血）不足，一为胸阳衰微，一为心脉瘀阻，三者为心悸之主因，其他病证多在三者基础上发展而成。治疗之法，如心气阴不足者，多用炙甘草汤和生脉饮加减；胸阳衰微者，多用瓜蒌薤白类方出入；心脉瘀阻者，多用血府逐瘀汤合丹参饮化裁。水饮凌心者，亦为胸阳不振，水饮内生，多在瓜蒌薤白类方基础上加化饮之品。又如阴虚火旺，为阴血不足，虚火旺盛，多在炙甘草汤合生脉饮方中加滋阴降火之药。总之，陈教授多在上三法的基础上加减，治疗各种心悸。

案 1　心阴阳两虚

张某，女，56 岁，2008 年 11 月 29 日初诊。

主因间断心悸 3 个月来诊。现症：时有心悸不安，烦躁，疲乏无力，气短懒言，偶有汗出，面色苍白，舌暗淡，苔白，脉结代且沉。心电图示：心肌缺血，室性早搏。

辨证：心阴阳两虚。

治法：益气滋阴，通阳复脉。

处方：党参 10g，麦冬 10g，炙甘草 15g，生地黄 20g，桂枝 10g，阿胶 10g（烊化服），麻仁 10g，丹参 15g，大枣 5 枚，生姜 3 片。5 剂。水煎 450mL，分早、中、晚 3 次温服，日 1 剂。

二诊（12 月 5 日）：症状明显减轻，唯胃脘部稍有不舒，上方加茯苓 15g，陈皮 6g。取 7 剂。

三诊（12 月 12 日）：诸症皆失。二诊方又服 7 剂。

药后病愈。

按：心悸烦躁不安为心阴血亏虚。疲乏无力、气短懒言、汗出、面色苍白，为心阳不足。舌暗淡、苔白、脉结代而沉，亦为心阴阳两虚之征象。治疗以益气滋阴、通阳复脉为主，方用炙甘草汤加减。方中以党参、大枣、甘草益心气；桂枝、生姜温心阳；生地黄、麦冬滋心阴；丹参、阿胶养心血。诸药合用，滋而不腻，温而不燥，使气血充足，阴阳调和，则诸症可愈。二诊时考虑药物滋腻，中焦运化无力，故加茯苓以健脾，陈皮以理气。辨证准确，用方无误，患者服 19 剂而病愈。

《伤寒论》182 条云："伤寒，脉结代，心动悸，炙甘草汤主之。"此指伤寒之后脉结代，心动悸，用炙甘草汤。陈教授说，炙甘草汤方中有桂枝和生姜，此二药合用，外能疏散风寒，内能温振心阳，所以是否有外感症状不必拘泥，只要有脉结代、心动悸症状，辨证为气阴两虚证者，皆可使用。

案 2　阳虚血瘀（冠心病）

李某，男，65 岁，教师，1998 年 3 月 11 日初诊。

主因"心悸、胸闷痛 2 月余"来诊。2 个月前患者出现心悸、胸闷痛不舒，未重视。3 天前上述症状呈加重趋势，难以忍受，遂来就诊。现症：心悸不安，胸闷痛，左胸明显，手脚发凉，舌淡暗，苔白，脉细弦。既往冠心病病史2年，2年来未发作。心电图示：ST-T改变。

辨证：胸阳不振，气虚血瘀。

治法：宣痹通阳，益气化瘀。

处方：瓜蒌15g，薤白10g，丹参15g，郁金10g，元胡10g，党参10g，当归15g，赤芍10g，陈皮10g，檀香5g。7剂。水煎450mL，分早、中、晚3次温服，日1剂。

二诊（3月18日）：心悸、胸闷痛大减，仍有手脚发凉。上方加桂枝10g。取7剂。

三诊（3月26日）：偶有胸闷不适。二诊方又取7剂。

四诊（4月3日）：诸症皆失。二诊方取10剂巩固疗效。

按：胸阳不振，气机痹阻，故见胸闷痛不适。心血不足，故见心悸不安。阳气不能温振四末，故见手脚发凉。舌淡暗、苔白、脉细弦亦为胸阳不振、血运不畅之象。治疗当以宣痹通阳、益气化瘀为法。方中瓜蒌、薤白辛温通阳；郁金、元胡、陈皮、檀香理气解郁，其中郁金、元胡兼有化瘀之功；当归、赤芍、丹参活血养血；党参益气补中。方药对证，故一诊而病减。二诊时患者手脚仍凉，故加桂枝增强温振心阳之力。药中病情，胸中阳气得运，气血得养，疾病渐愈。

另，檀香一药，有行气温中，开胃止痛之功，善治胸中及脘腹血瘀之证，且止痛效果很好。陈教授常用其治疗胸中气滞血瘀证而见疼痛症状者，颇有疗效。

案3　心脾两虚（冠心病）

田某，男，61岁，2009年11月12日初诊。

主因“心悸气短多日”来诊。现症：多梦少寐，胸闷，纳差，口淡无味。舌淡，苔白，脉滑而无力。既往冠心病多年，未系统治疗。

辨证：心脾两虚。

治法：健脾化痰，养心定悸。

处方：党参15g，白术10g，茯苓15g，半夏10g，沉香5g，菖蒲15g，远志10g，佛手10g，香橼10g，砂仁10g，合欢皮15g，甘草10g。7剂。水煎450mL，分早、中、晚3次温服，日1剂。

二诊（11月19日）：心悸及胸闷气短减轻，纳差改善。原方又取7剂。

三诊(11月26日):诸症皆除,脉转有力。原方又取7剂巩固疗效。

按：心气不足，心失所养，故见心悸气短、多梦少寐。脾胃运化无力故见纳差、口淡无味。心脾气虚，气血推动无力，气滞心胸，故见胸闷。舌脉表现亦为心脾两虚之征象。故方中以四君子汤健脾养心；半夏、菖蒲、远志化痰，其中远志又可安神治失眠；香橼、佛手疏肝和胃；沉香、合欢皮理气以除胸闷；砂仁醒脾和胃。全方紧扣心脾两虚，脾胃运化无力之病机；从健脾养心，和胃化痰入手来治疗心悸。方与证合，患者共服20余剂而病愈。

案4　肝胆气郁，痰火扰心（胆－心综合征）

范某，女，48岁，2004年3月10日初诊。

患者因心悸伴纳呆1周来诊。1周前夜间突感胸闷气憋而惊醒，全身汗出，心悸不安。自服速效救心丸5粒，半小时后心悸、胸闷稍缓解。次日，全身乏力，恶心，食欲不振。于区医院检查，诊为冠心病，服西药不效，遂来就诊。现症：头晕心悸，口苦，纳呆，上腹胀痛，大便干，小便黄，面色萎黄，舌质红，苔黄厚腻，脉弦滑。既往有胆囊炎病史。西医诊断：胆－心综合征。

辨证：肝胆气郁，痰火扰心。

治法：疏肝利胆，清热化痰。

处方：半夏 10g，陈皮 10g，茯苓 15g，枳实 10g，竹茹 10g，柴胡 10g，元胡 10g，川楝子 10g，苦参 15g，郁金 10g，丹参 15g，金钱草 20g，鸡内金 10g，甘草 10g。7 剂。水煎 450mL，分早、中、晚 3 次温服，日 1 剂。

二诊（3 月 20 日）：服后症大减，上方去苦参，加当归 10g，焦三仙各 10g。取 7 剂。嘱平素少食肥腻食物，并常服消炎利胆片。

药后病愈，至今未复发。

按：温胆汤始载于唐·孙思邈著《备急千金方》，由陈皮、半夏、枳实、生姜、甘草组成。宋·陈无择在《三因极一病证方论》中又在原上基础方增茯苓、大枣，减生姜之量，主治胆胃不和、痰热内扰而致的虚烦不得眠、呕吐呃逆、惊悸不宁、癫痫等症。胆－心综合征的发病，胆病在前，心病在后。《薛氏医案》云："肝气通则心气和，肝气滞则心气乏。"《医学入门》指出："心与胆相通。"由于肝胆郁滞，胆汁排泄不畅，湿热内蕴，其气逆上，上扰心胸，致心脉痹阻，出现心脏的病证。肝木为心火之母，故而形成肝火扰心的胆－心综合征。温胆汤加味可以清胆和胃，理气化痰，主要在于治疗肝胆病，也就是清肝胆湿热，从本论治。故方中以柴胡、川楝子、郁金、金钱草疏肝利胆；半夏、陈皮、茯苓、竹茹清热化痰；枳实和胃降逆；内金健胃消食；苦参清热定悸；丹参养心安神；甘草调和诸药。二诊时考虑苦参苦寒伤胃，故去之，加当归养血补血，加焦三仙消食和胃。全方从本论治，兼治其标。患者共服 14 剂，收效满意。

案 5　心肾阳虚，水饮凌心（心功能不全）

杨某，女，70 岁，2008 年 11 月 15 日初诊。

主因"心悸伴下肢水肿半月"来诊。患者素有胸闷气短，畏寒病史，服药物尚可维持日常生活。半月前心悸发作，伴有下肢水肿，当时未重视。半月来心悸及下肢水肿越发严重，遂来诊治。现症：心悸，胸闷气短，活动后喘促，下肢水肿，畏寒，便溏，纳呆。舌淡，苔薄白，脉弦细。西医诊断：冠心病，心功能不全（心功能3级）。

辨证：心肾阳虚，水饮凌心。

治法：健脾补心，温阳化饮。

处方：党参15g，桂枝10g，茯苓30g，泽泻15g，黑附子10g，白术15g，薤白10g，枳实6g，炙甘草15g，炒车前子15g，麦冬15g，五味子5g。7剂。水煎450mL，分早、中、晚3次温服，日1剂。

二诊（11月22日）：心悸气短明显减轻，水肿也减轻，便溏改善。上方又取7剂。

三诊（11月29日）：诸症皆无，脉转有力。初诊方去黑附子、炒车前子。取10剂调理善后。

随访半年未复发。

按：《素问·经脉别论》云："饮入于胃，游溢精气，上输于脾，脾气散精，上归于肺，通调水道，下输膀胱，水精四布，五经并行。"揭示人体水液代谢运行转输主要与肺、脾、肾三脏密切相关。本案依据舌脉症辨为心肾阳虚，水饮凌心证；治疗当以温振心肾之阳，健脾制水为主。又《金匮要略》云："病痰饮者，当以温药和之。"故方中党参、桂枝、麦冬、五味子、炙甘草益心气，温心阳；薤白辛温通阳；附子温振肾阳，配桂枝可增强温振心肾阳气之力；白术、茯苓健脾利水，配伍泽泻、炒车前子可增强利水之力；枳实少量应用，可调节气机升降，临证证实可提高补气药的作用。三诊时患者症状改善，考虑附子辛燥，长期应用有伤阴之弊，故去；因水肿已退，故减车前子。全方紧扣心肾阳虚病机，从健脾补心，温阳化饮入手，标本兼治，收效良好。

案6　阴虚肝旺，瘀热互结（甲状腺功能亢进）

韩某，女，59岁，退休职工，2009年3月5日初诊。

主因“心慌、汗出 3～4 年”来诊。现症：偶有心慌、汗出，烦躁易怒，情绪不稳定，颈前结块肿大，善食易饥，乏力，头晕脑鸣，双眼微突伴干涩。舌暗，苔微黄腻，脉滑。甲状腺彩超示：甲状腺右叶实质内低回声实性团快，双侧甲状腺内多发小的低回声结节。甲状腺功能全项示：甲状腺素 14.7μg/dL，稍偏高，余正常。西医诊断：甲状腺功能亢进。

辨证：阴虚肝旺，瘀热互结。

治法：滋阴清热，解郁散结。

处方：女贞子 15g，旱莲草 15g，夏枯草 10g，土茯苓 15g，沉香 10g，郁金 10g，葛根 20g，鳖甲（先煎）30g，莪术 10g，生牡蛎 30g，黄药子 15g，连翘 15g，桃仁 10g，甘草 10g。14 剂。水煎 450mL，分早、中、晚 3 次温服，日 1 剂。

二诊：服药后心慌、汗出症状较前好转，眼干明显减轻，头晕，脑鸣症状痊愈，舌暗苔微黄脉弦。效不更方，原方继服 14 剂。

三诊：诸症均好转，情绪稳定，心情大有好转，复查甲功正常。大便干，一诊方加大黄 10g（后下），鳖甲改 15g。

前方服 1 个月，病情基本痊愈。嘱其调情志，清淡饮食。

按：陈教授认为甲状腺功能亢进多因先天肾阴不足，后天情志刺激而发病，主要表现为甲状腺肿大，心悸，乏力，怕热，多汗，易怒，多食，消瘦，手颤，失眠等。病变脏腑主要涉及肝、肾、心、脾。病机为本虚标实，本虚以肾阴亏虚为主，标实主要为肝气郁滞，郁而化热或阴虚阳亢，阳亢化火，继而导致脏腑功能紊乱，变生血瘀、痰浊等病理产物。随病势发展，若郁火亢盛，耗气伤阴，也可出现乏力、气短、纳呆等气虚或气阴双亏的表现。治疗以滋阴解郁，清火散结为主。本病以颈部肿大、心慌汗出、眼球突出为特征，根据病人体质及病情辨证属阴虚肝旺，瘀热互结；治疗以疏肝解郁、清热散结之品为主。方中女贞子、旱莲草配伍滋阴补肾；夏枯草、连翘、生龙牡清热化痰散结；土茯苓、黄药子清热解毒；沉香、郁金理气解郁；鳖甲、莪术滋阴软坚散结；桃仁活血，甘草调和诸药。

又，甲亢患者普遍存在情绪障碍等特点，所以进行健康教育和心理疏导，鼓励患者放松精神，改善心境也不可忽视。

经验小结

陈宝贵教授用炙甘草汤的经验

炙甘草汤又名复脉汤，出自《伤寒论·辨太阳病脉证并治》篇，主治伤寒，脉结代，心动悸。全方有益气滋阴，通阳复脉之功。方药组成为：炙甘草四两，生姜三两，人参二两，生地黄一斤，桂枝三两，阿胶二两，麦门冬半升，麻仁半升，大枣三十枚。现在临床多用于心阴阳不足，气阴两虚所致的心动悸，虚羸少气，虚劳汗出，疲乏无力，气短，脉结代等。陈教授治疗心悸证属心阴阳不足，气阴两虚者，常用炙甘草汤合生脉饮加减出入，介绍如下：

方药组成：党参 10g，麦冬 10g，炙甘草 15g，生姜 10g，生地黄 20g，桂枝 10g（去皮），阿胶 10g（烊化服），麻仁 10g，丹参 15g，大枣 5 枚。水煎 300mL，分早、晚 2 次服，日 1 剂，阿胶烊化服。

方解：伤寒或杂病之后，阴血不足，阳气不振，心脉失其温养，故心悸发作，脉现结代。治疗应以益气滋阴，温阳复脉为主。上方中用党参、炙甘草益心气；麦冬、生地黄、麻仁养心阴；桂枝、生姜温心阳；阿胶、丹参、大枣养心血。诸药合用，滋而不腻，温而不燥，使气血充足，阴阳调和，则心动悸、脉结代皆得其平。现代研究表明炙甘草汤及其组方，具有抗心律失常、抗心肌缺血再灌注损伤的作用，能降低再灌注诱发的室性早搏和心律失常总发生率，并能缩小再灌注后心肌梗死的范围。

加减运用：兼汗出者，加黄芪 15g，五味子 5g；兼畏寒者，加附子 10g（先煎）；兼胸闷者加瓜蒌 15g，薤白 10g；兼心神不安者，加龙骨 15g，牡蛎 15g；兼有痰者，减麦冬、生地黄、麻仁之量，加半夏 10g，菖蒲 15g，枳实 10g；兼有热象者，减桂枝之量，加黄连 6g。

炙甘草汤为治疗心之阴阳气血不足而致脉结代、心动悸的代表方。多数学医者认为此方中炙甘草或生地黄为君药，其依据一为用炙甘草立汤名，一为生地黄在方中药量最大，陈教授赞同前种观点。另外，陈教授强调指出炙甘草、生地黄固然重要，但他药也是不可或缺的，尤其是温阳药，方中必不可少，如桂枝、生姜、党参。临证体会，如无桂枝、生姜、党参等药，疗效较差。张景岳说“善补阴者，必于阳中求阴”，即此意。总的来说，全方配伍严禁，大量滋阴药中配以温阳药，动静结合，阴阳相配，共同起到了益气滋阴，温阳复脉的作用。另外，桂枝一药，长期使用容易助火升阳，使用时去皮可消除这种不良作用。

胸痹心痛

胸痹心痛是以胸部憋闷、疼痛，甚则胸痛彻背，短气，喘息不得卧等为主要临床表现的一类病证。《金匮要略》认为胸阳衰微，浊阴干犯清阳之府，是本病的主要病机。现在多数学者认为病因病机为胸阳衰微，寒凝心脉；或气血瘀滞，心脉痹阻；或脾湿生痰，闭阻胸阳；或气血不足，心脉失养等。治疗上多从温阳散寒，理气化瘀，健脾化痰，补气养血等方面着手论治。

陈教授治疗本病，方药多从瓜蒌薤白类方、血府逐瘀汤、生脉饮合丹参饮、二陈汤等辨证加减使用。对于气虚血瘀证，陈教授多年来也总结一经验方，名为养心汤，也有很好的疗效。

案1　阴寒凝滞，胸阳痹阻

张某，男，61岁，2004年12月6日初诊。

主因“间断胸痛胸闷5年余”来诊，曾被诊断为冠心病心绞痛。此次3日前胸痛再次发作，自服丹参滴丸，症状未缓解，兼有胸闷，气短汗出，四肢发凉。舌暗淡，苔白，脉沉弦。

辨证：阴寒凝滞，胸阳痹阻。

治法：温阳通脉，理气止痛。

处方：瓜蒌 15g，薤白 10g，桂枝 10g，元胡 10g，檀香 10g（后下），丹参 20g，砂仁 10g（后下），细辛 3g。7 剂。水煎 300mL 分早、晚 2 次温服，日 1 剂。

二诊（12 月 13 日）：3 剂后症状大减，7 剂服完后胸痛胸闷消失。原方又取 7 剂。

三诊（12 月 20 日）：药后诸症消失，脉弦转缓。原方又取 14 剂。

药后半年回访未复发。

按：喻嘉言曰："胸中阳气，如离照当空，旷然无外。设地气一上，则窒塞有加。故知胸痹者，阳气不用，阴气上逆之候也。"由上可知胸痹成因为胸阳先衰，而后寒邪乘之，故温阳通脉之法为治疗胸痹重要法则之一。此案患者胸闷胸痛、气短汗出、四肢发凉，加之舌暗淡、苔白、脉沉弦，可诊为阴寒凝滞、胸阳痹阻证；故治疗以温阳通脉、理气止痛为主。上方中瓜蒌薤白桂枝汤合细辛能温通心阳，涤痰散结；丹参饮合元胡，有理气化瘀止痛之功。辨证准确，用药恰当，患者共服 28 剂而病愈。

案 2　胸阳不振，气阴两虚

杨某，女，44 岁，2009 年 3 月 1 日初诊。

因"间断心前区憋闷不适 8 年余，加重 1 周"来诊。患者于 8 年前无明显诱因出现间断心前区憋闷疼痛，每遇劳累后症状则加重。平时上午症状较轻，下午、晚上较重，自服"柏子养心丸"60 粒，每日 2 次，症状时好时坏。1 周前上述症状再次加重，伴咽干，寐差，五心烦热，盗汗。舌淡红，苔薄黄，脉细数。

辨证：胸阳不振，气阴两虚。

治法：温阳通痹，补益气阴。

处方：瓜蒌 15g，半夏 10g，薤白 15g，党参 30g，干姜 10g，桂枝 15g，牛蒡子 10g，银花 15g，麦冬 15g，生地黄 15g，合欢花 15g，浙贝 15g，檀香 10g，甘草 10g。7 剂。水煎 450mL 分早、晚 2 次温服，日 1 剂。

二诊（3 月 8 日）：胸闷减轻，后背痛缓解，现多汗，心中不安。前方加川芎 10g，灵芝 15g。取 7 剂。

三诊（3 月 15 日）：夜尿频。二诊方加仙灵脾 15g，五味子 5g。取 7 剂。

四诊（3 月 22 日）：效不更方，继服三诊方 14 剂。

五诊（4 月 8 日）：诸症减轻，现时有气短，遇事心慌，汗出，阴天后背疼。前方不变，继服 14 剂。

药后诸症消失，后随诊未复发。

按：《金匮要略》曰："阳微阴弦，即胸痹而痛。"给出了胸痹病机乃上焦阳虚，下焦阴邪内盛，乘袭阳位，闭塞胸阳所致。其在治疗上强调以温阳通痹为主，阳气得通，则阴霾自散。陈教授常在辛温通阳，宣痹散寒的基础上辨证加入活血、益气、滋阴、温阳之品，收效甚佳。此案患者辨证以胸阳不振为主，方中用瓜蒌薤白半夏汤以通阳宣痹，随证加党参益气，桂枝、干姜温阳，麦冬、生地黄滋阴，檀香、合欢花理气宽胸，牛蒡子、银花、浙贝对症治疗咽干，甘草调和诸药。二诊中加川芎以活血，加灵芝以补虚。三诊中加仙灵脾、五味子一动一静，动静结合，两药配伍可养心敛阴。诸药配伍共奏温阳通痹，益气滋阴之效。方药对证，患者共服约 50 剂，症状逐渐消失。

案 3　痰瘀气滞

张某，男，56 岁，2009 年 9 月 16 日初诊。

主因"间断心前区疼痛 2 年，加重 10 日"来诊。现症：间断心前区疼痛，发作次数较前增多，胸闷，面色暗。舌体胖，舌质暗，苔薄白，脉弦。自述平素形体盛壮。

辨证：痰瘀阻滞。

治法：理气化痰，活血化瘀。

处方：当归10g，赤芍10g，桃仁10g，红花10g，枳壳10g，川芎10g，牛膝10g，柴胡10g，沉香5g，瓜蒌15g，菖蒲15g，元胡10g，桔梗10g，甘草10g。7剂。水煎300mL，分早、晚2次温服，日1剂。

二诊（9月24日）：服3剂后疼痛即减轻，服完7剂后疼痛大减，已不胸闷，脉已不弦。上方减沉香，服14剂。

药后病愈，随访1年未再发作。

按：血府逐瘀汤为清·王清任所创，主治胸部及头面部血瘀证，该方由桃红四物汤（桃仁、红花、当归、川芎、生地、赤芍）合四逆散（柴胡、枳壳、甘草、赤芍）加桔梗、牛膝而成，具有活血祛瘀，行气止痛之功。此方辨证要点为头痛，或胸痛，面色暗，胸闷，心悸怔忡，急躁易怒，肌肤甲错，唇暗，舌暗，边有瘀斑或瘀点。

此患者诸症为痰瘀阻于胸中，致使胸中气滞而成，可用血府逐瘀汤加减。患者形体盛壮且舌胖，为有痰湿；胸闷，脉弦，为有气滞；故在血府逐瘀汤的基础上加化痰理气之品。方中以当归、川芎、桃仁、红花、川芎活血化瘀；枳壳、沉香、柴胡疏肝理气，元胡又可理气化瘀止痛；瓜蒌、菖蒲化痰；桔梗、牛膝一升一降，使诸药更好地发挥其功效；甘草调和诸药。全方有理气化痰，活血化瘀之功效。二诊中患者气滞已减轻，故去沉香。患者先后服用20余剂，得佳效。

案4　气滞血瘀，心脉痹阻（冠心病心绞痛）

张某，男，65岁，2006年5月15日初诊。

主因“间断胸痛10余年”来诊。早期因胸痛症状不重，未重视。近1年胸痛较前加重，在心前区部位，有时胸前如压重物，夜梦多。

近10日来症状更为明显，胸痛胸闷，烦躁不安，气短。舌暗，苔薄黄，脉弦细。心电图示：窦性心律，Ⅱ、Ⅲ、AVF导联T波倒置。西医诊断：冠心病心绞痛。

辨证：气滞血瘀，心脉痹阻。

治法：活血化瘀，理气止痛。

处方：当归10g，川芎10g，赤芍10g，桃仁10g，红花10g，柴胡10g，枳壳10g，牛膝10g，瓜蒌15g，薤白10g，元胡10g，党参15g，桂枝10g。7剂。水煎450mL，分早、中、晚3次温服，日1剂。

二诊（5月22日）：胸闷胸痛症状减轻，已不烦躁。效不更方，一诊方取14剂。

三诊（6月8日）：偶有胸痛，无胸闷，舌苔转黄。一诊方去桂枝，余不变。取30剂。

四诊（7月10日）：无明显症状，舌暗渐减。三诊方加丹参15g。取30剂。

药后病渐愈，随访2年，未复发。

按：依据舌脉症，可辨证为气滞血瘀、心脉痹阻证。瘀阻血脉，心脉失养，故可见夜梦多；瘀阻则气滞，故见烦躁不安。气短、脉细为心气不足所致。故用王清任的血府逐瘀汤加减治疗。方中当归、川芎、赤芍、桃仁、红花活血化瘀；柴胡、枳壳疏肝理气，调畅气机；元胡理气止痛；党参、桂枝、薤白益心气、温心阳；瓜蒌可消心脉之痰瘀；配伍牛膝取“血化下行不作劳”之意。全方紧扣本案病机而设，故可取效。三诊时，考虑桂枝易动阳助火，故去之。四诊时，加丹参以补血养血。患者共服80余剂，取得良效。

一般而言，胸痹有瘀血者，非三五剂可建功，须较长时间服药方能见效，具体取效时间与患者血瘀程度有关。临证时，需耐心观察，细究病机，不要一见无效就易方，这样反而耽误病情。

案 5　气虚血瘀（冠心病心绞痛）

于某，男，75 岁，2008 年 5 月 3 日初诊。

主因“间断出现心前区疼痛半年有余”来诊，发作时伴有胸闷，气短，左背部不适，经休息或服药后好转，每次发作 5 ~ 10 分钟不等。近 10 日来症状呈加重趋势，发作较前频繁，且缓解所需时间较长，动则尤甚。纳可，但不敢多食，多食易诱发心绞痛，寐欠佳，二便可。舌淡暗，苔白，脉弱稍弦。查面白少华，精神欠佳。既往冠心病陈旧下壁心梗病史 5 年。心电图示：陈旧性下壁心梗，心肌缺血。西药服用阿司匹林、硝酸异山梨酯片等。西医诊断：冠心病心绞痛。中医诊断：胸痹。

辨证：气虚血瘀。

治法：益气养阴，活血通络。

处方：党参 20g，麦冬 10g，五味子 5g，桂枝 10g，丹参 20g，桃仁 10g，红花 10g，赤芍 10g，川芎 10g，郁金 10g，枳壳 10g，元胡 10g，地龙 15g，甘草 10g。7 剂。水煎 450mL，分早、中、晚 3 次温服，日 1 剂。

二诊（5 月 10 日）：胸闷气短好转，偶有心前区疼痛，已不频繁，脉较前有力。原方继进 7 剂。

三诊(5 月 17 日)：诸症好转，已无心痛症状。舌暗改善，舌苔稍黄，脉有力。原方去桂枝、桃仁、红花。取 14 剂巩固疗效。

1 个月后回访患者症状很好，可做适当运动。

按：面色少华，胸闷气短，动则尤甚，脉弱，为气虚的表现。舌淡暗又为血瘀之征象。依据舌脉症可辨为气虚血瘀，治疗应以益气养阴，活血化瘀为主。方中党参、麦冬、五味子益气养阴；川芎、丹参、元胡、桃仁、红花、赤芍活血兼以止痛；郁金、枳壳调气行血；地龙化痰通络；脉弱稍弦为阳气不足，故加桂枝以温通心阳；又用甘草调和诸药。全方有益气养阴，活血通络之功。诊断明确，药对病证，一诊后患者症状改善。二诊又进7剂继续治疗。三诊时患者已无心痛症状，疗效甚好。因患者舌暗改善，故减活血药用量，去桃仁、红花。因患者舌苔稍黄，脉转有力，心阳已不虚，故去桂枝。又取14剂巩固疗效。

案6　胸中气滞，胃气上逆（反流性食管炎）

周某，男，30岁，2008年7月11日初诊。

胸闷胸痛不舒多日，以胸闷为主，多在夜间发作，伴呃逆，纳差。舌暗淡，苔白，脉弦。胃镜示：反流性食管炎。

辨证：胸中气滞，胃气上逆。

治法：理气宽胸，和胃降逆。

处方：半夏10g，厚朴10g，茯苓15g，丹参15g，檀香5g（后下），砂仁10g，郁金10g，旋覆花10g（包），生姜3片，焦麦芽10g。7剂，水煎300mL，分早、晚2次温服，日1剂。

二诊（7月19日）：药后诸症减轻，已不呃逆。原方又取7剂。

药尽而愈。

按：胸闷胸痛不舒，以闷为主，为胸中气滞。呃逆、纳差、为胃气上逆。脉弦，为气滞的表现。治疗之法当以理气宽胸、和胃降逆为主。方中檀香、郁金理气宽胸；半夏、茯苓、生姜和胃降逆；厚朴、旋覆花降气止呃；丹参活血养血；焦麦芽健胃消食。患者服14剂而病愈。

方中丹参、檀香、砂仁为丹参饮一方，此方有活血祛瘀、行气止痛之功，善治胸闷脘痞，心胃诸痛。

案7　痰浊闭阻，气机阻滞

王某，男，59岁，2013年4月12日初诊。

主因“发作性胸闷2年余，咳黄痰，胃脘胀痛1周”来诊。现症：发作性胸闷不适，每次持续数分钟，劳累或体位转换时加重，咳嗽，咳黄痰，痰黏难出，胃脘胀痛，饭后尤著，纳差。舌体稍胖大，质淡红，苔薄白，脉弦滑。辅助检查：心电图见V5、V6的ST段轻度下移。胃镜见慢性浅表性胃窦炎伴胃底糜烂，幽门功能不全，Hp（+）。胸片见两肺纹理增多紊乱，考虑气管炎。西医诊断：冠心病心绞痛，糜烂性胃炎，Hp（+），幽门功能不全，气管炎。中医诊断：胸痹。

辨证：痰浊闭阻，气机阻滞，胃失和降。

治法：宽胸理气，化痰止咳，健脾和胃。

处方：半夏15g，厚朴10g，枳壳10g，佛手10g，香橼10g，砂仁10g，陈皮10g，荷叶10g，茯苓15g，焦三仙各10g，黄连10g，浙贝15g，甘草10g。7剂，水煎450mL，分早、中、晚3次温服，日1剂。

二诊（4月19日）：胸闷减轻，胃脘胀痛好转，仍咳嗽，咳黄痰，痰黏难出。上方加麻黄10g，细辛3g，瓜蒌20g，改黄连为黄芩10g。取7剂。

三诊（4月26日）：胸闷减轻，日常活动胸闷无加重，胃脘胀痛明显好转，纳可，咳嗽减轻，无明显咳痰。二诊方加五味子5g。取7剂。

四诊（5月3日）：胸闷明显减轻，胃脘部无明显不适，无咳嗽。三诊方继服14剂。

药尽病愈。

按：《类证治裁·胸痹》曰：“胸痹胸中阳微不运，久则阴乘阳位而为痹结也，其症胸满喘息，短气不利，痛引心背，由胸中阳气不舒，浊阴得以上逆，而阻其升降，甚则气结咳唾，胸痛彻背。”指出胸痹乃胸中阳微不运，浊阴上逆所致。本案患者痰浊内阻，胸阳不展，故见胸闷气短；“肺为储痰之器”，痰浊阻肺，肺失宣发肃降，痰浊郁而化热，故见咳嗽，咳黄痰，痰黏难出；“脾为生痰之源”，痰浊内阻，脾胃气机升降失常，故见胃脘胀痛，饭后尤著，纳差等症。故治以宽胸理气、化痰止咳、健脾和胃之法。陈教授指出“治咳喘，不用麻黄、细辛非其治也”，麻黄、细辛善于宣肺平喘，针对寒热咳喘之不同，再配伍其他药物。辛散之品易耗气伤阴，原方中辛散之品较多，故加用五味子以酸涩敛肺气。本病涉及心肺及脾胃，症状各异，但其病机均为痰瘀互结、气机不畅，临证时应谨守病机，遣方用药，则诸症皆愈，此即“异病同治”之意。

案8　气阴两虚，脉络瘀阻

赵某，男，60岁，2014年2月23日初诊。

主因“发作性心前区疼痛半年余”来诊。既往高血压、脑梗死病史。服用降压药物，血压控制在130～140/80～90mmHg。现症：发作性心前区疼痛，每次持续数分钟，劳累后易出现，休息后或含服硝酸甘油、丹参滴丸均可缓解。舌胖大，质暗淡，边有齿痕，苔薄白，脉沉细。心电图：心肌缺血。血流变：高黏血症，高胆固醇血症。西医诊断：冠心病心绞痛，高血压，高胆固醇血症。中医诊断：胸痹。

辨证：气阴两虚，脉络瘀阻。

治法：益气养阴，活血祛瘀。

处方：党参20g，麦冬10g，五味子5g，玉竹15g，太子参20g，葛根20g，羌活10g，丹参15g，菖蒲20g，郁金10g，女贞子15g，旱莲草15g，炙甘草6g。7剂。水煎450mL，分早、中、晚3次温服，日1剂。

二诊（3月1日）：心前区仍时有疼痛，疼痛程度减轻。原方加檀香10g（后下）。取14剂。

三诊（3月15日）：无明显心前区疼痛。二诊方继服30剂。

药尽病愈，随访半年未复发。

按：《内经》载“年四十则阴气自半”，患者年已六旬，肾气渐衰，加之久病，耗伤人体正气，肾阳虚衰则不能鼓动五脏之阳，引起心气不足或心阳不振，血脉失于阳之温煦、气之鼓动，则气血运行滞涩不畅，发为心痛。若肾阴亏虚，则不能滋养五脏之阴，阴亏则火旺，灼津为痰，痰热上犯于心，心脉痹阻，则为心痛。久病阴损及阳，出现阴阳两虚。故用党参、麦冬、五味子、太子参、玉竹、炙甘草益气养阴;女贞子、旱莲草滋补肾阴。风邪无形，为百病之长，可侵入络脉之中，络脉被袭，挛急不通，故出现胸痹心痛，又加入羌活祛风通络，缓急止痛；又用郁金、丹参行气活血。患者服药后心前区仍时有疼痛，故加檀香理气化瘀止痛。

又，檀香善于宽胸顺气，乃治疗胸痹心痛之要药。其主要有效成分为挥发性物质，故不可久煎。

经验小结

1. 陈宝贵教授应用养心汤治疗冠心病心绞痛的经验

冠心病心绞痛，属中医学“胸痹”“真心痛”范畴，以胸部闷痛，甚则胸痛彻背，短气、喘息不得卧为主症，轻者仅感胸闷如窒，呼吸欠畅，重者则有胸痛，严重者心痛彻背，背痛彻心。冠心病心绞痛属气虚血瘀证者，陈教授据多年治疗经验，总结出一经验方，取名养心汤，介绍如下：

组成：党参 20g，麦冬 15g，五味子 5g，丹参 20g，川芎 10g，郁金 10g，枳壳 10g，元胡 10g，地龙 15g，甘草 10g。水煎 450mL，分早、中、晚 3 次温服，日 1 剂。

功效：益气养阴，活血通络。

方解：方中党参、麦冬、五味子益气养阴；丹参、川芎、元胡以活血通络；郁金为气中血药，可调和气血，更加枳壳调气，地龙化痰通络，甘草调和诸药。全方具益气养阴，活血通络之功。

加减：心阳虚衰者，酌加薤白 15 ～ 30g，桂枝 10g；气滞者加檀香 10g（或沉香 5g），柴胡 10g，香附 10g；血瘀甚者加赤芍 10g，桃仁 10g，红花 10g；肾阳虚者加桂枝 10g，附子 10g，淫羊藿 10g；痰浊者加半夏 10g，瓜蒌 20g，石菖蒲 20g。以上方药剂量，随病情酌情加减。

陈教授指出，胸痹为痰浊、寒凝、瘀血阻于胸中，或气、血、阴、阳亏虚，胸中脏腑失养所致，不等同于现在的冠心病心绞痛。胸痹面广，包括西医很多病，如冠心病心绞痛、心肌梗死、肺部疾病、胸膜疾病，食管疾病等，而冠心病心绞痛有时也无胸痹之症状。所以，我们诊治时，可以参考西医，但不能利用西医思维来套用中医，终归不能脱离辨证论治。对于西医的冠心病心梗、肺部栓塞、主动脉夹层等疾病在急症期，陈教授主张先用西医治疗手段控制住病情，然后再用中西医结合来治疗，这样不致误病，且疗效更好。

2. 陈宝贵教授应用瓜蒌薤白类方治冠心病心绞痛的经验

冠心病心绞痛属胸阳衰微，寒邪侵袭者，陈教授常用《金匮要略》瓜蒌薤白类方以温阳通痹，收效很好，介绍如下：

胸痹的发生有些是由于阳气素虚，寒气聚于清阳之府，胸阳不布，挟浊阴痰瘀上扰，致使气血瘀滞，胸阳失展，心脉受阻而成。《金匮要略》认为其病机为“阳微阴弦”，乃上焦阳虚，胸阳不振，下焦阴寒过盛，水饮内停，阴乘阳位，二者相互搏结而发病，属本虚标实的病变。本虚为阳气亏虚，心脉失养。标实为阴寒、痰浊、瘀血交互为患。病位在心，与脾肾相关联。治疗以温阳通痹为主，选用《金匮要略》瓜蒌薤白半夏汤。

组成：瓜蒌 30g，薤白 12g，半夏 15g。水煎服，日 1 剂。

方解：瓜蒌甘寒，清肺化痰，利气散结，开通胸膈痹塞；薤白辛开行滞，苦泄痰浊，散阴寒凝结而温通胸阳，为治疗寒痰阻滞，胸阳不振之胸痹要药；半夏辛温，燥湿化痰，消痞散结。三药合用，散气宣痹，祛痰行滞，通阳泄浊，对于脾运失健，湿痰阻脉，气滞血瘀，胸阳失展之胸痹有良效。

加减：心区刺痛，血瘀偏重者，加三七粉 3g，元胡 10g，丹参 15g；舌苔白腻，加石菖蒲 15 ~ 30g，陈皮 10g，茯苓 15g；苔黄腻，脉滑数，加黄连 10g，竹茹 10g；气滞偏重，加枳实 10g，砂仁 10g；兼面白气短者，舌淡，脉迟，加制附子 10g（先煎），干姜 10g，黄芪 15g，党参 10g；兼心悸易惊，失眠不安，加熟地黄 15g，五味子 5g，阿胶 10g（烊化）；兼体弱便溏者，加白术 15g，山药 20g，鸡内金 10g 健脾助运；兼阳虚浮肿者，加真武汤；阴虚阳浮，头昏脉弦者可加天麻钩藤饮、杞菊地黄丸等。

陈教授强调，胸痹之病机，《金匮要略》称“阳微阴弦”，即本虚标实证。冠心病心绞痛属于胸痹之“阳微阴弦”者，就可用胸痹治法来治疗。又，冠心病心绞痛患者年过半百者多，此时患者阳气已开始衰减，痰浊、瘀血逐渐内生，患者多呈本虚标实症状，所以治疗当以固本治标为主，具体治疗时随症加减。

附：《临证指南医案》华玉堂曰：“夫胸痹，则因胸中阳虚不运，久而成痹，《内经》未曾详言，惟《金匮要略》立方，俱用辛滑温通，所云寸口脉沉而迟，阳微阴弦，是知但有寒证而无热证矣。先生宗之加减而治，亦惟流运上焦清阳为主，莫与胸痞、结胸、噎膈、痰食等症混治，斯得之矣。”龚商年曰：“厥心痛一症，古人辨论者多且精矣。但厥心痛与胃脘痛，情状似一而症实有别。厥心痛为五脏之气厥而入心胞络，而胃实与焉。今先生案中，闻雷被惊者，用逍遥散去柴胡，加钩藤、丹皮治之，以其肝阳上逆，不容升达，为之养血以平调也；积劳损阳者，用归、鹿、姜、桂、桃仁、半夏治之，以其劳伤血痹，无徒破气，为之通络以和营也；脾厥心痛者，用良姜、姜黄、茅术、丁香、草果、浓朴治之，以其脾寒气厥，病在脉络，为之辛香以开通也；重按而痛稍衰者，用人参、桂枝、川椒、炙草白蜜治之，以其心营受伤，攻劫难施，为之辛甘以化阳也。方案虽未全备，然其审病之因，制方之巧，无不一一破的。”以上是华氏和龚氏对胸痹和心痛的病因病机及治法的简要概括，可供参考。（原文删节，取其要义）

不　寐

寐即睡，《说文》曰寐者“卧也”，不寐，即不得卧，引申为不得睡眠，是指经常不能获得正常睡眠为特征的一种病证，现多指“失眠”病。不寐的病因很多，思虑劳倦，内伤心脾，心肾不交，阴虚火旺，肝阳扰动，心胆气虚，阴阳失和以及脾胃不和等，均可导致此病发生，但其病机总是与肝、心、脾、肺、肾及阴血不足有关，总属阳盛阴衰，阴阳不调。陈教授认为，不寐之证与五脏皆有关联，任何一脏或多脏的阴阳失常都可导致不寐，故其治疗，以调和五脏阴阳气血为主，或清肝泻热，或化痰清热，或滋阴降火，或补脾养心，或和胃健脾，或安神镇惊，或交通心肾，或理气化瘀等。总之，在辨证论治方的基础上佐以安神之品，每可取效。

案 1　心肾阴虚，肝郁气滞

岳某，女，64 岁，2003 年 3 月 9 日初诊。

主因“失眠 1 月余”来诊。现症：入夜难眠或醒后难以入睡，伴有烦躁易怒，抑郁心烦，记忆力减退，反应迟钝，纳食减少，小便畅利，大便干结。舌暗，苔薄黄腻，脉弦滑数。头颅 CT 示：脑萎缩。中医诊断：不寐。

辨证：心肾阴虚，肝郁气滞。

治法：滋肾养心，理气安神。

处方：女贞子 15g，旱莲草 15g，菖蒲 30g，远志 5g，合欢皮 15g，首乌藤 15g，炒枣仁 15g，郁金 15g，丹参 20g，大黄（后下）10g，甘草 10g。7 剂。水煎 450mL，分早、中、晚 3 次温服，日 1 剂。另加回神颗粒，每次 1 袋，每袋 5g，日 3 次。

二诊（3 月 16 日）：服药 1 周后失眠明显减轻，大便顺畅，纳食增多。舌暗红，苔黄腻，脉弦。前方去大黄，加胆星10g以清化热痰，继服回神颗粒。

三诊（3月23日）：服药后睡眠尚佳，心烦减轻，记忆力及反应力均增强。嘱原方继服半月，巩固疗效。

药后病愈。

按：脑萎缩表现为记忆力明显减退，反应迟钝，认知能力下降，计算能力减低，最为突出的表现是情绪情感的变化，以烦躁、失眠为主。本病呈进行性加重，是老年痴呆的前期表现，经多例临床观察，发现失眠是最主要的就诊原因。此患者是因心肾阴虚，肝郁气滞所致，因此以滋肾养心，理气安神为法。方中女贞子、旱莲草滋补肾阴；菖蒲、远志交通心肾；合欢皮、首乌藤、炒枣仁养心安神；甘草益气养心以调和诸药。全方使肾水滋，心火抑，而心神得安。患者症见抑郁心烦，脉弦亦属肝郁气滞，故以郁金舒理肝气。舌暗，苔黄腻，便秘为内有瘀热，故加丹参以化瘀，大黄以通腑泻热。药后大便下，苔腻减。又因痰热不解，故去大黄改用胆星，既避免伤阴又能清热。患者加用回神颗粒（由人参、石菖蒲、鹿角、灵芝、丹参、五味子、川芎组成），既可帮助治失眠，又改善大脑的功能状态，使记忆力增强，反应灵敏，改善痴呆前症状。

案2　心脾两虚，肾气不足

于某，女，45岁，2008年4月7日初诊。

主因“失眠1年余”来诊。1年来常有失眠，心悸，乏力气短，腰酸不舒，大便日3～4次。舌淡，苔白，脉弦细。中医诊断：不寐。

辨证：心脾两虚，肾气不足。

治法：养心健脾，补肾安神。

处方：党参10g，麦冬15g，五味子5g，炒枣仁15g，白芍15g，茯苓15g，女贞子15g，旱莲草15g，仙灵脾15g，远志5g，生龙骨 30g，生牡蛎 30g。7 剂。水煎 450mL 分早、中、晚 3 次温服，日 1 剂。

二诊（4 月 14 日）：睡眠仍差，其余症状皆大减。上方加首乌藤 10g。取 7 剂。

药尽病愈。

按：失眠、心悸、乏力气短，大便日 3 ~ 4 次，为心脾两虚；腰酸不舒，为肾气不足。舌淡、苔白、脉弦细为心脾两虚、肾气不足之征象。治疗当以养心健脾、补肾安神为法。方中党参、麦冬、五味子、茯苓补益心脾，收敛心气；龙骨、牡蛎镇心安神；枣仁、白芍滋心阴、养心血；女贞子、旱莲草、仙灵脾滋肾阴、温肾阳，肾阴阳充足，自可上滋心脾；又加远志交通心肾，安神定志。二诊时加入首乌藤增加养心安神之力。患者共服 14 剂而得愈。

又，陈教授常把女贞子、旱莲草、五味子与仙灵脾合用治疗失眠，其中三味养阴药，一味温阳药，取其“阳中求阴”之意。

案 3　心肝血虚

姜某，女，53 岁，2010 年 6 月 23 日初诊。

主因“失眠 1 年，加重 3 日”来诊。患者 1 年前因患子宫肌瘤出血量大，行子宫全切术。之后出现失眠，时有汗出，潮热，心悸，眩晕，情绪不稳，烦躁易怒等症。曾查心电图示：冠脉供血不足。甲状腺功能：全项正常。服用中药调理，症状时有反复。3 天前因散步被狗扑倒受到惊吓，而后失眠。现症：心中恐惧怕人，自觉有人欲加害自己，入睡困难，噩梦频频，时有惊醒，精神恍惚，自汗盗汗，潮热，心悸，心烦易怒，胁肋胀满。舌质偏红，苔薄黄，脉弦细。既往高血压病史，血压不稳，控制在 140/90mmHg 左右，每日服用科素亚 50mg 维持。

辨证：心肝血虚。

治法：补肝养心。

处方：生龙骨30g，白芍30g，赤芍15g，沉香10g，菖蒲30g，远志5g，灵芝15g，合欢皮15g，枣仁15g，郁金10g，女贞子15g，旱莲草15g，浮小麦20g，五味子5g，甘草10g。7剂，水煎450mL，分早、中、晚3次温服，日1剂。

二诊（6月30日）：睡眠时间延长，噩梦减少，汗出潮热减轻，仍觉心中烦躁，舌偏红苔黄，脉弦细。血压140/80mmHg。上方加胆南星10g，佛手20g。服14剂。

三诊（7月15日）：诸症改善明显，与人交往已如常态，汗出好转。舌淡红，苔薄白微黄。二诊方去胆南星；浮小麦、佛手减至10g。服14剂。

后经电话随访，得知已痊愈。

按：本案乃心肝血虚日久，心不藏神，肝不舍魂之证。肝血不足，则魂不守舍。心血不足，虚热上扰则心神不宁，夜卧不安。肝血不足，心失所养，则心悸不安。肝阴不足，阴不敛阳，肝阳上亢，故头晕目眩。阴血不足，阴虚内热，迫津外泄，故自汗盗汗。舌红、脉弦细，均为心肝血虚，阴虚内热之象。治疗当以补肝养心为主。方中生龙骨能收敛浮越之正气，安神镇惊，可治多梦纷纭；白芍养血柔肝，敛阴收汗；菖蒲和远志化痰宁心；合欢皮、枣仁、灵芝养心敛汗，解郁安神；郁金、沉香行气活血；女贞子、旱莲草滋水涵木；陈皮、茯苓健脾利湿和胃；甘草调和诸药。全方共奏调肝敛魂，养心静神之功。本方选药多入心肝二经，且辛酸并用，散敛相宜，可谓选药精当，有的放矢。患者共服30余剂而愈。

案4　肝火偏旺，瘀热交阻

李某，女，35岁，2004年7月15日初诊。

主因“失眠1个月”来诊，自述因工作紧张引起。现症：心烦易怒，口干口苦，纳少，眼屎增多。舌质暗，两侧及边尖红，苔微黄，脉弦细。中医诊断：不寐。

辨证：肝火偏旺，瘀热交阻。

治法：清肝泻火，化瘀清热。

处方：龙胆草 10g，当归 15g，丹参 15g，赤芍 10g，丹皮 10g，生地黄 10g，柴胡 10g，炒栀子 10g，生龙骨 30g，生牡蛎 30g，郁金 10g，合欢皮 15g，远志 5g，甘草 10g。3 剂。水煎 450mL，分早、中、晚 3 次温服，日 1 剂。

二诊（7 月 18 日）：诸症减轻，舌红苔黄减退。上方改龙胆草为 5g。取 7 剂。

药尽而愈。

按：本案失眠乃因工作紧张，导致肝火旺盛引起。肝火扰心则失眠，肝火旺则心烦易怒、眼屎增多。肝火伤阴，胆泄不利则口干口苦。肝旺则犯胃，故见纳少。舌质暗，两侧及尖红，苔微黄，脉弦细，为肝火旺兼有瘀热之征象。故治疗当以清肝泻火，化瘀清热为法。方中龙胆草、炒栀子清泻肝火；柴胡、合欢皮、郁金疏理肝郁；赤芍、丹皮凉血化瘀；生龙牡、远志安神定志；生地黄、当归、丹参滋阴养血；甘草调和诸药。药对病证，一诊而见效。二诊时患者诸症减轻，考虑龙胆草苦寒力大，易伤脾胃，故减其量。患者共服 10 剂而愈。

案 5　心气阴两虚，阳亦不足

周某，男，56 岁，2005 年 9 月 16 日初诊。

主因“间断失眠 1 年余”来诊。平素心烦，口干，畏寒。现症：失眠时多伴有心悸，汗出。舌暗淡，苔白，脉弦细。中医诊断：不寐。

辨证：心气阴两虚，阳亦不足。

治法：益心气，温心阳，滋心阴，敛心气。

处方：桂枝 10g，炙甘草 15g，生地黄 15g，麦冬 10g，党参 10g，白芍 15g，阿胶 10g（烊化），五味子 5g，合欢花 15g，酸枣仁 15g。7 剂。水煎 450mL，分早、中、晚 3 次服，日 1 剂。

二诊(9 月 23 日)：心悸、失眠、口干减轻，无心烦。上方继服 7 剂。

药后电话告知病愈。

按：患者失眠时多伴有心悸、汗出，加之平素畏寒，可知患者失眠乃心阳不足引起；又患者口干、心烦，可见心阴亦不足；舌暗淡、苔白、脉弦细，亦为心阴阳两虚之征象。方中以桂枝、炙甘草、党参益心气、温心阳；以生地黄、麦冬滋心阴；以阿胶、白芍养心血；以酸枣仁、五味子敛心气，其中枣仁又可养心安神；以合欢花解郁安神。全方共奏益心气、温心阳、滋心阴、敛心气之功效。方药对证，患者共服 14 剂而愈。本案患者失眠的症状，也可看为心悸兼证之一，心悸得治，失眠自然可缓解。

经验小结

1. 陈宝贵教授运用"敛魂静神法"治疗不寐经验

陈教授认为，不寐尤其以噩梦纷纭症状明显者，多为久虚之人，复受七情所累，血不舍魂，则寐难安稳。《丹溪心法・卷三・六郁五十二》指出："气血冲和，万病不生，一有怫郁，诸病生焉。故人身诸病，多生于郁。"七情所伤，肝气郁滞，郁而化火，火灼阴血，致血虚不荣，魂宅空虚，肝魂飞散。相火妄动，炼液为痰，痰火交阻，上扰清窍，则噩梦纷纭，意乱心烦，心神不安。正如尤怡在《金匮要略心典》卷上所说："人寤则魂寓于目，寐则魂藏于肝。虚劳之人，肝气不荣，则魂不得藏，魂不得藏故不得眠。……而魂既不归，容必有浊痰燥火乘间而袭其舍者，烦之所由作也。"神魂不安证，临床症状多见失眠多梦，噩梦易惊，烦躁易怒，心悸气短，自汗盗汗，头目眩晕，多愁善感，咽干口燥，甚则疑虑妄想，惊悸夜游，哭笑喜怒无常等；舌质红，苔薄黄，脉弦细。陈教授运用“敛魂静神法”治疗不寐属神魂不安证，疗效较好。介绍如下：

处方：生龙骨 30g，白芍 15g，菖蒲 15 ~ 30g，远志 5g，灵芝 30g，合欢皮 15g，炒枣仁 15g，郁金 10g，沉香 5g，女贞子 15g，旱莲草 15g，甘草 10g。水煎服，日 1 剂。

方解：上方中生龙骨，能收敛浮越之正气，涩肠益肾，安魂镇惊，辟邪解毒，治多梦纷纭（《本草从新》）。白芍养血柔肝，敛阴收汗，成无己言：“芍药之酸收，敛津液而益荣。”（《注解伤寒论》）上二味敛魂养血为君。菖蒲合远志化痰宁心，郁金、沉香行气活血。灵芝、合欢皮、枣仁养心敛汗，解郁安神。女贞子和旱莲草补肾阴，滋水涵木。上八味为臣。陈皮和茯苓健脾利湿和胃为佐，甘草调和全方为使。全方共奏调肝敛魂，养心静神之功。

本方配伍特点：①本方选药精准，多入心肝二经。如君药中生龙骨入心、肝经，白芍入肝经。臣药中菖蒲、远志、灵芝、合欢皮、枣仁入心或肝经。肝体阴而用阳，二味君药，生龙骨敛肝魂，白芍养肝血，一敛一补，针对肝之生理功能及病理状态遣方用药。②辛酸并用，散收相宜。本方中龙骨、白芍、枣仁酸涩收敛，菖蒲、沉香、远志、郁金辛香走窜，开阖之间，养肝体以安肝魂，调肝用以复疏泄。③敛肝静心，君臣归位。本方用生龙骨、白芍和枣仁敛肝舍魂、养血柔肝，用菖蒲、远志、灵芝、合欢皮芳香开窍、养心静神。使将军之官归其肝位，勿上扰心君。

加减：兼阴虚内热较甚者，加生地黄、玄参、赤芍等，以养血滋阴清热；兼见盗汗甚者，加五味子、浮小麦以安神敛汗；心悸较重者，加龙齿、龟甲、珍珠母等以镇惊安神；若精神抑郁，心烦不眠较甚者，可合甘麦大枣汤加首乌藤，以缓肝安神解郁；若肝胃不和者，加佛手、香橼、陈皮、茯苓等疏肝理气和胃。

2. 陈宝贵教授从“五脏”论治失眠

陈教授治疗失眠，常从五脏论治。如由肝脏引起失眠者，分肝阳上亢和肝血虚两种。肝阳上亢者常用药有桑叶、菊花、天麻、钩藤、柴胡、龙骨、郁金、白芍、丹参、合欢皮等；肝血虚者，常用药有当归、熟地、白芍、川芎、枸杞子、阿胶、龟甲胶、知母等。由脾脏引起失眠者，常分脾阳（气）虚和脾（胃）阴虚两种。脾阳（气）虚者，常用药为桂枝、干姜、荜茇、党参、黄芪、白术、茯苓、扁豆等；脾（胃）阴虚者，常用药为山药、黄精、白芍、石斛、沙参、生地黄、芦根、乌梅、花粉、玉竹、麦冬等。由肾虚引起不寐者，分肾气虚和肾阴虚两种。肾气虚者，常用药为菟丝子、补骨脂、川断、鹿角、枸杞、杜仲等药；肾阴虚者，常用药为山萸、熟地、何首乌、五味子、女贞子、旱莲草、龟板、鳖甲等。由肺病引起不寐者，分肺气虚及肺阴虚两种。肺气虚者，常用药为党参、黄芪、山药、黄精、炙甘草、五味子等；肺阴虚者，常用药为麦冬、沙参、生地、花粉、玉竹、地骨皮等。由心脏引起不寐者，分心气虚和心阴（血）虚两种。心气虚者，常用药为党参、黄芪、炙甘草、桂枝、五味子等；心阴（血）虚者，常用药为麦冬、生地黄、丹参、当归、鸡血藤、桂圆、枣仁、大枣等。陈教授指出，睡眠状况（古称不寐）是人体健康状况的具体体现，所有失眠患者必有其他疾病或原因伴随，没有单一的失眠症，故而，治疗失眠应从整体考虑，“上者守神，粗者守形”，分五脏论治有重要的指导意义。

附：《临证指南医案》邵新甫曰：“不寐之故，虽非一种，总是阳不交阴所致。若因外邪而不寐者，如伤寒、疟疾等暴发，营卫必然窒塞，升降必然失常，愁楚呻吟，日夜难安，当速去其邪，攘外即所以安内也。若因里病而不寐者，或焦烦过度，而离宫内燃，从补心丹及枣仁汤法；或忧劳愤郁，而耗损心脾，宗养心汤及归脾汤法；或精不凝神，而龙雷震荡，当壮水之主，合静以制动法；或肝血无藏，而魂摇神漾，有咸补甘缓法；胃病则阳跷穴满，有《灵枢》半夏秫米汤法；胆热则口苦心烦，前有温胆汤，先生又用桑叶、丹皮、山栀等轻清少阳法；营气伤极，人参、人乳并行，阳浮不摄，七味、八味可选，余如因惊宜镇，因怒宜疏，饮食痰火为实，新产病后为虚也。”以上邵氏把不寐之因分为外邪与里病，治法为外邪者祛邪，里病者有解郁、养心、补脾、养肝、清胆等法，言简意赅，可供参考。

胃 痛

胃痛，又称胃脘痛，是指上腹胃脘部近心窝处经常发生疼痛为主的一种病证。其病因主要有寒邪客胃、饮食所伤、气滞血瘀、脾胃虚寒、胃阴亏虚等几种，也有多种病因兼而有之者。各种病因导致胃失和降为此病的主要病机。本病程度主要与患者得病新久、轻重、气血盈亏有关。其治疗之法多以理气和胃止痛为主，再结合患者病证之寒热、虚实、气血等随证治之。常见治法主要有温中和胃、消食导滞、活血化瘀、疏肝理气、滋阴和胃等几种。

据陈教授体会，胃脘痛以虚寒、湿热、气滞、血瘀四型为常见，故其治疗也多以温中和胃、清热和胃、疏肝和胃、化瘀和胃为主，对于证型兼夹，需多法并用。但不论何种治法，本病治疗总以理气和胃为大法。具体方剂而言：肝郁气滞者以柴胡疏肝散加减；中焦虚寒者以黄芪建中汤或理中丸加减；胃热壅盛者以白虎汤或玉女煎加减；瘀血阻络者以失笑散合丹参饮或膈下逐瘀汤加减；寒热错杂者以半夏厚朴汤加减等。另外，陈教授还总结有“治胃九法”，见《陈宝贵医论医话选》，可作借鉴。

案1　中焦虚寒（胆汁反流性胃炎）

陶某，女，45岁，2012年2月23日初诊。

胃脘胀痛1年余，夜间明显，食后减轻。近期受凉后胃脘胀痛较前加重，食饮喜热怕冷，偶有呃逆。查胃脘部喜按。平素畏寒怕冷，四肢不温，月经量少，便溏，睡眠欠佳。舌淡胖，苔白腻，脉沉。胃镜示：胆汁反流性胃炎，幽门口炎，Hp（+）。中医诊断：胃痛。

辨证：中焦虚寒。

治法：补气温中，和胃止痛。

处方：党参 20g，半夏 10g，干姜 10g，桂枝 10g，沉香 10g，郁金 10g，荷叶 15g，陈皮 10g，香橼 10g，佛手 10g，甘草 10g。7 剂。水煎 450mL，分早、中、晚 3 次温服，日 1 剂。

二诊（3 月 1 日）：服后胀痛减轻，偶有发作，月经量较前增多，纳寐改善。原方加砂仁 10g，木香 10g。进 7 剂。

三诊（3 月 8 日）：胃胀痛已不明显，偶呃逆，便溏改善。上方加白术 15g，防风 10g，枳壳 10g。服 14 剂。

药后而愈。

按：平素畏寒怕冷，四肢不温，食饮喜热怕冷，胃脘部喜按，为中焦虚寒所致。便溏为脾虚生湿。舌淡胖、苔白腻、脉沉，为中焦虚寒之征象。分析可知患者中焦虚寒久病为其本，胃胀痛 1 年有余为其标，非三五剂所能立效者。故方中以党参、白术、甘草健脾温中治其本，干姜、桂枝、半夏温中止痛治其标，木香、砂仁、沉香、陈皮理其气，荷叶、香橼、佛手化其湿。三诊时加枳壳降气，加防风取风药“风能胜湿”之意。先后诊治约 1 个月，收效满意。

案 2　脾胃虚寒，瘀血阻络

周某，男，45 岁，2005 年 3 月 15 日初诊。

主因“胃脘疼痛反复发作 15 年”来诊。患者 15 年来经常胃脘疼痛，常因受凉或劳累而诱发。近 1 月来又因受凉出现胃脘胀满，刺痛，痛有定处，阵发性加剧，发作无规律。痛时喜按，得温痛减，神疲乏力，饮食减少，大便稍溏。舌暗，苔薄白，脉弦细。胃镜示：慢性浅表性胃炎。中医诊断：胃痛。

辨证：脾胃虚寒，瘀血阻络。

治法：温中和胃，化瘀止痛。

处方：桃仁 10g，红花 10g，桂枝 10g，白芍 20g，炙甘草 6g，鸡内金 10g，香橼 10g，佛手 10g，元胡 10g，焦三仙各 10g，饴糖

30g，生姜3片，大枣5枚。7剂。水煎450mL，分早、中、晚3次温服，日1剂。

二诊(3月22日)：胃脘疼痛明显减轻，精神转佳。原方再服7剂。

三诊（3月29日）：诸症明显好转，舌质红润。效不更方，再服15剂。

病愈随访，半年未复发。

按：胃脘疼痛反复发作，病位在胃，与肝脾相关，病机为“脾胃虚寒，中焦虚弱，久病瘀血阻络，不通则痛”。叶天士谓：“久病胃痛，瘀血积于胃络，议辛通瘀滞法。数年痛必入络，治在血中之气。”故本案用桃红建中汤温中补虚，化瘀止痛。元胡既能活血止痛又能理气；佛手、香橼理气和胃，此为“治在血中之气”。诸药合用，共奏温中补虚、和里缓急、化瘀止痛之功。可使脾气得运，气血得畅，胃气得和，疼痛自除。

陈教授在治疗胃脘痛时，凡遇见胃脘刺痛，痛有定处，舌暗或有瘀斑者，在加入桃仁、红花、赤芍、丹参、莪术等活血药的同时，常伍以沉香、柴胡、香橼、佛手、陈皮、砂仁等理气和胃之药，常收佳效。

案3 脾阳虚弱，心气不足

斯某，女，46岁，2012年2月27日初诊。

主因“间断胃脘部疼痛20余年”来诊。平素喜暖恶寒，手脚凉，时便溏，偶有心悸气短。3月前因受凉胃痛较前加重，胀满，时有烧灼感，纳食欠佳。舌淡，苔白，脉沉。查体：胃脘部喜按，压之不舒。胃镜示：慢性浅表性胃炎，幽门口炎。

辨证：脾阳虚弱，心气不足。

治法：健脾和胃，养心安神。

处方：半夏10g，川黄连6g，干姜10g，枳实10g，元胡10g，郁金10g，党参15g，茯苓15g，香橼10g，佛手10g，砂仁10g，甘草10g。7剂。水煎450mL，分早、中、晚3次温服，日1剂。

二诊（3月5日）：胃脘已不作痛，偶有脘满，纳食呆。上方加焦三仙各10g。进7剂。

三诊（3月16日））：诸症减轻明显，胃脘部无不适，纳寐尚可，喉中感觉有痰，舌稍红，苔白。二诊方加浙贝15g。取7剂。

药后而愈。

按：平素喜暖恶寒、便溏、纳食不佳，为脾阳虚。心悸气短、手脚凉，可诊断为心阳不足。胀满、烧灼感，为脾胃不能消谷运化所致。舌淡、苔白、脉沉为心脾两虚之征象。故治疗以健脾和胃、养心安神为主。方中党参、茯苓、甘草补益心脾；干姜、半夏温中降逆；元胡、郁金、砂仁、枳实理气消胀；香橼、佛手理气化湿；黄连反佐，甘草调和诸药。二诊中患者偶有脘满，纳食呆，加焦三仙以消食助运。三诊中患者喉中有痰，舌质稍红，为有痰热之象，故加浙贝以清热化痰。患者共服20余剂而痊愈。

案4 气阴两虚，气滞血瘀

陈某，男，58岁，教师，2003年6月11日初诊。

主因“胃脘疼痛痞满不舒20余年加重1周”来诊，每于春秋两季发作。近5年来经常胃脘部胀满，伴食少嘈杂，五心烦热，动则气喘，胃满于饭后加重。自述体重减轻。观其面色萎黄。近1周时有夜间痛醒。舌暗红有瘀斑，苔少，脉细。胃镜示：十二指肠溃疡，萎缩性胃炎。病理示：中度肠腺化生，未见肿瘤细胞。

辨证：气阴两虚，气滞血瘀。

治法：益气养阴，行气化瘀，健脾和胃。

处方：党参30g，生地黄15g，麦冬15g，砂仁10g，佛手10g，半夏10g，元胡10g，荷叶10g，鸡内金10g，柴胡10g，枳壳10g，赤芍 15g，莪术 15g。7 剂。水煎 450mL，分早、中、晚 3 次温服，每日 1 剂。

二诊（6 月 18 日）：药后胀满略减，食欲增，大便溏。上方加山药 20g，茯苓 15g。服 30 剂。

三诊（7 月 20 日）：诸症减，体重增加，偶见食后胃胀。

原方方略有加减，先后服用近 6 个月，临床症状基本消失。复查胃镜示：慢性浅表性胃炎。上方配成丸药，每服 10g，每日 2 次，又服 3 个月巩固疗效。

随防 2 年未复发。

按：胃病病程长，反复不愈者，需查胃镜以免漏诊。5 年来经常胃胀，食少嘈杂，身体消瘦，五心烦热，为气阴两虚的表现。脾气虚运化不佳，故出现胃胀食少、面色萎黄。阴虚生内热，故出现五心烦热。动则气喘为气虚的表现。舌暗红有瘀斑，为有瘀热。苔少、脉细，为气阴两虚之征象。故治疗当以益气养阴，行气化瘀为法。方中党参、生地黄、麦冬益气养阴；佛手、元胡、柴胡、枳壳理气和胃止痛；“气行则血易行”，赤芍、莪术活血化瘀，配合行气药则化瘀之力更强;半夏、砂仁、荷叶、鸡内金和胃健脾，兼以消食，其中荷叶能鼓舞脾气上升；半夏降逆，配荷叶一升一降，可使脾胃升降有序。二诊时便溏仍为脾虚，故加山药、茯苓健脾化湿。患者诊治约 9 个月，萎缩性胃炎得以痊愈。

案 5　气阴两虚，肝郁气滞，胃气上逆

时某，男，77 岁，2006 年 5 月 16 日初诊。

平素纳差，消瘦乏力，声低言微，常觉胃脘部痞闷，呃逆，食多则吐，且伴吐酸水，口干但不欲饮。舌红苔剥，脉细。既往胆汁反流性胃炎、慢性萎缩性胃炎、胃溃疡病史 10 余年，幽门螺杆菌阳性。

辨证：气阴两虚，肝郁气滞，胃气上逆。

治法：健脾养阴，理气解郁，和胃降逆。

处方：党参 10g，太子参 15g，黄芪 15g，山药 15g，白术 10g，麦冬 10g，玉竹 10g，沉香 5g，焦三仙各 10g，黄连 6g，桃仁 10g，枳壳 10g。10 剂。水煎服 450mL，分早、中、晚 3 次，饭后温服，日 1 剂。

二诊（5 月 26 日）：药后纳食好转。予上方续服，又取 10 剂。

药后胃脘部不适明显好转，自行将上方做成丸药长期服用，1 年后随访诉无明显不适。

按：脾胃虚弱，推化无力，纳运失常，故见纳差、消瘦、胃脘痞闷。气虚，推动无力，故见乏力、声低言微。肝气犯胃，胃气上逆，故见呃逆、反酸、食多则吐。口干不欲饮、舌红苔剥，为阴虚之征象。脉细为气阴两虚之证的表现。治疗之法当以健脾养阴、理气解郁、和胃降逆为主。上方中党参、太子参、黄芪、山药、白术、麦冬、玉竹、枳壳健脾养阴，和胃降逆；沉香理气解郁；黄连性寒量小，既可佐诸辛温药之性，又有健胃之功；桃仁用在大量补气养阴药中，可增强补气药物的作用，且可使气补而不滞；焦三仙可助胃运化。全方配伍得当，患者服药 20 剂后，症状大减，之后长期服用丸药收功，使长期的胃病得以痊愈。

案 6　瘀血阻络

冯某，45 岁，2008 年 9 月 3 日初诊。

主因“胃部疼痛 1 年余”来诊。1 年前患者酒后从货车上摔下伤及胃部，之后一直胃部疼痛不舒，如压重物，食后明显，故不敢多食。1 年来消瘦明显，按之胃脘部硬而痛。舌暗，苔白，脉弦细。

辨证：瘀血阻络。

治法：活血化瘀，通络止痛。

处方：当归 10g，川芎 6g，桃仁 10g，红花 10g，赤芍 10g，乌

药 10g，元胡 10g，甘草 10g，香附 6g，丹皮 10g，党参 10g，枳壳 6g，焦三仙各 10g。7 剂。水煎服 450mL，分早、中、晚 3 次，饭后温服，日 1 剂。

二诊（9 月 11 日）：胃痛减轻。原方继服 7 剂。

三诊（9 月 19 日）：药后胃已不痛，胃脘按之已不板硬，纳增。予调理脾胃方 14 剂。

药后而愈。

按：跌仆之后，瘀血阻于胃络，留而不去，不通则痛，故胃痛而作。食后气血更加壅滞，故食后明显。舌暗，亦为血瘀之征象。脉弦细，为正虚不足的表现。治疗之法当以活血化瘀，通络止痛为主，可用膈下逐瘀汤加减。上方即用膈下逐瘀汤加党参、枳壳、焦三仙而取效。

膈下逐瘀汤原治膈下瘀阻，形成痞块，痛处不移，卧则腹坠或肾泻久泻等症。现多用于肝硬化、肝脾肿大、肠粘连、跌仆损伤伤于胁下等疾病。需要注意的是，膈下逐瘀汤中由于活血行气药居多，容易伤气动血，需中病即止，不宜久用。

案 7　胃热壅盛，气津不足

兰某，女，87 岁，2008 年 10 月 20 日诊。

主因“胃脘灼痛 1 月余”来诊。现症：胃痛，纳食减少，喜冷饮，口干，头目眩晕，周身乏力。舌红，苔黄少津，脉弦数。

辨证：胃热壅盛，气津不足。

治法：清热泻火，补气养阴。

处方：石膏 20g，知母 10g，生地黄 10g，丹参 15g，郁金 10g，西洋参 10g，山药 10g，甘草 10g，焦三仙各 10g。7 剂。水煎 450mL，分早、中、晚 3 次温服，日 1 剂。

药尽而愈。

按：《伤寒论》白虎加人参汤主治伤寒之后，里热盛而气阴不足，发热、烦渴、口舌干燥、汗多、脉大无力等症。此案患者胃脘灼痛、舌红、喜冷饮、苔黄、脉弦数，为胃热壅盛；口干、头目眩晕、周身乏力、舌苔少津，为气津两伤。分析可知本案症状虽未及白虎加人参汤证所治症状严重，但病机与其相同，故也可用此方加减。上方即用石膏、知母清热；生地黄、丹参、郁金滋阴凉血；西洋参、山药补气兼以养阴；焦三仙促进消化；甘草调和诸药。全方共奏清热泻火，补气养阴之功。药准证对，7 剂而愈。

张锡纯先生在白虎加人参以山药代粳米汤中说："实验既久，知以生山药代粳米，则其方愈稳妥，见效亦愈速。盖粳米不过调和胃气，而山药兼能固摄下焦元气，使元气素虚者，不至因服石膏、知母而作滑泻。且山药多含有蛋白之汁，最善滋阴，白虎汤得此，既祛实火又清虚热，内伤外感，须臾同愈。"陈教授在临证中也常用山药取代粳米，收效很好。

案 8　土虚木乘，上热下寒

崔某，男，38 岁，2006 年 5 月 16 日诊。

主因"胃脘胀满不舒 6 年余"来诊。现症：胃脘痞塞，胀痛不舒，呃逆，口苦，食少纳呆，大便溏，食冷后即肠鸣。舌暗，苔黄腻，脉弦滑。

辨证：土虚木乘，上热下寒。

治法：疏肝健脾，清热祛寒。

处方：半夏 15g，黄连 10g，干姜 10g，黄芩 10g，党参 10g，茯苓 15g，佛手 10g，香橼 10g，枳壳 10g，甘草 10g。5 剂。水煎 300mL，分早、晚 2 次服，日 1 剂。

2 剂后病大减，5 剂病即痊愈。

按：半夏泻心汤出自《伤寒论》，由半夏、黄芩、黄连、炙甘草、干姜、人参、大枣七味药组成，有寒热平调，消痞散结之功，主治寒热错杂之证。全方主要由辛温、苦寒、甘补三部分组成。方中用半夏和胃降逆；黄芩、黄连苦寒泄热；干姜、半夏辛温散寒；更佐人参、大枣、炙甘草补益脾胃，共达调和脾胃升降之功。本方辛开苦降、寒温并用、攻补兼施，为调和脾胃的代表方剂。

本案也是寒热错杂，升降失调之证，病机与半夏泻心汤证相同，故可用半夏泻心汤加减治疗。患者呃逆为胃气上逆。口苦、苔黄腻为胃有热。食少纳呆、肠鸣、大便溏为脾虚寒。口苦、胃胀痛、脉弦，为肝郁犯胃化热所致。上方即在半夏泻心汤的基础上加入佛手、香橼以疏肝理气，和胃止痛；加入茯苓以健脾利湿；加入枳壳以降胃气。患者服5剂即痊愈。

案9　肝郁气滞，脾胃不和

苏某，男，43岁，2009年8月21日初诊。

主因“胃脘胀痛牵及两胁2月余”来诊。两月前因工作不顺，生气后出现胃脘及两胁胀痛，呃逆，大便不畅。现症：胃痛牵及两胁，呃逆，纳少，后背痛，面黄，大便不畅。舌淡红，苔薄白，脉弦细。胃镜示：慢性浅表性胃炎，Hp（-）。腹部彩超示：慢性胆囊炎。

辨证：肝郁气滞，脾胃不和。

治法：疏肝理气，健脾和胃。

处方：柴胡10g，内金6g，郁金10g，元胡10g，茯苓15g，川楝子10g，白术15g，白芍15g，甘草6g，枳壳10g，焦三仙各10g。7剂。水煎300mL分早、晚2次服，日1剂。

二诊（8月28日）：胃痛、胁肋痛减轻，后背痛，胸闷不适。上方加沉香3g，半夏10g。取7剂。

药尽而愈。

按：生气后胃脘胀痛牵及两胁，以及后背痛，为肝气郁滞，肝气犯胃。大便不畅、呃逆、纳少为脾胃不和。面黄、舌淡红、苔薄白、脉细为脾虚。治疗之法应以疏肝理气、健脾和胃为主。方中柴胡、川楝子、郁金疏肝理气；元胡、枳壳理气止痛；白芍柔肝；白术、茯苓健脾；内金、焦三仙消食和胃。二诊时加沉香增强疏肝理气之力，加半夏以和胃降逆。药方正对病证，患者共服14剂而愈。

案10 肝气犯胃，胃失和降

崔某，女，66岁，2009年5月2日初诊。

患者半年前发现食道中下段占位病变，施行手术，之后出现胃胀痛，牵及两胁，反酸，纳差。自发病后，长期精神抑郁，失眠。现症：胃胀痛牵及两胁，反酸，纳少，口苦，便干。舌淡暗，苔薄白，脉弦。中医诊断：胃痛。西医诊断：食管癌术后。

辨证：肝气犯胃，胃失和降，心火扰神。

治法：疏肝健脾，和胃止痛，清心安神。

处方：柴胡10g，白芍15g，香橼10g，佛手10g，枳壳10g，半夏10g，川黄连10g，沉香10g，郁金10g，吴茱萸6g，鸡内金10g，焦三仙各10g，炒白术20g，茯苓15g，炒栀子10g，炒枣仁20g。7剂。水煎450mL，分早、中、晚3次温服，日1剂。

二诊（5月9日）：服药7剂后，诸症减轻。效不更方，继服7剂。

药后病愈。

按：此患者属肝郁气滞犯胃证，因肿瘤患者大多数情绪抑郁，故疏肝解郁为其治则。食道亦属胃，以通为顺，疏肝和胃降逆，气机通畅，则生理功能恢复正常。陈教授重视肝主疏泄对脾胃的作用，认为脾胃之病多从郁生，因肝而起者十之六七。肝与脾胃在生理上相互为用，正如《素问·宝命全形论》云："土得木而达。"肝与脾胃在病理上亦互为因果，若情志不舒，肝郁气滞，横逆犯胃，则出现胃脘胀痛，痛连两胁，遇烦恼则痛作或痛甚，泛酸，嗳气，矢气则舒等症状。肝郁化火，可见胃脘灼热、吞酸嘈杂。郁热伤阴，胃失濡养则会出现胃痛隐隐、饥不欲食、干呕呃逆、口干咽燥、大便干结等症状。肝气犯脾，而致脾失健运，则会出现腹痛肠鸣、纳呆便溏等肝郁脾虚症状。

陈教授认为，导致肝郁的病因很多，有因气致郁、因血致郁、因湿热致郁、因火致郁之别，在疾病的演变过程中，依其证候不同，虽有木盛乘土、木不疏土、土壅木郁、土虚木贼之别，在遣方用药时，应明确辨别孰轻孰重，当以开郁为先，疏肝理气之法亦应贯穿始终。本案即用四逆散加味治疗肝气犯胃型慢性胃炎，临床辨证准确，故疗效显著。

案 11　气滞血瘀

赵某，男，56 岁，2010 年 8 月 23 日初诊。

主因“间断胃脘部疼痛不适 1 年”来诊。1 年前因情绪急躁后出现胃脘部胀痛不适，之后以胃脘部疼痛为主，偶有反酸，胸闷。舌暗，苔白，脉稍弦。胃镜示：反流性食管炎，糜烂性胃炎，十二指肠球炎。既往冠心病病史 2 年。

辨证：气滞血瘀。

治法：活血化瘀，理气止痛。

处方：蒲黄 10g，五灵脂 10g，川楝子 10g，白及 15g，枳壳 10g，檀香 10g，丹参 20g，葛根 20g，茯苓 15g，佛手 10g，香橼 10g，元胡 10g，海螵蛸 15g，甘草 10g。7 剂。水煎 450mL，分早、中、晚 3 次，饭后温服，日 1 剂。

二诊（9 月 1 日）：药后症状明显好转，偶觉胃脘胀满，舌脉改善。上方加砂仁 6g。取 7 剂。

三诊（9 月 8 日）：药后症大减。二诊方续进 14 剂。

药后痊愈，至今未复发。

按：胃为多气多血之腑，初病在经属气，以胀为主。病久入络在血，以痛为主。气为血之帅，气滞日久，血行势必不利，而致气滞血瘀，即叶天士所谓："胃痛久而屡发，必有痰凝聚瘀。"瘀血成因，主要有四：一曰脾胃亏虚日久，气虚无以运血，血行迟滞，胃络痹阻，形成气虚血瘀。二曰肝郁不舒，气机不畅，疏泄失职，导致气滞血瘀。三曰脾胃虚寒，血失温运，寒则血凝。四曰胃阴不足，血失濡润，而致阴虚血瘀。治疗时应根据胃以通为补的特点，采用化瘀通络法。

陈教授认为糜烂性胃炎病机主要为"久病入络"而成。由于久病胃痛，反复发作，气机不利，伤及胃络，血瘀阻滞。症见胃痛拒按，痛处不移，宛如针刺，夜间尤著，或彻胸背，呕血便血；舌质紫黯，或有瘀斑，脉象弦涩等。治以活血化瘀，理气止痛为主。方选失笑散合金铃子散加减，药用川楝子、元胡索、丹参、五灵脂、生蒲黄、赤芍、木香、佛手、制没药、制乳香、甘草等。此案即用此方加减治疗而愈。

白及一味，性味苦甘，入肺胃经，其富有黏性，具止血消肿，敛疮生肌之功。不仅能止血散瘀，通络止痛，且能改善胃脘胀、痛、嘈杂等症，促进胃黏膜溃疡之愈合，常被选为保护胃黏膜止痛之上品。若有出血，常用云南白药内服以止痛止血。

案 12　肝郁脾虚，胃气上逆

王某，女，56 岁，2005 年 4 月 6 日初诊。

主因"胃脘灼痛伴反酸 5 年余"来诊。平素易怒，每于情绪波动后出现胃脘灼痛、反酸症状，嗳气后方舒。今又因家庭琐事致胃病复发，胃脘部痞满不适，烧心反酸，喜按喜揉，口干口苦，大便不畅。舌红，苔薄黄腻，脉弦。既往胆汁反流性胃炎、胆汁反流性食管炎病史 5 年。

辨证：肝郁脾虚，胃气上逆。

治法：疏肝健脾，和胃降逆，制酸止痛。

处方：党参 10g，山药 15g，白术 10g，白芍 15g，厚朴 10g，枳实 10g，佛手 10g，川楝子 10g，郁金 10g，乌贼骨 15g。7 剂。水煎服 450mL，分早、中、晚 3 次，饭后温服，日 1 剂。

二诊（4 月 13 日）：诸症大减，已不反酸，仍大便干结难解，苔转薄腻。上方去乌贼骨，加大黄 10g。取 14 剂。

之后以二诊方加减，又间断服药 1 个月，药后病愈。

按：每于情绪波动后出现胃脘灼痛、痞满不适、反酸等症状，加之口苦口干，为肝郁气滞，肝气犯胃所致。喜按喜揉、大便不畅为脾虚。口干、大便不畅、舌红、苔薄黄腻，为胃肠有湿热，脾虚津不上承之故。脉弦为肝郁之脉象。分析可知治疗之法当以疏肝健脾，和胃降逆，制酸止痛为主。方中党参、山药、白术益气健脾；佛手、郁金、川楝子疏肝和胃，其中川楝子、郁金可清肝泄热；白芍可柔肝止痛；厚朴、枳实可以降胃气以止呃逆；乌贼骨制酸止痛。二诊时已不反酸，故去乌贼骨。因大便干，加大黄清热通便。

案 13　痰浊困阻脾胃

刘某，男，75 岁，农民，2003 年 8 月初诊。

主因“纳呆、口黏、胃脘胀满隐痛近 1 年”来诊。现症：纳呆，口黏，胃脘胀满隐痛，偶有呃逆。舌质暗，苔薄白，脉弦滑。患者述 1 年前患脑梗死后出现以上症状。

辨证：痰浊困阻脾胃。

治法：开窍醒胃，健脾化痰。

处方：葛根 20g，石菖蒲 20g，砂仁 10g，半夏 10g，陈皮 10g，焦三仙各 10g，鸡内金 10g，莱菔子 10g，灵芝 5g，桃仁 10g，佛手 10g，香橼 10g，甘草 10g。7 剂。水煎 450mL，分早、中、晚 3 次服，日 1 剂。

二诊：药后口黏明显减轻，纳食稍有增加，仍偶有呃逆，于上方加连翘 15g，郁金 10g 以增加行气散结之效。又取 7 剂。

三诊：7 剂后症状明显好转，无明显胃脘隐痛胀满感，纳食正常，无口黏、呃逆。舌转淡红，苔薄白，脉弦。效不更方，继服 7 剂，同时服用本院制剂回神颗粒。

药后病愈，至今未复发。

按：心主神智，为五脏六腑之大主，中医学认为“心脑相通”，《吴医汇讲》提出“胃之权在心”，以上说明胃的功能活动由心脑作用支配。《素问·脉解篇》说“阳明络属心”，亦表明胃与心脑相关联。若心神失调（包括脑血管病后），可引起脾胃功能失常，以致痰浊困脾，出现纳呆、腹胀、隐痛等症状。而脾胃功能的失常亦可影响心神。依据这个理论，方中用菖蒲开窍化痰，葛根升脾胃清阳，半夏降逆，桃仁活血，灵芝补益心气，砂仁、陈皮、佛手、香橼理气化痰和胃，莱菔子降胃气，鸡内金、焦三仙消食以助运化，甘草调和诸药。全方具开窍醒胃，健脾化痰之功。二诊中加连翘、郁金以增强行气散结之力。患者共服 20 余剂而愈。此外，本院制剂回神颗粒有化痰活血补肾之功效。

案 14　肝郁脾虚，胃失和降

杨某，男，62 岁，2013 年 11 月 26 日初诊。

主因“饮酒后出现胃脘胀满 1 月余”来诊，平素急躁易怒。现症：胃脘胀满，饭后加重，纳欠佳。舌淡暗，边有齿痕，苔白厚腻稍黄，脉弦滑。既往胃溃疡、脂肪肝、胆囊炎、胆结石、结肠炎病史。中医诊断：痞满。

辨证：肝郁脾虚，胃失和降。

治法：疏肝理气，健脾和胃。

处方：半夏 10g，陈皮 10g，郁金 10g，柴胡 10g，金钱草 20g，

焦三仙各10g，白术15g，茯苓15g，佛手10g，香橼10g，砂仁10g，枳壳10g。7剂。水煎450mL，分早、中、晚3次，温服，日1剂。

二诊（12月3日）：仍有胃脘胀满。查胃镜示：反流性食管炎，慢性浅表性胃炎，胃窦部隆起性病变（胃窦部息肉？）胃窦部病理示：慢性炎症。上方加厚朴10g。取5剂。

三诊（12月8日）：胃脘部胀满减轻，觉反酸，二诊方加白及15g，沉香10g，黄连10g，炮山甲5g（研末，冲服）。取14剂。

四诊（12月22日）：胀满减轻，纳增。三诊方继用14剂。

五诊（1月5日）：因父亲去世，悲伤及劳累。现胃胀，纳差，苔白腻稍黄。三诊方续用14剂，并予云南白药0.7g，日3次随中药冲服。

六诊（1月19日）：胃脘部胀痛明显减轻，三诊方续用30剂，停用云南白药。

七诊（2014年3月1日）：胃脘部胀痛明显减轻，舌质暗，便溏，每日大便2～3次。2月18日在外院复查胃镜示：食道息肉，慢性浅表性胃炎，胃窦部炎性息肉，Hp（+）。食道病理示：少量鳞状上皮增生。三诊方加莪术10g。取14剂。

八诊（3月15日）：胃脘无胀满，纳可。前方继服30剂。

后患者又间断服药半年。无明显症状，复查胃镜示：慢性浅表性胃炎。

按：脾胃同居中焦，脾主升清，胃主降浊，共司水谷的纳运和吸收。清升浊降，纳运如常，则胃气调畅。若因表邪内陷入里，饮食不节，痰湿阻滞，情志失调，或脾胃虚弱等各种原因导致脾胃损伤，升降失司，胃气壅塞，即可发生痞满。情志失调则气结，暴怒则气逆，悲忧则气郁，惊恐则气乱等等，造成气机逆乱，升降失职，也可形成痞满。其中尤以肝郁气滞，横犯脾胃，致胃气阻滞而成之痞满为多见。本患者平素急躁易怒，加之服药期间至亲去世致悲伤及劳累，更导致病情加剧。故给予理气疏肝、健脾和胃之法。患者胃窦息肉，2月余后复查胃镜，考虑癌前病变倾向，故予莪术、炮山甲软坚散结。患者前后服药近1年，虽病情反复，终取得较好的疗效。

经验小结

1. 陈宝贵教授治疗胃脘痛的经验

陈教授治疗胃脘痛，强调“谨守病机，各司其属”，以证统病，以病统证，以方统病等辨证方法。陈教授也非常重视现代研究，认为合理地参考现代研究能进一步提高中医药疗效。他着重强调恢复重建脾胃的生理功能重要性，常说：“脾主健运，其性升清，为阴脏，喜燥恶湿，病多从寒化；胃主受纳腐熟，其性主降，为阳腑，喜润恶燥，病多从热化。脾胃受病，升降失司，寒热失调，运化失职，则见湿邪困阻，湿热蕴结，痰食交结，在临床上出现胃脘痛胀，痞满嘈杂，泛酸等症。治疗目的在于重建脾胃生理功能，使阴阳相合，升降相因，润燥相济。”

陈教授将“治中焦如衡，非平不安”的观点，具体运用于临床。认为一方面须用药物偏性纠正患者的虚、实、寒、热之偏性，以使脾胃功能达到正常的平衡状态。另一方面须针对中焦脾胃在生理特性和功能上对立统一的特点，用药时予以兼顾而不能失其偏颇。又指出，每个病例的具体病情虽然有异，但是通补兼施，升降同调，润燥兼顾，寒热并用，气血同治以及动静结合等，是都应该遵循的组方原则。

（1）升降同调。如中虚气陷与气滞气逆并见，症见嗳气呕恶，少腹胀坠，大便溏泄，甚则脱肛等症，常用升麻配沉香，柴胡配枳壳，藿香配半夏，荷叶配茯苓，菖蒲配厚朴等药。

（2）气血同治。胃病初病多在气，久病入络，此为常理。但陈教授治胃病在气分者亦加入一二味血分药物，如丹参、赤芍、川芎、桃仁、红花、当归等。因慢性胃炎胃黏膜充血、水肿或伴糜烂出血，胃壁组织缺氧，进而营养障碍。中医学认为气主煦之，血主濡之，气药少佐血药，有利于改善胃壁供血状况，促进康复。

（3）消补并用，润燥相宜，动静结合。陈教授指出临证要把握补脾不滞气，如黄芪配陈皮，白术配枳壳；养胃不助湿，胃燥脾湿并现，则用石斛配藿香，麦冬配半夏，天花粉配薏苡仁，芦根配荷叶等。同时在运用辛温香燥药物时，掌握疏肝不忘安胃、理气慎防伤阴的原则。对于虚寒相兼、实多虚少，宜用扁豆、山药、太子参等平补之品。实证用消法，也要权衡轻重缓急，体现了消补并用，顾护脾胃的特点。

（4）选药经验。陈教授临证用药，和胃常用白芍、荷叶、陈皮等；益胃常选石斛、玉竹、沙参等；养胃常用麦门冬、佛手、藿香等；清胃常用青皮、丹皮、黄连等；温胃常用桂枝、吴茱萸、细辛等；健胃常用白术、茯苓、山药、苍术等；开胃常用砂仁、厚朴、草豆蔻等。

2. 陈宝贵教授治疗慢性萎缩性胃炎的经验

慢性萎缩性胃炎（CAG）是以胃黏膜腺体萎缩为特征的一种常见的消化系统疾病，现认为多灶性 CAG 和自身免疫性 CAG 均为癌前病变。陈教授结合多年临床经验，提出益气养阴、健脾养胃法治疗 CAG 及 CAG 伴肠上皮化生或不典型增生，临床取得较显著的疗效。

陈教授认为，CAG 病位在胃，但脾胃均居中焦，生理病理关系密切，CAG 患者腺体萎缩，胃壁变薄，胃酸及胃蛋白酶分泌减少，与中医之胃阴、津液缺乏相似。脾胃为气血水谷之海，脾胃健运，气血充盈，生机旺盛，疾病无从侵入，所谓“正气存内，邪不可干”。中土清阳之气在人体病理变化中占有重要的地位，故主张治疗本病当益气养阴，健脾和胃为主。补气养阴中药能促进胃黏膜血流量，增强胃肠蠕动，调节胃酸分泌，从而预防胃黏膜萎缩，修复胃黏膜。对于合并溃疡者，陈教授喜用白及，其性味苦甘，入肺、胃经，入血分，富有黏性，不仅有止血消肿、敛疮生肌、通络缓痛之功，还能改善胃脘胀、痛、嘈杂诸症，促进溃疡愈合，常被选为护膜止痛之上品。溃疡面大或多发溃疡者，常伍用云南白药 0.6g，口服，日 3 次，以止血止痛。CAG 病程迁延难愈，久病多瘀，尤其对于合并不典型增生、肠上皮化生的患者，应注重西医检查；陈教授认为胃镜及病理结果亦是中医望诊的延续，可归属于广义望诊的范畴。CAG 合并不典型增生、肠上皮化生，属于瘀血内停，脉络不通之证。不典型增生、肠上皮化生颇类中医之癥瘕积聚，加之此类患者常见舌暗，甚则瘀斑瘀点，舌底脉络青紫迂曲等舌象，故陈教授常依据舌象，在处方中应用活血化瘀之品。可予刘寄奴 15g 以散瘀通经止痛；若瘀象明显者加用穿山甲 3 ～ 5g，研末吞服，以活血祛瘀，软坚散结。

3. 陈宝贵教授治疗慢性胃炎的经验

陈教授善治脾胃病，尤其对慢性胃炎治疗经验丰富，对于慢性胃炎辨证为肝气犯胃者，常用四逆散加味，介绍如下：

基本方：柴胡 10g，枳实 10g，白芍 10g，甘草 10g，香橼 10g，佛手 10g，白术 10g，内金 10g。水煎 450mL，分早、中、晚 3 次温服，日 1 剂。

方解：方中柴胡疏肝解郁为君药，白芍敛阴养血柔肝为臣；白芍与柴胡合用敛阴和阳，条达肝气，且可使柴胡升散而无耗阴伤血之弊。佐以枳实理气解郁，泄热破结；枳实与柴胡为伍一升一降，调畅气机，并奏升清降浊之效；与白芍相配，又能理气和血，使气血调和。使以甘草，调和诸药，益脾和中。香橼与佛手归肝、脾，既能疏理脾胃气滞，又可舒肝解郁、行气止痛；二者合用配合柴胡、枳实增强调畅之力，可治疗肝郁气滞所致的胁痛、胸闷，及脾胃气滞所致的脘腹胀满、胃痛纳呆、嗳气呕恶等症。白术甘缓苦燥，功善补气健脾，扶植脾胃以消食除痞，土虚木旺，白术可健脾培土抑木，正如《金匮要略》所言："见肝之病，知肝传脾，当先实脾。"鸡内金消食健胃，助脾胃运化。全方共奏疏肝理气，健脾和胃之功。

加减：肝郁甚者，加沉香 5g，香附 10g；胃热者，加石膏 15g，知母 15g；呃逆者，加半夏 10g，厚朴 10g；阴虚者，加沙参 10g，麦冬 10g，玉竹 10g。

4. 陈宝贵教授治疗胆汁反流性胃炎的经验

胆汁反流性胃炎临床很多见，是由于胃排空延迟，胃肠道运动障碍，胃、十二指肠、胆囊的运动协调失常，幽门松弛等，导致过多胆汁反流，破坏胃黏膜表面的黏液屏障，损伤黏膜上皮，引起黏膜充血、水肿等炎性改变。胃镜显示胃黏膜充血、水肿，可见多处小糜烂灶，幽门口见黄色胆汁反流，十二指肠球部黏膜可见明显充血、水肿。病理显示慢性浅表性胃炎或慢性萎缩性胃炎的特征。患者表现上腹部灼热疼痛或痞胀、嗳气、食欲减退，或消瘦、贫血、腹痛、腹泻等。西药治疗见效快，但难以根治。根据本病临床表现，属中医学的“胃脘痛”“腹胀”“痞满”“呕吐”等范畴。

陈教授擅长治疗胆汁反流性胃炎等消化系统疾病，他认为，该病的主要病机是脾胃气虚，动力不足。气虚是本病的关键，虚则气逆，升降失常。脾胃虚寒，久病血瘀，肝郁气滞等伴随病机和症状属标。本病以胃脘部灼热、疼痛、痞胀、嗳气、嘈杂、纳差、舌淡胖有齿痕、苔白，或伴心烦易怒、情志不畅、脉细弦为辨证要点。

据上述病机，陈教授每治以补气健脾、理气降逆、疏肝利胆为主。药用：党参、黄芪、茯苓、山药、白术、白芍、沉香、厚朴、枳实、佛手、川楝子、甘草等。方中党参、黄芪补气健脾为君药；茯苓、山药、白术健脾祛湿，以防湿困脾胃，脾气更损，为臣药。为防治胆汁反流，用沉香、厚朴、枳实止逆，温中下气降脾胃之气而化湿除满；佛手、川楝子、白芍理气疏肝，利胆而柔肝，共为佐药。

此外，胆汁反流性胃炎确有部分患者情志方面症状较重，故予以理气止痛、疏泄肝胆，消除诱因而治其标。若情志波动较剧烈时，加郁金、合欢皮；反酸甚者加乌贼骨、瓦楞子；痛较甚者加元胡；纳差者加焦三仙；胃阴不足者加麦冬、玉竹、石斛、太子参；久病血瘀者加桃仁、丹参；胃镜显示胃黏膜糜烂或红斑者加白及、大黄粉；出血者加三七粉、白及粉、云南白药；幽门螺杆菌阳性者加川黄连、蒲公英；合并萎缩性胃炎伴肠化生及异型化生者，加三棱、莪术、桃仁、炙山甲等。

附：《临证指南医案》邵新甫云："初病在经，久痛入络，以经主气，络主血，则可知其治气治血之当然也。凡气既久阻，血亦应病，循行之脉络自痹，而辛香理气，辛柔和血之法，实为对待必然之理。又如饱食痛甚，得食痛缓之类，于此有宜补不宜补之分焉。若素虚之体，时就烦劳，水谷之精微，不足以供其消磨，而营气日虚，脉络枯涩，求助于食者，甘温填补等法，所宜频进也。若有形之滞，堵塞其中，容纳早已无权，得助而为实实，攻之逐之等剂，又不可缓也。寒温两法，从乎喜暖喜凉；滋燥之殊，询其便涩便滑；至于饮停必吞酸，食滞当嗳腐；厥气乃散漫无形，瘀伤则定而有象；蛔虫动扰，当频痛而吐沫；痰湿壅塞，必善吐而脉滑；营气两虚者，不离乎嘈辣动悸；肝阳冲克者，定然烦渴而呕逆；阴邪之势，其来必速，郁火之患，由渐而剧也。"以上为邵氏对胃脘痛病因治法的简要概括，言简意赅，作一借鉴。

呃　逆

呃指声言，逆为气逆，呃逆是指气逆上冲，喉间呃呃连声，声短而频，不能自制的一种病证。呃逆之病因，或为饮食所伤，或因情志抑郁，或因中气亏虚，或因肝气犯胃，或因胃阴亏虚，或因胃火上逆等，总之有虚、实、寒、热之不同，或外感、内伤之区别。其病机总由胃气上逆动膈而成，关联脏腑以肺胃最密。治疗药物除补虚、泻实、温中、清热之品外，多兼降胃和胃之药。

陈教授认为，呃逆之病机总由胃气不降所致，故治疗总以和胃降逆为主。治疗时首先应当辨别寒热虚实，进而分析其兼夹证。一般热证、实证治疗较易，但遇到虚证、寒证，注意降胃药用量不宜大，大则更伤胃气，只要补虚的同时稍佐以降胃之药即可，切勿犯"虚虚实实"之诫。具体组方时还要考虑动静结合、升降结合、燥润结合等，要做到细致入微，使每一味药都发挥其作用，这样才会取佳效。

案1　药物伤胃，胃失和降

王某，男，63岁，2012年4月23日初诊。

主因“呃逆不止4日”来诊。患者于6日前感冒后发热咳嗽，自服消炎药，2日后出现呃逆不止，频频而作，胃脘胀满不舒，几日来未见缓解。现症：呃逆不止，汗出，偶咳。舌淡胖，苔白，脉滑兼有浮象。查体：双肺呼吸音粗，胃脘部压之不适。患者4月22日于市医院查腹部彩超显示：胃潴留，脂肪肝。

辨证：药物伤胃，胃失和降。

治法：温阳健脾，和胃降逆。

处方：藿香10g，半夏10g，桂枝10g，砂仁15g，干姜10g，党参15g，防风10g，陈皮10g，银花15g，浙贝15g，厚朴10g，甘草10g。7剂。水煎450mL，分早、中、晚3次温服，日1剂。

二诊（4月30日）：呃逆已止，觉气短，胃脘胀满。舌稍红，脉滑。处方：党参30g，丹参15g，佛手10g，香橼10g，玉竹15g，砂仁10g，葛根15g，茯苓15g，甘草10g。取7剂。

三诊（5月7日）：诸症皆无。二诊方又取7剂。

药后病愈。

按：患者本有脾胃虚寒，外感后自服西药，伤及脾胃，致使胃失和降，呃逆频作。虽是药物所伤，治疗仍以辨证为主。方中用桂枝、干姜温中祛寒；半夏、厚朴和胃降逆；党参、陈皮、甘草健脾和胃；砂仁、藿香化湿醒脾；防风祛风胜湿；浙贝止咳化痰。因6日前天气突温，故加银花以解表，并可消炎。全方重在健脾化湿、和胃降逆，另稍佐解表之药。二诊时呃逆已止，其气短、胃胀为脾胃气虚的表现，取“塞因塞用”之意，故用党参、茯苓、甘草以健脾，用佛手、香橼、砂仁以醒脾化湿，用葛根以升清降浊；舌红为有热，用玉竹以养阴清热。本方标本兼治，患者服药后，疗效颇佳。

案2 脾胃虚寒，胃气上逆

陶某，女，45岁。2012年3月26日初诊。

患者近4个月来，每于食后出现呃逆不止，胃脘胀满，伴有反酸。平素畏寒，胃脘部得温则舒，遇寒则痛，大便溏薄。舌暗，苔白，脉细数。胃镜示：慢性浅表性胃炎伴胆汁反流。

辨证：脾胃虚寒，胃气上逆。

治法：温中和胃，降逆止呃。

处方：姜半夏10g，黄连6g，党参20g，干姜10g，桂枝10g，砂仁6g，枳壳6g，旋覆花10g，茯苓10g，甘草10g，玉竹10g，炒麦芽10g。7剂。水煎450mL，早、中、晚温服，日1剂。

二诊（4月2日）：诸症好转，已无呃逆反酸，稍有胃胀，大便已调，舌暗改善，苔中心微黄。上方去桂枝，加柴胡10g。取7剂。

三诊（4月9日）：诸症悉除。因脾胃素虚，予香砂六君子汤7剂善后。

按：患者平素畏寒，胃脘得温则舒，受寒则痛，大便溏薄，胃脘部喜按，为脾胃虚寒。呃逆不止，为胃失和降。舌暗、苔白、脉细数为脾胃虚寒之征象。故治疗应以温中和胃、降逆止呃为主。方中姜半夏、旋覆花降逆止呃；党参、茯苓、干姜、桂枝温中健脾；砂仁、枳壳理气和胃；黄连小量可降逆和胃，又反佐半夏、干姜、桂枝辛温之性；玉竹益阴和胃，可避免辛温药伤阴之弊；麦芽助其运化；甘草调和诸药。辨证准确，药方对证，故一诊后疗效明显。二诊时患者稍有胃胀，故加柴胡以疏肝解郁。患者舌中心微黄，故去辛温之桂枝。三诊时患者已无症状，考虑脾胃素虚，故用香砂六君子汤善后。2个月后回访状态良好。

案3 肝胆犯胃

郭某，女，51岁，2005年4月7日初诊。

呃逆，胃脘胀满。舌淡暗，苔白，脉弦滑。既往病史：胆囊切除术后半年。

辨证：肝胆犯胃。

治法：疏肝利胆和胃。

处方：半夏10g，厚朴10g，陈皮10g，枳壳10g，佛手10g，香橼10g，柴胡10g，郁金10g，焦三仙各10g，甘草10g。3剂。水煎300mL分早、晚2次温服，日1剂。

二诊（4月10日）：呃逆减，胀满轻。上方又取7剂。

三诊（4月17日）：已无呃逆，胃稍有胀满。一诊方继服7剂。

药后病愈。

按：胆犯胃，肝乘脾，犯胃则呃逆呕吐、脘痞胁胀，犯脾则腹痛泄泻、大便溏薄。此案患者虽然胆囊切除，但仍有胆输不利，肝气犯胃，胃失和降的症状，仍应以疏肝利胆和胃为主。方中柴胡、郁金疏肝利胆；半夏、厚朴、枳壳和胃降逆；香橼、佛手、陈皮理气和胃，其中香橼、佛手又有疏肝之功；焦三仙消食助运；甘草调和诸药。全方共奏疏肝利胆和胃之功。患者呃逆症状主要在胃，但根在肝胆，患者共服17剂而病愈。

案4 饮食停滞，胃失和降

梅某，女，61岁，2008年6月29日初诊。

纳呆1月余，每于食后即发呃逆，脘腹胀，口臭。舌红，苔黄腻，脉滑。

辨证：饮食停滞，胃失和降。

治法：消食导滞，和胃降逆。

处方：半夏10g，陈皮10g，茯苓10g，连翘15g，炒莱菔子

15g，香橼 10g，佛手 10g，焦三仙各 10g。3 剂。水煎 450mL，分早、中、晚 3 次，饭前温服，日 1 剂。

二诊（6 月 18 日）：呃逆止，脘腹胀减轻，脉小滑。上方又取 5 剂。

药后病愈。

按：纳呆、食后脘腹胀，为饮食积滞所致。呃逆为胃气上逆的表现。口臭、舌红、苔黄腻，为里热的表现。种种症状皆因饮食积滞，胃失和降所致，治疗应以消食导滞、和胃降逆为法，方用保和丸方加减。上方即用半夏、炒莱菔子和胃降逆，其中炒莱菔子又有豁痰下气，宽胸畅膈之力；陈皮、茯苓理气健脾化痰；连翘清热散结；香橼、佛手理气和胃；焦三仙消食助运。此案病情简单，治疗亦不复杂，为临床常见病证，举之示例，以备参考。

案 5　胃火上逆，热伤胃阴，腑气不通

张某，男，31 岁，2009 年 6 月 5 日诊。

呃逆连声，口渴口干，便干。舌红，苔薄黄，脉滑数。

辨证：胃火上逆，热伤胃阴，腑气不通。

治法：降火止呃，滋养胃阴，通腑泄热。

处方：竹茹 10g，玉竹 10g，麦冬 10g，石膏 30g，半夏 10g，陈皮 10g，枳实 10g，大黄 10g，甘草 10g。7 剂。水煎 300mL 分早、晚 2 次温服，日 1 剂。

2 剂后呃逆减轻、便通，5 剂时诸症皆失，7 剂后病愈。

按：呃逆连声为胃火上逆。口干口渴为热伤胃阴。便干为腑气不通。舌红、苔薄黄、脉滑数为胃肠有热的表现。治疗之法应以降火止呃、滋养胃阴、通腑泄热为主。上方中竹茹、石膏清泻胃火；麦冬、玉竹滋养胃阴；半夏、陈皮理气和胃降逆，其中半夏辛温，又为止呃良药，又能反佐诸寒药；枳实、大黄通腑泄热，使热从下行；

甘草调和诸药。辨证准确，用药亦精，患者共服7剂而病愈。

案6 肝脾不和，胃气上逆

史某，男，52岁，2011年7月16日初诊。

主因“胃癌行次全切术后间断呃逆4月余”来诊。现症：形体消瘦，间断呃逆，反苦水，纳差，二便尚调。舌胖大，舌体裂纹，苔白稍腻，脉弦滑。

辨证：肝脾不和，胃气上逆。

治法：辛开苦降，疏肝健脾。

处方：半夏10g，郁金10g，半枝莲15g，黄连5g，焦三仙各10g，荷叶10g，连翘15g，莱菔子5g，佛手10g，甘草10g。7剂。水煎450mL，分早、中、晚3次，饭后温服，日1剂。

二诊（7月23日）：服药后反苦水有所减轻，仍呃逆，纳差，着凉则呃逆加重，舌胖大，裂纹明显。上方半夏加至15g，加良姜5g。取7剂。

三诊（7月30日）：反苦水及呃逆减轻，仍纳差，二诊方黄连加至10g，并加吴茱萸3g，陈皮10g。取14剂。

四诊（8月14日）：反苦水及呃逆明显减轻，纳增，便溏。二诊方去莱菔子，加防风10g，藿香10g。取14剂。

五诊（8月28日）：无明显反苦水及呃逆，纳增，大便日1～2次，质正常。四诊方继服14剂。

药后病愈。

按：《中藏经·论胃虚实寒热生死逆顺》曰：“胃者，人之根本也。胃气壮，五脏六腑皆壮。……胃气绝，则五日死。”胃气的虚实，关系着人体之强弱，甚至生命之存亡。患者胃癌术后，胃气耗伤，土衰木旺，故见间断呃逆，反苦水，纳差。方中半夏、黄连、连翘辛开苦降，消痞散结，降逆止呕；荷叶、佛手疏肝和胃，荷叶又可升脾阳；郁金疏肝解郁；半枝莲清热解毒；莱菔子、焦三仙和胃消食；甘草调和诸药。患者着凉则呃逆加重，故加良姜温中散寒。重用黄连，小量吴茱萸，乃效仿左金丸之意。陈皮可理气和胃。陈教授认为，风药具有辛散之功，可行脾散滞、疏肝解郁、升阳除湿，故用防风、藿香升举脾胃清阳。方药加减变化，先后服用将近 2 个月而病愈。

经验小结

陈宝贵教授用半夏泻心汤治疗呃逆的经验

呃逆是指胃气上逆动膈，以气逆上冲，喉间呃呃连声，声短而频，不能自制为主要临床表现的一种病证。此病偶然发作者，多可不药自愈。若呃逆持续不断，则须服药治疗，始能渐平。久病见此多危。呃逆主要病因为饮食不当，情志失调，久病伤胃。其病机为胃失和降，气逆动膈。各种病因形成食滞、气郁、痰饮等病理产物，都可阻碍胃气下降，致气上逆动膈而呃逆，故治疗以和胃降逆为主。陈教授治疗呃逆常用半夏泻心汤加减，介绍如下。

基础方：半夏 10g，黄连 6g，干姜 6g，党参 10g，枳壳 6g，甘草 10g，大枣 3 枚。水煎服，日 1 剂。

功效：辛开苦降，降逆和胃。

方解：半夏为降逆止呕之主药，又可以消痞散结，为君药。干姜温中散寒，黄连苦寒泄热又反佐半夏、干姜之辛温，为臣药。党参、大枣补脾，枳壳降气和胃，为佐药。甘草调和诸药，顾护胃气，为使。全方具和胃降逆之功，又兼有寒热平调，虚实兼顾之效。此方正对寒热不调，胃气上逆证的病机。现代研究表明该方具有促进胃动力作用，能双向调节胃肠运动，帮助消化，保护消化道黏膜，以及镇痛、利胆、提高机体免疫等多种作用。

加减：胃寒呃逆者改干姜为 10g，加丁香 10g，柿蒂 10g；胃热呃逆者改黄连为10g，加竹茹10g，黄芩10g；胃虚呃逆者改党参20g，改干姜为生姜6g，加旋覆花10g，代赭石10g；气滞呃逆者加香附10g（或柴胡10g），厚朴10g，砂仁6g；阴虚呃逆者加玉竹10g，麦冬10g；痰湿呃逆者加茯苓10g，陈皮10g；呃逆伴有疼痛者加元胡10g；呃逆伴溃疡或出血者加白及15g。

使用注意：此方为治疗呃逆常用之方，具体应用时应根据患者当时情况辨证加减。如胃寒不重者可减少温胃药用量，胃热不重者可减少清热药用量，呃逆日久者可适当加入活血药等。治疗过程应时时顾护胃气，本着祛邪不伤正的原则，不然，一味攻伐，反可增病。一般性呃逆较易治疗，对于久病或重病的呃逆，如肝硬化后期，重度脑损伤等，此时呃逆多为消化道出血前兆，应密切注意，防止病变。另外，西医的胃病（胃炎、胃溃疡、胃肿瘤等）、肝胆病、神经系统疾病等有呃逆之症状，皆可用半夏泻心汤加减治疗。

附：《临证指南医案》邹时乘曰："然历考呃逆之症，其因不一。有胃中虚冷，阴凝阳滞而为呃者，当用仲景橘皮汤、生姜半夏汤；有胃虚，虚阳上逆，病深声哕者，宜用仲景橘皮竹茹汤；有中焦脾胃虚寒，气逆为呃者，宜理中汤加丁香，或温胃饮加丁香；有下焦虚寒，阳气竭而为呃者，正以元阳无力，易为抑遏，不能畅达而然，宜用景岳归气饮，或理阴煎加丁香；有食滞而呃者，宜加减二陈加山楂、乌药之属，或大和中饮加干姜、木香。凡此诸法，不过略述其端，其中有宜有不宜，各宜随症施治，不可以此为不易之法，故先生谓肺气郁痹，及阳虚浊阴上逆，亦能为呃。每以开上焦之痹，及理阳去阴，从中调治为法，可谓补前人之不逮。丹溪谓呃逆属于肝肾之阴虚者，其气必从脐下直冲上出于口，断续作声，必由相火炎上，夹其冲气，乃能逆上为呃，用大补阴丸峻补真阴，承制相火。东垣尝谓阴火上冲，而吸气不得入，胃脉反逆，阴中伏阳即为呃，用滋肾丸以泻阴中伏热。二法均为至当，审证参用，高明裁酌可也。"

腹 痛

腹痛是指胃脘部以下，耻骨毛际以上的部位发生疼痛为主症的一种病证。病因主要有外感时邪、饮食不节、情志失调及素体阳虚等，这些因素导致人体气机郁滞，络脉痹阻或经络失养，气血运行不畅，进而引起腹痛。腹痛有虚有实，有寒有热，也有兼而有之者。

陈教授治疗腹痛，遵前人法，在辨别寒、热、虚、实的基础上，分在气在血，在脏在腑。具体而言，属中焦虚寒者，治以温中散寒，常以黄芪建中汤或理中丸加减；属湿热壅滞者，治以通腑泻热，以大承气汤加减；属饮食积滞者，治以消食导滞，用保和丸或枳实导滞丸加减；属血瘀者，治以活血化瘀，以少腹逐瘀汤或膈下逐瘀汤加减；属气滞者，治以疏肝理气，以柴胡疏肝散加减；属寒热错杂者，治以寒热平调，可用半夏泻心汤加减。总之，腹痛的治疗有寒热虚实之治，气血脏腑之别。

案 1　脾虚食滞

张某，女，16 岁，学生，2005 年 5 月 17 日初诊。

腹痛，食后脘腹胀满不舒，嗳腐，口臭，乏力，便干。舌质红，苔腐腻，脉弦细。

辨证：脾胃失运，食滞不化。

治法：健脾消食，和胃降逆。

处方：半夏 10g，茯苓 15g，陈皮 10g，莱菔子 20g，连翘 15g，香附 10g，火麻仁 10g，炒白术 10g，焦三仙各 10g。3 剂。水煎 300mL，分早、晚 2 次饭前温服，日 1 剂。

二诊（5 月 20 日）：3 剂后诸症大减，已不腹痛。原方又取 3 剂。

药后病愈。

按：患者腹痛、食后胀满、嗳腐、口臭，显是食滞胃肠，脾胃失运所致，应治以健脾消食、和胃降逆，可用保和丸加减。方中白术、茯苓健脾；半夏、陈皮、香附理气和胃；连翘清热；莱菔子、焦三仙化食消积；火麻仁润肠通便。全方有健脾和胃消食之功。方药对证，6剂而病愈。

案2 寒邪伤胃

韩某，女，31岁，2007年9月15日诊。

主因“饮冷后腹痛2天”来诊。2天前天气炎热，饮大量冰水以解热，之后出现腹痛泄泻，呃逆，畏寒，腹部怕风。舌淡，苔白，脉弦紧。

辨证：寒邪伤及脾胃。

治法：温中散寒，理气止痛。

处方：党参15g，干姜10g，良姜10g，茯苓15g，香附10g，半夏10g，陈皮10g，甘草10g。3剂。水煎300mL，分早、晚2次，温服，日1剂。

1剂痛减，3剂病愈。

按：患者贪凉饮冷，寒邪伤及脾胃，以致脾阳被遏，胃失和降。腹痛泄泻、呃逆、畏寒、腹部怕风，皆为寒邪伤及脾胃的表现。治疗之法应以温中散寒为主。上方中良姜、干姜温中散寒；香附、陈皮理气止痛；党参、茯苓健脾和胃；半夏和胃降逆；甘草调和诸药。诸药并用，共奏温中散寒、理气止痛、健脾和胃之功。病情虽急，但正气尚足，故3剂而愈。上方也可视为理中汤、良附丸、二陈汤的加减方。

案3 大肠实热

张某，男，45岁，2003年9月16日诊。

腹胀腹痛，以胀为主，叩之砰砰如鼓。口渴，小便黄，大便5日未行。舌红，苔黄，脉稍数。

辨证：大肠实热。

治法：通腑泄热，下气除胀。

处方：大黄15g（后下），厚朴15g，枳实10g，生地黄10g，栀子10g，甘草10g。3剂，水煎服，日1剂。

1剂得矢气，2剂大便通，3剂病愈。

按：患者腹痛腹胀，大便5日未行，再加之舌红苔黄，可诊断为大肠实热。口渴为伤阴，腹胀为腑气不通。治疗应以通腑泄热为主，以小承气汤加减。上方中大黄通腑泄热；厚朴、枳实下气除胀；生地黄滋阴；栀子清热；甘草调和诸药。证对药准，病者3剂而愈。

另，陈教授指出：大肠实热，腑气不通之证，以胀为主者，宜重用厚朴；以满为主者，宜重用枳实。

案4　中焦虚寒

李某，女，21岁，2000年10月8日初诊。

腹部隐痛1年有余，喜暖畏寒，乏力气短，纳呆，便溏，舌淡，苔白，脉弦细。

辨证：中焦虚寒。

治法：温中补虚，健脾和胃。

处方：黄芪30g，桂枝10g，白芍15g，炙甘草10g，党参10g，白术10g，茯苓15g，陈皮10g，生姜3片，大枣3枚。3剂。水煎300mL，分早、晚2次，饭后温服，日1剂。

二诊（10月12日）：药后症减。原方又服7剂。

药后而愈。

按：黄芪建中汤为《金匮要略》方，由黄芪、芍药、桂枝、炙甘草、生姜、大枣、饴糖组成，主治“虚劳里急，诸不足”，病机为中焦虚寒。此案亦为中焦虚寒所致，可用黄芪建中汤加减治疗。上方中以黄芪、党参、白术、茯苓、大枣健脾和胃；桂枝、生姜温阳散寒；白芍、炙甘草缓急止痛；陈皮健脾又兼理气。全方有温中补虚，健脾和胃，缓急止痛之功。患者3剂而症减，又服7剂而病愈。

案5 下焦虚寒，兼有瘀滞

杨某，女，30岁，2007年10月20日初诊。

小腹隐痛已近半年，遇冷痛甚，得暖则舒。月经延期半月左右，小腹喜揉喜按。舌淡暗，苔白，脉沉。妇科彩超示：卵巢囊肿。曾于市医院诊断为慢性盆腔炎。曾多方求治，疗效不佳。

辨证：下焦虚寒，兼有瘀滞。

治法：温阳化瘀，调经止痛。

处方：小茴香15g，炮姜10g，元胡10g，川芎10g，益母草20g，赤芍10g，当归10g，没药10g，桂枝10g，香附10g，艾叶10g，甘草10g。7剂。水煎450mL，早、中、晚温服，日1剂。

二诊：小腹已不痛。原方继服7剂。

三诊：诸症皆愈，月经如期而至，脉已不沉。舌暗改善，一诊方去桂枝、没药。取14剂巩固疗效。

两月后回访，告知病愈。

按：小腹隐痛，遇冷痛甚，喜揉喜按，为下焦虚寒。月经延迟亦为虚寒所致。舌淡暗、苔白、脉沉，为下焦虚寒之征象，舌暗为兼有瘀。治疗之法应以温阳化瘀、调经止痛为主。方中小茴香、炮姜、艾叶、桂枝温阳散寒；赤芍、川芎、元胡、没药、当归活血化瘀，元胡又兼以止痛；益母草调经兼有化瘀之功；香附理气；甘草调和诸药。诸药合用共奏温阳、化瘀、止痛之功。辨证准确，故疗效显著，二诊时原方又进7剂。三诊时患者已无症状，月经又至，脉舌改善，考虑桂枝易使火升阳动，没药活血力大，故去之。

案 6　气血亏虚，兼有寒瘀

刘某，女，38 岁，2008 年 4 月 13 日初诊。

小腹疼痛，受凉后明显。现症：月经 2 个月未至，气短乏力，腰痛，舌暗淡，苔薄白，脉细弱。

辨证：气血亏虚，兼有寒瘀。

治法：补益气血，温阳化瘀。

处方：小茴香 10g，炮姜 10g，元胡 10g，党参 15g，炒白术 15g，茯苓 15g，炙甘草 10g，白芍 15g，当归 15g，川芎 10g，益母草 30g，川续断 15g，肉桂 6g。7 剂。水煎 300mL，分早、晚 2 次温服，日 1 剂。

二诊（4 月 27 日）：服 3 剂后腹已不痛，服 7 剂时诸症皆除，脉转有力。上方又加黄芪 20g 以益气补虚，又取 7 剂巩固疗效。

药后病愈。

按：患者小腹疼痛，受凉后明显为下焦虚寒。月经 2 个月未至，气短乏力，脉细弱为气血亏虚。腰痛为肾虚所致，舌暗淡为因寒致瘀之象。此案为气血亏虚，兼有寒瘀之腹痛，法应补益气血，温阳化瘀。方中小茴香、炮姜、肉桂温补下元；党参、炒白术、茯苓、炙甘草、白芍、当归、川芎气血双补；川续断补肾虚；元胡化瘀止痛；益母草活血调经。证对药准，故 7 剂诸症除，14 剂而病得愈。

案 7　气滞血瘀

沈某，男，56 岁，2005 年 6 月 11 日初诊。

主因“上腹痛 3 年”来诊。既往剑突下有似硬块，1 年前尚能自行缓解，近来欲觉硬块难解，生气后更为明显，按之板硬不舒；纳减，形瘦。舌暗，苔微黄，脉弦细。

辨证：气滞血瘀。

治法：活血化瘀，理气止痛。

处方：当归 15g，川芎 10g，桃仁 10g，红花 10g，赤芍 10g，元胡 10g，香附 10g，三棱 10g，莪术 10g，甘草 10g，枳壳 6g，丹参 15g，党参 10g。7 剂。水煎 450mL，分早、中、晚 3 次温服，日 1 剂。

二诊（6 月 18 日）：硬块较前减小，纳增。前方又进 14 剂。

三诊（7 月 5 日）：硬块已无，纳食正常，脉弦转缓和。一诊方去三棱、莪术，取 14 剂。

四诊（7 月 20 日）：诸症皆无。改用八珍汤加理气之剂调理。取 30 剂。

3 个月后回访，患者病愈，形体较前壮实，体重增加，已能正常家务劳动。

按：膈下逐瘀汤为清·王清任所创，方药由桃仁、丹皮、赤芍、乌药、元胡、甘草、当归、川芎、五灵脂、红花、枳壳、香附组成，具行气化瘀、散结止痛之功，主治气滞血瘀所致的膈下久痛或见积块，痛不移处等病证。此案也为气滞血瘀所致的膈下疼痛，病机与其相同，故用膈下逐瘀汤加减治疗。上方中当归、川芎、赤芍、丹参养血活血；桃仁、红花、三棱、莪术破血逐瘀，以消硬块；配香附、枳壳、元胡行气止痛；血瘀日久，多损耗正气，故用党参以补虚；甘草以调和诸药。全方共奏活血逐瘀，理气止痛之功。三诊中患者硬块已消，故去破血破气之三棱、莪术。四诊时患者瘀血已除，为正虚尚待回复，故在八珍汤的基础上加减固本以善后。另，方中甘草用量较大，可以缓和诸多活血药之力，以免引起破血之弊。

案 8　湿热瘀滞

何某，男，40 岁，1998 年 10 月 14 日初诊。

右下腹疼痛 2 天，拒按，纳食不佳，发热汗出，体温 37.8℃。

舌暗，苔黄腻，脉滑数。于医院就诊，诊断为急性阑尾炎，建议手术，患者拒绝，转投中医。

辨证：湿热瘀滞。

治法：泄热破瘀，消肿止痛。

处方：大黄 15g，赤芍 15g，丹皮 15g，蒲公英 30g，桃仁 10g，芒硝 10g（冲服），红藤 15g，银花 20g，冬瓜仁 30g。3 剂。水煎 450mL，分早、中、晚 3 次，饭后温服，冲服芒硝，日 1 剂。

二诊（10 月 17 日）：热退痛减。原方又取 3 剂。

三诊（10 月 20 日）：诸症皆无。一诊方去芒硝。取 3 剂。

药后病愈，至今未复发。

按：《金匮要略·疮痈肠痈浸淫病脉证病治篇》曰："肠痈者，少腹肿痞，按之即痛如淋，小便自调，时时发热，自汗出，复恶寒。其脉迟紧者，脓未成，可下之，当有血。脉洪数者，脓已成，不可下也。大黄牡丹汤主之。"此节条文指出肠痈属湿热瘀滞证者，当用大黄牡丹汤治疗。本案亦属肠痈之湿热瘀滞证，病机与上条文同，故可用上方治疗。方中用银花、蒲公英、红藤清热解毒，其中红藤又善治肠痈；大黄、芒硝通腑泄热；桃仁、丹皮活血散瘀；冬瓜仁消肿排脓。辨证准确，用药亦准，故二诊时症状减轻。三诊时患者已无症状，故去泻下之芒硝。前后患者共服 9 剂而病愈。

案 9　肝胆郁热，腑气不通

王某，男，45 岁，干部，2010 年 7 月 2 日初诊。

主因"突发上腹部疼痛 2 小时"来诊。现症：突发上腹饱胀疼痛，手不可近，伴发热，有时恶寒，时时欲呕，大便干结，小便短黄，左上腹有 8cm × 6cm 大小之肿物，按之较硬，有结节感。舌红，苔薄黄而腻，脉弦滑。B 超报告：急性胰腺炎，胆囊炎，胆囊内砂粒样结石。西医诊断：急性胰腺炎，胆囊炎，胆结石。

辨证：肝胆郁热，腑气不通。

治法：疏肝利胆，通腑泄热。

处方：柴胡 12g，黄芩 12g，半夏 9g，大黄 6g，白芍 10g，枳实 10g，木香 10g，金钱草 15g，甘草 3g，生姜 5 片为引。3 剂，水煎服，分早、晚 2 次饭前温服，每日 1 剂。

二诊（7 月 4 日）：服 2 剂后，疼痛缓解，大便得通；3 剂后诸症均有所减轻。上方加蒲公英 15g，取 7 剂。

药后诸症皆失。B 超复查：肿块消失，胰腺大小正常，胆囊内砂石明显减少。之后随访年余，未见复发。

按：《金匮要略》曰："诸黄，腹痛而呕者，宜柴胡汤。"胆为六腑之一，以通为顺，故宜大柴胡汤。大柴胡汤原治邪郁少阳，兼阳明里实，现在通过适当加减还可治疗多种肝胆和脾胃疾病。方中柴胡、金钱草疏肝利胆；大黄、黄芩通腑泄热；白芍、甘草缓急止痛；枳实、木香降气通腑；半夏、生姜和胃止呕。全方配伍，有疏肝利胆，通腑泄热之功。方药虽不多，但切中病机，使腑气一通，肝胆疏泄通利，则病可愈。

案 10　肝脾不和，脾虚湿盛

董某，女，59 岁，2013 年 8 月 6 日初诊。

主因"腹胀，纳差半年余"来诊。患者半年余前曾行胆囊切除术及因肠粘连、肠梗阻而手术治疗。现症：腹胀，纳差，服油腻食物则腹胀加重，便溏，日 2 ～ 3 次，夜眠差，每晚仅睡 2 ～ 3 个小时，入睡困难。舌暗，苔白厚，脉弦细。西医诊断：胆囊切除术后，肠梗阻术后。中医诊断：腹胀。

辨证：肝脾不和，脾虚湿盛。

治法：疏肝健脾，化湿和胃。

处方：党参 20g，茯苓 15g，白术 15g，藿香 10g，焦三仙各

10g，丹参 15g，石菖蒲 10g，远志 5g，黄连 10g，甘草 10g。7 剂。水煎 450mL，分早、中、晚 3 次温服，日 1 剂，

二诊（8 月 13 日）：药后矢气畅，大便日 1 ~ 2 次，睡眠改善，舌苔厚，脉弦。继服前方 14 剂。

三诊（8 月 27 日）：药后腹气通畅，腹胀减轻，纳增，睡眠可。一诊方加白芍 20g。取 14 剂。

四诊（9 月 10 日）：无明显腹胀，纳可，大便正常，每日 1 次，每晚睡眠 6 小时左右。三诊方继服 14 剂。嘱停药后再服补脾益肠丸 1 个月。

后来电告知基本痊愈。

按：患者在半年内，连续行两次腹部手术，影响脏腑功能，致使土衰木旺。故治以补土抑木为主。方中党参、茯苓、白术、甘草合用补气健脾，取四君子汤之意；石菖蒲、远志开窍醒胃；白芍与甘草合用缓急止痛；丹参活血；藿香化湿；焦三仙消食和胃。全方共奏疏肝健脾、化湿和胃之功。经服中药汤剂后诸症显著减轻，再予中成药补脾益肠丸调理胃肠，缓补其本。“胃不和则卧不安”，本例虽未给予枣仁、首乌藤、龙骨等安神之品，经治疗脾胃功能正常后，则睡眠也渐正常了。

经验小结

陈宝贵教授治疗腹痛的经验

腹痛一病，病情繁杂，有缓有急，有虚有实，有气滞、食积、血瘀等。另外，还有一些急危症（西医所称急腹症），属外科范畴，此处不做论述。一般而言，腹痛的主因有四：一曰寒则痛。中焦虚寒，“寒则涩而不流”致使经络血脉气血凝滞，不通则痛。二曰虚则痛。气血不足，腹中脏腑络脉失养，致使不荣则痛。三曰郁则痛。肝气郁滞，木克脾土，脾胃升

降失常，腹部胀痛，气机阻塞，不通则痛。四曰不通则痛。腹中食积、热结、血瘀等，使胃、大小肠通降失常，或瘀血聚于腹中某处，渐成癥瘕，终致气机通降失常或气血不通，形成不通则痛。治疗之法，寒则温之；虚则补之；郁者疏肝理气；不通者或消食导滞，或通腑泄热，或活血化瘀等。总之，腹痛的治疗，辨明病因非常关键，病因既明，法则可立，方药则简。

附：《临证指南医案》邵新甫曰："腹处乎中，痛因非一，须知其无形及有形之为患，而主治之机宜，已先得其要矣。所谓无形为患者，如寒凝火郁，气阻营虚，及夏、秋、暑湿、痧秽之类是也；所谓有形为患者，如蓄血、食滞、癥瘕、蛔、蛲、内疝，及平素偏好成积之类是也。审其痛势之高下，辨其色脉之衰旺，细究其因确从何起。大都在脏者以肝、脾、肾为主，在腑者以肠胃为先。夫脏有贼克之情，非比腑病而以通为用也。……考先生用古，若通阳而泄浊者，如吴茱萸汤及四逆汤法；清火而泄郁者，如左金丸及金铃散法；开通气分者，如四七汤及五磨饮法；宣攻营络者，如穿山甲、桃仁、归须、韭根之剂及下瘀血汤法；缓而和者，如芍甘汤加减及甘麦大枣汤法；柔而通者，如苁蓉、柏子、肉桂、当归之剂及复脉加减法。至于食滞消之，蛔扰安之，癥瘕理之，内疝平之，痧秽之候以芳香解之，偏积之类究其原而治之，是皆先生化裁之法也。"以上可谓邵氏得叶氏之腹痛法之精要，言简意赅，理法详备，医者应详记而数用之。

泄 泻

泄泻是以排便次数增多，粪便稀薄，或泻出如水样为主症的一种病证，本病四季皆有，但以夏秋多见。病因多与感受外邪、饮食所伤、情志失调及脾肾阳虚有关。感受外邪者以寒湿、湿热、暑湿居多；饮食所伤者，多由饮食不节，暴饮暴食引起；情志所伤者，主要与肝克脾有关；内伤脏腑者，主要由食伤脾胃，或脾胃素虚，或脾肾阳虚形成。泄泻的根本病机是脾虚湿盛。治疗上，感受外邪者，或温或清；饮食所伤者，健脾消食；情志所致者，疏肝扶脾；内伤脏腑者，或消食健脾，或益气健脾，或健脾温阳；泄泻严重者，加止泻之品；日久伤阴者，加酸甘化阴之药；肛门下坠或脱肛者，重用益气升阳之味。总之，健脾祛湿是治疗本病的关键。

陈教授治疗泄泻，常在芳香化湿，清热利湿，消食导滞，抑肝扶脾，健脾和胃，温肾健脾，固涩止泻等法基础上伍以风药，收效颇佳。风药大多为辛散之品，多为解表药，能行能散，具有升发脾阳，祛风胜湿，疏理肝郁，发散郁火的特点。陈教授治疗泄泻常用风药有葛根、柴胡、升麻、防风、白芷、藿香等。如脾阳不升，症见泻下清稀，或完谷不化，头晕者，多用葛根升脾阳以止泻；如脾胃虚弱，中气下陷，症见神疲乏力，食少便溏，或见脏器下垂者，常用柴胡、升麻佐于补气药中以升提中气；若肝郁脾虚，肝木克土，症见腹痛肠鸣，泻下痛减，属痛泻者，多用防风以土中泻木，胜湿止泻；若寒湿久泄，症见泄泻日久，遇寒则重者，常用白芷佐于温阳方中以升阳除湿止泻；若湿浊中阻，症见腹痛吐泻，脘痞胸闷不舒，属寒湿泄泻者，常用藿香以芳香化浊，和中止呕。现代药理研究也证实，风药具有抗炎、镇痛、抗过敏、解痉、抗菌、提高免疫力等作用。临证体会，风药用于泄泻病中，确能提高疗效。不过需要注意的是，风药在泄泻方中，用量宜轻，有些药不宜久用，因风药大多是辛香之剂，有伤阴耗血之弊。

案1　脾肾阳虚（五更泻）

沈某，女，68岁，2008年10月18日初诊。

每日晨起即泻，泻后方舒，已近半年。舌暗，苔白，脉沉滑。

辨证：脾肾阳虚。

治法：健脾补肾，涩肠止泻。

处方：补骨脂 10g，五味子 5g，豆蔻 10g，白术 10g，白芍 15g，防风 10g，木香 10g，甘草 10g。7 剂。水煎 450mL，分早、中、晚 3 次温服，日 1 剂。

二诊（10 月 27 日）：药后症减。原方又取 7 剂。

药后而愈。

按：柯韵伯云："夫鸡鸣至平旦，天之阴，阴中之阳也，因阳气当至而不至，虚邪得从留而不去，故作泻于黎明。其因有四：一为脾虚不能制水，一为肾虚不能行水，一为命门火衰不能生土，一为少阳气无以发陈。"这里指出了泄泻的几种病因病机。五更泻为泄泻之一，常由肾阳虚引起，常用四神丸加减来治疗。此案患者泄泻由脾肾阳虚引起，治疗当以健脾补肾，涩肠止泻为主。上方即用四神丸温肾散寒，涩肠止泻；又加白术、木香行气健脾；防风、白芍胜湿止泻，且可缓急；甘草调和诸药。全方共奏温肾暖脾，涩肠止泻，祛风胜湿之功。患者共服 14 剂而取效。

四神丸由肉豆蔻、补骨脂、五味子、吴茱萸四味药物组成，有温肾暖脾、收敛止泻之功，用于治疗五更泻属脾肾虚寒证者，症见：五更或黎明泄泻，不思饮食，食不消化，或腹痛，腰酸肢冷，神疲乏力，舌质淡、苔薄白，脉沉迟无力等。

案 2　脾肾阳虚，兼有肝郁

王某，男，55 岁，1995 年 5 月 15 日诊。

腹痛泄泻 1 年有余，每腹痛后即泄泻，伴失眠难入睡。平素腰腹怕凉，纳食可。舌体胖，暗淡有齿痕，苔薄白，脉沉滑。

辨证：脾肾阳虚，兼有肝郁。

治法：疏肝健脾，补肾温阳，涩肠止泻。

处方：防风 15g，白术 15g，白芍 15g，陈皮 10g，炮姜 10g，柴胡 10g，石榴皮 15g，仙灵脾 15g，藿香 10g，炒车前子 15g（包），补骨脂 10g，甘草 10g。水煎服，分早、中、晚 3 次温服，日 1 剂。

方药未做加减，先后共服 21 剂而愈。

按：泄泻、腰腹怕凉为脾肾阳虚所致，失眠为肝郁所致。舌体胖、暗淡有齿痕、苔薄白、脉沉滑，为脾肾阳虚之征象。治疗当以疏肝健脾、补肾温阳为主。上方中仙灵脾、补骨脂、炮姜温补脾肾之阳；白术、陈皮理气健脾；防风、白芍柔肝缓急止痛；藿香芳香化湿；柴胡疏肝升阳；炒车前子、石榴皮涩肠渗湿止泻；甘草调和诸药。方药从温补脾肾、涩肠止泻入手，共服 21 剂而愈。

案 3　肝强脾弱，肝脾不调

张某，男，47 岁，2003 年 9 月 5 日初诊。

主因“泄泻伴腹痛肠鸣 2 年，加重 1 个月”来诊。2 年前因饮食不当而致泄泻，初时每日 4 ～ 5 次，经治后得以控制。但 1 周后发作，大便每日 2 ～ 3 次，伴有腹痛肠鸣，疼痛在少腹，便后痛减或消失。以后每月发作 3 ～ 4 次，每次 1 ～ 2 日。曾多次检查，结肠无器质性病变，大便常规及培养多次阴性。西医诊为肠激综合征，曾服参苓白术散、腹泻方药、五苓散诸剂，当时见效，然常复发。近 1 个月来泄泻发作较重，日 3 ～ 4 次，量少，甚则有时如水样，脐下隐痛，腹鸣辘辘。早、中餐进食片刻即有便急，且觉精神疲乏，面色欠华。舌淡苔薄白，脉弦滑。

辨证：肝强脾弱，肝脾不调。

治法：抑肝扶脾，收涩止泻。

处方：白芍 20g，白术 10g，茯苓 15g，陈皮 10g，防风 10g，乌梅 15g，木瓜 15g，蝉衣 6g，山药 10g，甘草 10g。7 剂。水煎 300mL 分早、晚 2 次服，日 1 剂。

二诊（9 月 12 日）：药后腹痛与便泄均改善。原方又服 7 剂。

三诊（9 月 20 日）：大便未泄，每日 1 ～ 2 次。继服上药 7 剂。

患者先后服药 1 个月后大便逐渐成形，饮食如常，精神亦佳。期间嘱其调理饮食，生活规律，并疏导情志，以为辅助。

按：泄泻在脾，少腹归肝，故腹痛属肝脾不调之证。久泻脾必虚，脾虚则生湿，湿胜则濡泄。肝郁与脾虚并存，治以抑肝健脾利湿之法。然病历所载参苓白术散、腹泻方药、五苓散诸剂已屡服，当时见效，然常复发。分析得知，除饮食不当外，当与情志紧张、郁怒等因素有关。结合脉弦滑，考虑应从肝调治为主，抑制肝木之恣横，疏调肝气，使肝气条畅，不致侮土，再佐以健脾之药，则病可愈。上方中术、芍、陈、防为痛泻要方，加入收敛之乌梅、木瓜，行气开郁之乌药，复加甘麦大枣之和中缓急。至于蝉衣与防风、白芍相配，对结肠炎过敏有效。患者共服月余而病愈。

另，蝉衣一药，甘咸而凉，入肝、脾、肺经，擅长散风热、宣肺、定痉。《本草纲目》曾载："治皮肤疮疡风热，当用蝉蜕。"近代宗此意而化裁治疗荨麻疹，取效甚良。临床证明，蝉衣对过敏性皮肤疾患确实有效，取内外相应之理，过敏引起的腹痛、肠管功能失调，同样也取得不错的疗效。至于其药效机理，须进一步研究。

案 4　土虚木乘，肝脾不调（痛泻）

陈某，男，34 岁，2005 年 3 月 14 日初诊。

主因"右胁肋间断疼痛、腹泻、口臭 1 年余"来诊。患者 1 年前出现右胁肋部疼痛，痛则欲泻，泻后痛减，间断医治，未见疗效。平素情绪激动或遇凉后腹痛加重。舌淡，苔白微腻，脉弦滑。西医曾诊断为肠易激综合征。

辨证：土虚木乘，肝脾不调。

治法：抑木扶土，祛湿止泻。

处方：陈皮10g，白术30g，白芍30g，防风10g，藿香10g，木香10g，柴胡10g，沉香5g，枳壳10g，干姜10g，甘草10g。7剂。水煎450mL，分早、中、晚3次温服，日1剂。

二诊（3月21日）：症状减轻。上方加黄连15g，党参15g。7剂，水煎服。

三诊（3月28日）：口中异味减轻，舌尖红，脉滑。二诊方改黄连10g，加荷叶10g。7剂，水煎服。

四诊（4月5日）：三诊方加龙胆草5g。7剂，水煎服。

4月12日来诊诉无腹痛、腹泻，病得痊愈。让其停服中药，嘱其调理情志，忌生冷食物。

按：本案也属痛泻之证，病机仍为肝脾不调、肝强脾弱，治疗以抑肝扶脾为主。方中白术、陈皮、防风、白芍四药仍取痛泻要方之意。此外，加藿香以芳香化湿醒脾，加木香、柴胡、沉香、枳壳以疏肝解郁，调理脾胃升降气机，加干姜以温中和胃，甘草用以调和诸药。全方合用有补脾胜湿止泻，柔肝理气止痛之功，可使脾胃健、肝气疏、痛泻止。二诊中加黄连以泻肝清热，加党参以健脾。三诊里热减，故减黄连之量，加荷叶健脾升阳。四诊中加龙胆草泻肝胆郁热，可使口臭得除。本案患者肝实之程度较重，故泻肝之药用量偏大。

案5　脾虚肝郁，湿盛泄泻

王某，男，30岁，2009年8月18日初诊。

泄泻多年，每日3～5次，大便稀薄，腹胀不舒，失眠，情绪波动后明显。舌淡，苔白腻，脉弦滑。

辨证：脾虚肝郁，湿盛泄泻。

治法：疏肝解郁，健脾止泻。

处方：党参20g，茯苓20g，白术15g，沉香5g，柴胡10g，陈皮10g，菖蒲20g，远志5g，枳壳10g，炒车前子15g，防风10g，白芍 10g，甘草 10g。7 剂。水煎 450mL 分早、中、晚 3 次服，日 1 剂。

二诊（8 月 25 日）：泄泻次数减少，失眠减轻，已不腹胀。上方又取 7 剂。

三诊（9 月 2 日）：大便溏，每日 1 次，腹胀与失眠消失。患者家贫，一诊方去沉香、炒车前子，加合欢皮 15g，改党参为 15g，茯苓为 15g。服 14 剂。

药后病愈，嘱其调理情志饮食。

按：泄泻多年，大便稀薄，为脾虚。病情在情绪波动后明显，腹胀不舒，为肝郁气滞。失眠为脾虚生痰，痰扰心神所致。舌淡、苔白腻、脉弦滑，为肝郁脾虚之脉象。故治以疏肝解郁、健脾止泻为主。方中党参、茯苓、白术益气健脾；沉香、柴胡、陈皮疏肝理气；炒车前子渗湿止泻；防风祛风胜湿止泻，且可疏肝；白芍柔肝缓急；少量枳壳在大量补气健脾药中，可调理脾胃升降，更好地发挥健脾药的功能;甘草调和诸药。方药对证，故一诊、二诊后病大减。三诊时因患者家贫，病已大减，故去价高之沉香，减其他药物之量，又用合欢皮替代沉香疏肝理气。患者泄泻已止，故去车前子。患者共服 28 剂而愈。

案 6　脾阳不足，清阳不升

韩某，男，40 岁，2000 年 4 月 15 日初诊。

泄泻近 1 年，每日 3 ~ 5 次，有时泄稀水样便，受凉或冷食后明显，腹部时有隐痛，且常头晕，乏力。舌暗淡，苔白，脉细弱。

辨证：脾阳不足，清阳不升。

治法：温阳除湿，升阳止泻。

处方：藿香 10g，干姜 10g，白豆蔻 10g，茯苓 15g，枳壳 10g，白芍 15g，荷叶 15g，防风 10g，党参 15g，陈皮 6g，葛根 15g，炒

车前子15g，当归15g，甘草10g。7剂。水煎450mL分早、中、晚3次服，日1剂。

二诊（4月22日）：泄泻次数减少，已不泻下稀水，头晕乏力减轻。上方未做加减，患者又服14剂而愈。

按：泄泻年余，泻下清水，受凉或冷食后明显，为脾阳不足。腹有隐痛、头晕、乏力，为脾阳不足，脾不升清所致。舌暗淡、苔白、脉细弱，为脾阳不足之征象。上方中党参、茯苓、干姜、白豆蔻温中健脾；葛根、荷叶健脾升阳；陈皮、枳壳理气健脾，调理脾胃升降；防风祛风止泻；白芍、甘草缓急止痛，其中白芍可酸甘化阴；炒车前子渗湿止泻；当归调理血分，使气行血不滞。全方共奏温阳除湿，升阳止泻之功。患者共服20余剂而病愈。

案7　脾虚气弱，湿热蕴结

张某，男，25岁，司机，2008年4月5日初诊。

腹痛，便溏，便时不爽，夹有黏液，日2～4次，饮食不规律。舌质红，苔微黄，脉细滑。患者慢性结肠炎病史2年。肠镜示：直肠息肉，大小0.3cm。

辨证：脾虚气弱，湿热蕴结。

治法：健脾益气，清热化湿。

处方：白术10g，茯苓15g，陈皮10g，木香6g，藿香10g，防风10g，枳壳6g，黄连10g，白芍15g，甘草10g，焦神曲10g。7剂。水煎300mL，分早、晚2次饭后温服，日1剂。

二诊（4月12日）：服药2剂后出现疼痛，未再服药。症状和上相同，脉弦细滑。于上方加炮姜10g，元胡10g，继续服用。煎服法同上。

三诊（4月19日）：诸症减轻。二诊方又取7剂。

药后症状大减。上方未做加减，继服14剂后痊愈。复查肠镜：

直肠息肉消失。

按：患者慢性结肠炎病史，久治不愈，脾胃受伤，病情由实转为虚实夹杂，最终转为脾虚气弱，湿热蕴结之证。便溏、脉细为脾虚；腹痛、便中夹有黏液、舌红苔黄，为肠中有湿热。故治疗当以健脾益气、清热化湿为主，此为温清同用之法。方中以白术、茯苓、陈皮、甘草健脾益气；木香、枳壳量小，可调理中气；黄连、白芍与藿香、防风配伍，可以清肠中湿热；焦神曲可促进患者纳食。二诊时患者出现腹痛，加之脉弦细滑，考虑仍为脾胃虚寒所致，故加炮姜以增强温中之力，加元胡以理气止痛。患者最终症状大减，服药近 30 剂而愈。本案重点在于温中健脾的同时，稍佐清热之药，避免了大量苦寒清热药物再伤脾胃。

案 8　食伤脾胃，湿热逗留

黄某，男，58 岁，2009 年 12 月 24 日初诊。

患者 20 余天前因肺重度炎症在市某院治疗，经治疗后好转出院。出院后 2 天患者自觉身体已无大碍，不听家人劝阻，食生冷水果及肉食，遂致腹痛腹泻不止，泻下稀水样便，病情几日来呈逐渐加重趋势，日泻下 10 余次，终致卧床不起，遂来我院治疗。入院症见：腹痛腹泻，泻后痛减，发热，神疲乏力，纳差，小便少。舌暗，苔微黄，脉滑数。查体：少神，面色苍白，腹部压痛。查血常规：白细胞 $8.17 \times 10^9/L$；NEU%82.7%；LYM%7.7%。电解质示：K^+ 3.7mmol/L；Na^+ 129.1mmol/L。西医诊为急性胃肠炎，入院后予抗炎、补液及对症治疗。

辨证：食伤脾胃，湿热逗留。

治法：健脾消食，清热化湿。

处方：葛根 10g，黄芩 10g，黄连 6g，砂仁 6g，苍术 10g，木通 6g，车前子 15g，焦三仙各 10g。3 剂颗粒剂，分早、晚 2 次，温开水冲服，日1剂。

二诊（12月25日）：泻下3次褐色脓血便后，腹痛稍减，停上方。西医予对症治疗后，便血止，仍日泻下10余次，夹有未消化食物。舌暗而红，苔少而黄偏干，脉促。科室会诊后予以下处方：

黄连6g，黄芩10g，葛根10g，陈皮6g，藿香10g，云苓10g，麦冬10g，苍术10g。3剂颗粒剂，分早、晚二次，温水冲服，日1剂。

三诊（2010年1月3日会诊）：病情未见好转，仍日泻下10余次，量不多，黄便质稀，夹杂未消化食物，腹不痛，气喘，面色白，疲软无力，精神很差，几无起床之力。舌暗，少苔，根黄，脉细数结代。查血常规：白细胞 2.14×10^9/L，血小板 24×10^9/L。查胸部CT示：考虑两肺特殊类型感染，合并间质纤维化可能，双侧胸腔积液，腹腔积液。今停所有抗生素，仅补液治疗。家属几近绝望，欲放弃治疗。遂请陈教授会诊，指导治疗。

辨证：脾虚湿盛，虚中夹实。

治法：醒脾化湿，升阳止泻。

处方：葛根30g，车前子20g（包），白芍20g，川黄连10g，木香10g，藿香10g，石榴皮15g，焦三仙各10g，荷叶10g，甘草10g。3剂，水煎代茶饮，不拘时服，日1剂。

四诊（2010年1月6日会诊）：腹泻显著减轻，日行2～3次，质稀色黄，面色较前改善，已稍见红润。舌质红，苔黄，舌体较前见润，脉细数。停静脉液体治疗。肝功能示：白蛋白18g/L。三诊方加菖蒲20g，玉竹15g，以滋养胃阴，醒脾化湿。

另，药膳处方：生姜30g，白豆蔻15g，肉蔻15g，肉桂10g，大茴香10g。鲫鱼1条，挖空内脏，不去鳞。上药与鱼同煮，煮烂喝汤。

五诊（2010年1月8会诊）：稍有腹胀，大便1日1次，已成形，食量增，精神好转，已能坐起。舌暗红，苔黄少苔，脉细数。

处方：西洋参 15g，炒白术 15g，麦冬 15g，玉竹 15g，赤芍 15g，枳壳 10g，陈皮 6g，甘草 6g。3 剂，日 1 剂，水煎服。

六诊（2010 年 1 月 10 日会诊）：已无腹胀，大便已成形，纳增，精神转佳，舌苔转润，脉细数。复查血常规：白细胞 $3.78\times10^9/L$，血小板 $55\times10^9/L$。肝功能示：白蛋白 28.7g/L。复查胸部 CT 示：胸腹腔积液较前减少。继服五诊方及药膳方。

患者于 1 月 11 日，带中药 1 周出院。1 月 18 日回访，患者无不适症状，已能适当运动，嘱其注意饮食及冷暖。

按：患者以腹痛腹泻，泻下稀水样便入院，余予以健脾消食、清热化湿法治疗。患者次日出现脓血便，病情由泄转痢，较前加重，并出现促脉之危候。因患者病情危重，遂请科室会诊，予中药处方仍未见效，故请陈教授会诊。

陈教授会诊时患者日泻下 10 余次，量不多，质黄稀，夹杂未消化食物，气喘，面色白，疲软无力，精神很差，虚极已见。陈教授用大量葛根升阳止泻，白芍养阴，川黄连燥湿止痢；藿香、荷叶化湿，其中荷叶兼可健脾升阳；车前子利小便以实大便；石榴皮涩肠止泻；甘草调和诸药，且与白芍同用可已腹痛之急。全方有升阳止泻，醒脾化湿之功。患者服药 3 剂后，腹泻减，面转润。因久泄久痢必伤阴，故四诊时陈教授于三诊方中加玉竹以增养阴之力，加菖蒲以醒脾化湿。考虑患者大病体虚，原非几日内能改善，故另开药膳方，此方可以补脏虚，升蛋白。五诊时患者已大见好转，因余邪已尽，故用补气养阴兼理气之品加药膳方善后。后随访已痊愈。

思考本案，自己所开处方与师方思路原有相近之处，为何疗效不佳？回观己方，原病重而药轻，师之方则药专而力猛，掌握了药物最佳配比用量。可见，跟师学习不单是记方治病，而掌握方药的用法用量及量效关系尤为关键。

经验小结

陈宝贵教授用痛泻要方治疗泄泻的经验

中医把情志影响，精神紧张，忧思恼怒之后而腹痛即泻，泻后痛减的症状称为痛泻。痛泻之证由土虚木乘，肝脾不和，脾运失常所致。《医方考》说："泻责之脾，痛责之肝；肝责之实，脾责之虚，脾虚肝实，故令痛泻。"其特点是泻必腹痛。治疗以补脾抑肝、祛湿止泻为主。痛泻要方为治肝脾不和之痛泻的常用方，由炒白术、炒白芍、炒陈皮、防风四味中药组成。方用白术燥湿健脾，白芍养血泻肝，陈皮理气醒脾，防风散肝舒脾。四药相配，可以补脾土而泻肝木，调气机以止痛泻。该方现代常用于急性肠炎、慢性结肠炎、小儿泄泻、慢性泄泻、肠道易激综合征等属肝旺脾虚者。陈教授治疗腹痛泄泻，症见腹痛，便后痛减，大便次数增多，腹泻或大便稀薄，舌淡红，脉弦，属于慢性结肠炎之痛泻者，常用痛泻要方加减，收效颇佳，介绍如下：

基础方：炒白术 10 ～ 20g，白芍 15 ～ 30g，防风 10 ～ 20g，陈皮 10 ～ 20g，茯苓 10 ～ 20g，山药 10 ～ 20g，郁金 15g，柴胡 10 ～ 20g，木香 10g。水煎 450mL 分早中晚 3 次温服，日 1 剂。

功效：疏肝健脾，化湿止泻。

加减：久泻者，加升麻、葛根；腹胀、纳呆者，加生山楂、炒内金；大便夹有黏液、红白血细胞者，加黄连、白头翁等。

附：《医宗必读·泄泻》李中梓云："统而论之，脾土强者，自能胜湿，无湿则不泄，故曰湿多成五泄。若土虚不能制湿，则风寒与热，皆得干之而为病。治法有九：一曰淡渗，使湿从小便而去，如农人治涝，导其下流，虽处卑监，不忧巨浸。经云治湿不利小便非其治也，又云在下者引而竭之是也。一曰升提，气属于阳，性本上升，胃气注迫，辄而下陷，升、柴、羌、葛之类，鼓舞胃气上腾，则注下自止。又如地上淖泽，风之即干，故风药多燥，且湿为土病，风为木病，木可胜土，风亦胜湿，所谓下者举之是也。一曰清凉，热淫所至，暴注下迫，苦寒诸剂，用涤燔蒸，犹当溽暑伊郁之时，而商飙飒然倏动，则炎熇如失矣，所谓热者清之是也。一曰疏利，痰凝气滞，食积水停，皆令人泻，随证祛逐，勿使稽留，经云实者泻之，又云通因通用是也。一曰甘缓，泻利不已，急而下趋，愈趋愈下，泄何由止？甘能缓中，善禁急速，且稼穑作甘，甘为土味，所谓急者缓之是也。一曰酸收，泻下有日，则气散而不收，无能统摄，注泄何时而已？酸之一味，能助收肃之权，经云散者收之是也。一曰燥脾，土德无惭，水邪不滥，故泻皆成于土湿，湿皆本于脾虚，仓禀得职，水谷善分，虚而不培，湿淫转甚，经云：虚者补之是也。一曰温肾，肾主二便，封藏之本，况虽属水，真阳寓焉！少火生气，火为土母，此火一衰，何以营运三焦，熟腐五谷乎？故积虚者必挟寒，脾虚者必补母，经云寒者温之是也。一曰固涩，注泄既久，幽门道滑，虽投温补，未克奏功，须行涩剂，则变化不愆，揆度合节，所谓滑者涩之是也。夫此九者，治泻之大法，业无遗蕴。至如先后缓急之权，岂能预设？须临证之顷，圆机灵变，可以胥天下于寿域矣！”以上为李中梓治泄九法，足能提纲挈领，启迪思路，至今仍被广泛应用。

便　秘

便秘是指大便秘结不通，排便时间延长，或欲大便而艰涩不畅的一种病证。便秘成因很多，有虚有实。实证者，有热秘和气秘之分；虚证者，有气虚、血虚和阳虚之别；也有虚实兼而有之者。治疗之法，多在通下的同时，针对具体病因分别治疗。具体分型方药及大略治法，临床各书多有谈及，此不多述。

陈教授治疗便秘，多从病者不同体质出发。如老年便秘者，病因多见气血亏虚或阳虚，故治疗多在补气养血或温阳的基础上加通便之药；妇女便秘者，病因多见血虚，故治疗多在养血的基础上加通便之药；男子便秘者，病因多见阳明腑实或大肠实热，故治疗在清热通腑的基础上加通便之药；小儿便秘者，病因多见饮食积滞，故治疗多在消食导滞的基础上加通便之药。此外，又有阴虚便秘，气滞便秘者，治疗以养阴通便和理气通便为主。另，陈教授指出，无论何种通便治法，皆需注重脾胃升降之理，升降有序，大便自能正常。以上诸证，可单独出现，也可互兼，临证时需灵活化裁。

案1　脾虚食滞，里热便结

李某，男，10岁，1998年10月4日初诊。

大便几日一行，腹胀痛，纳少，乏力。舌尖红，苔白带黄，脉弦细。

辨证：脾虚食滞，里热便结。

治法：健脾消食，清热通便。

处方：炒白术10g，枳壳10g，内金6g，炒莱菔子10g，连翘8g，荷叶6g，厚朴6g，大黄5g，甘草6g。3剂。水煎200mL，分早、晚2次饭前温服，日1剂。

二诊（10月7日）：1剂大便通，腹痛减，3剂后诸症皆失。上方去厚朴、大黄，加火麻仁10g。取3剂。

按：小儿便秘证，临证亦常见之。多因小儿饮食无节，食滞胃肠引起，故治疗多以通腑兼消导为主。此案病者便秘为腑气不通。腹胀痛、纳少，乏力为脾虚食滞。舌尖红、苔白带黄、脉弦细，为脾虚兼有里热之征象。方药健脾消食、清热通便并行，可谓正对病机。方中荷叶起到健脾升阳的作用。

案2　血虚津亏，肠道失润

张某，女，25岁，2010年7月15日初诊。

便秘1年，大便干，月经量少，心悸乏力。舌淡，苔白，脉沉细。

辨证：血虚津亏，肠道失润。

治法：补气养血，润肠通便。

处方：黄芪20g，益母草30g，当归15g，生地12g，火麻仁15g，枳壳10g，大黄5g，炙甘草10g。7剂。水煎300mL，分早、晚2次饭前温服，日1剂。

二诊(7月22日):大便已通,心悸乏力改善,月经未至。取14剂。

三诊（8月8日）：月经已至，经量增多，大便顺畅。上方去大黄。取14剂。

来电告知，药后诸症皆无，月经已正常。

按：血虚肠道失润，腑气不通，故见便干便秘。月经量少、心悸乏力为气血两亏。舌淡、苔白、脉沉细为气血亏虚之征象。治疗当以补气养血、润肠通便为法。方中黄芪、益母草、当归、生地益气养血调经；火麻仁、大黄润肠通便；枳壳下气，调节胃肠升降；甘草调和诸药。患者共服30余剂而经调便通，收效较好。

案3　气血亏虚，肠道失润

李某，女，24岁，2013年2月14日初诊。

主因“便秘3年”来诊,期间长期服用通便药。现症:气短乏力，面色淡黄，大便干，月经量少。舌淡，苔薄白，脉细。

辨证：气血亏虚，肠道失润。

治法：补气养血，润肠通便。

处方：党参10g，白术15g，茯苓15g，炙甘草10g，当归15g，生地黄15g，丹参15g，白芍15g，黄芪15g，益母草30g，枳壳10g，大黄6g，火麻仁15g。7剂。水煎450mL，分早、中、晚3次，饭前温服，日1剂。

二诊（2 月 21 日）：大便通畅，气短乏力明显好转，脉转有力。上方去大黄。取 14 剂。

药后诸症皆失，月经量已正常。

按：气血亏虚，故见气短乏力、面色淡黄、月经量少。气虚推动无力，血虚肠道失润，故见便秘大便干。舌脉为气血亏虚的表现。此案患者气虚明显，方中之药气血双补，又加益母草以调经，大黄、火麻仁通便。患者服 20 余剂而病愈。

案 4　食滞胃肠，气机失调

华某，女，75 岁，2013 年 3 月 14 日初诊。

主因“大便未行 10 天”入院。入科时腹胀腹痛，纳差。半月前进食粽子后出现腹胀，10 余天未行大便。入院后查立位腹平片未见液气平面。全腹 CT 可见肠管大量积便。给予内科禁食水、记出入量，灌肠，口服芝麻油及大承气汤等治疗。4 天后有少量大便排出，腹胀腹痛无明显缓解，请陈教授会诊。现症：腹胀腹痛，嗳腐吞酸，恶心欲吐。查体：腹部膨隆，全腹压痛，无明显反跳痛，肠鸣音减弱，约 2 次 / 分。舌淡红，苔白腻，脉滑。

辨证：食滞胃肠，气机失调。

治法：理气导滞。

处方：大黄 10g，枳实 15g，厚朴 15g，升麻 5g，柴胡 5g，沉香 5g（后下）。2 剂。水煎 300mL，分早、晚 2 次饭前温服，日 1 剂。

二诊：1 剂后即出现矢气频频，2 剂后排出大量粪便，患者自觉腹中通畅。上方又进 2 剂。

药后痊愈出院。

按：脾胃以升降为和，用大承气汤不能使浊阴降泄，就用升麻、柴胡稍稍升提脾阳，浊阴自然下泄，用药之妙全在乎此。

案 5　脾肾阳虚

景某，男，70 岁，2009 年 2 月 14 日初诊。

便秘，2 ～ 3 日一行，甚则 4 ～ 5 日一行，便不干，心悸气短，畏寒，纳少。舌淡，苔白，脉沉细。

辨证：脾肾阳虚。

治法：健脾补肾，温阳通便。

处方：白术 20g，枳壳 10g，肉苁蓉 30g，淫羊藿 15g，当归 15g，党参 10g，枣仁 15g，火麻仁 15g，桂枝 5g，炙甘草 15g。7 剂。水煎 450mL，分早、中、晚 3 次，饭后温服，日 1 剂。

二诊（2 月 21 日）：3 剂后即大便通畅，心悸气短减轻，7 剂后诸症皆失。原方又取 7 剂。

药后而愈，半年未复发。

按：患者老年，阳气已虚，致使脏寒气涩，腑气欠通。据舌脉症，应辨为脾肾阳虚，治疗当以温阳散寒、润肠通便为主。上方中党参、白术、枳壳、炙甘草健脾理气；淫羊藿、桂枝、肉苁蓉温阳散寒，其中肉苁蓉兼有通便之功；枣仁、火麻仁、当归润肠通便。方中诸药正合此案病机，患者服 14 剂大便得通，诸症消失。

案 6　肝郁气滞（气秘）

周某，女，32 岁，2011 年 5 月 19 日初诊。

主因“便秘反复发作 5 年”来诊。每因情志不畅而加重，服泻下药仅快于一时，后又反复。伴月经不调，先后无定期，经期前后双乳胀痛。现症：胸胁胀满，嗳气频作，心烦少食，夜寐不安，大便 3 ～ 5 天一行，难下，颇以为苦。舌苔薄白，脉弦有力。西医诊断：便秘。中医诊断：气秘。

辨证：肝气郁结，腑气不通。

治法：舒肝解郁，理气通腑。

处方：柴胡10g，川楝子10g，香附10g，沉香5g，郁金10g，青皮10g，枳壳10g，白芍30g，当归15g。7剂。水煎450mL，分早、中、晚3次，饭后温服，日1剂。

二诊（5月26日）：服6剂便通，余症皆减轻。上方再进12剂。

药后继以柴胡舒肝丸合逍遥丸善后，调理2月余，便秘告愈。月经正常，经期前后双乳胀痛基本消失。随访1年便秘未再发，经期正常。

按：此乃肝失条达，影响大肠传导功能，是为“气秘”。先贤提出有“肝与大肠相通，肝病宜疏大肠”的理论，可见便秘可调肝而解。临证常用疏肝理气解郁法，待气机流畅，则脏腑气机升降协调平衡，便秘自除。气机血运通畅，故月经不调，经期前后双乳胀痛均愈。李中梓曰：“郁病虽多，皆因气不周流，法当顺气为先。”朱丹溪亦言：“气血冲和，万病不生，一有怫郁，诸病生焉。”皆此法明证。

案7　阴虚津亏（阴虚秘）

王某，男，63岁，2008年11月20日初诊。

大便数日一行，排出干结燥屎，伴口唇干，舌红。舌质红，苔干少津，脉细涩。

辨证：阴虚津亏。

治法：滋阴通便。

处方：麦冬20g，生地黄10g，当归15g，火麻仁15g，杏仁10g，熟大黄6g，陈皮6g，荷叶5g。7剂。水煎300mL，分早、晚2次饭前温服。日1剂。

二诊（11月29日）：药后大便通畅，口唇已不干。上方去熟大黄。取7剂。

药尽大便通畅。

按：经云“燥者润之”，阴虚津亏便秘之证，治疗当滋阴通便为主。方中当归、麦冬、生地黄、火麻仁养阴生津，润肠通便；肺与大肠相表里，杏仁能使肺气下行，腑气得通；制大黄通便之中又有润肠之功，其泻下之力较生大黄为缓；荷叶有升阳之能，使脾阳得升，浊阴自降。方中养阴药居多，又加陈皮理气，防其壅滞。前后加减，共服 14 剂而病愈。

经验小结

1. 陈宝贵教授从肝论治便秘经验

随着生活水平的提高，饱食肥甘厚味，加之工作压力日增，懒于运动等因素，导致便秘一病在临床上屡见不鲜，且在中青年人群中发病率日增，尤以中青年女性多见。临床表现肝气不疏，气机不畅为主要病机特点。症见：大便秘结，便质坚硬，或先硬后软，甚或全程干结如羊屎，粒粒分明，数日一行，排出费力。平素易躁易怒，或思虑过多，多疑善虑，胸闷喜太息，胸胁少腹胀痛，嗳气频作。舌质淡红，苔薄白，脉弦等。陈教授认为，此型便秘与肝之疏泄关系密切，故用疏肝理气法论治。

肝主疏泄，协调五脏，其功能正常与否，常影响大肠传送糟粕功能。肝之主升主动，与大肠之主降主动，二者相互促进，共同参与人体正常的通便功能。如果肝的疏泄功能减退，则气的升发就显不足，气机的疏通和调畅就受到阻碍，大肠气机的正常运行也会受到影响，而出现传导不利，大便秘结的临床症状。

肝主疏泄功能是以藏血功能为前提的，如肝血不足或瘀血内停，皆能影响“肝用”，血少失于濡养，肠道干涩，故发生便秘，治疗上则以养肝血为要。肝旺则易克脾土，导致肝脾不和，或木旺土郁。脾虚运化糟粕不及，糟粕停留不得下，轻者其中下段水分被吸收，故先干后溏，重者水分被吸尽，故干结如羊屎。故治疗便秘需重视脾之升清，胃之降浊的特性。肝主疏泄，体阴而用阳，肝血不足，阴不敛阳，肝阳肝用偏亢，自然对脾土乘而侮之。脾土本虚在先，肝木乘侮在后，必致脾运化失常，糟粕停滞。

临床应用疏肝理气治疗便秘有三：①肝气郁滞，腑气不通可导致便秘，表现为便秘不畅，欲出不得，腹中作胀，嗳气频频，脉弦。治当疏肝理气，通腑导滞。药宜选川楝子、郁金、香附、青皮、陈皮、枳壳、柴胡等。并指出药贵轻灵，轻可去实，治病要寻其机窍，轻拨机关，如一滴机油，千钧可转，特别是舒肝气，解郁滞，用药尤宜轻灵。如沉香善于行气疏肝，降逆调中，于久病气滞者，可酌加沉香 5 ~ 10g 以增强理气之力。②便秘使用补益药时，因其性多滋腻，可适当配伍疏肝理气药以使其“补而不滞”。③大便正常排出，赖气的推动，故对于其他治法，适当配伍理气药，可增强通便之力。

2. 陈宝贵教授治疗老年便秘经验

老年便秘，原因较多，有脏寒便结者（即所谓冷秘），有血虚津亏肠燥者，有气血亏虚者，有久病卧床，肠运无力者。治疗之法，应依证处方，不可滥用攻伐。因老年之人，多正气已虚，脏腑多弱，一经攻伐，多泄泻不止，变生他证。陈教授治疗老年便秘，对于脏寒便结者，治以温阳散寒，常用肉苁蓉一药，一般 30g 左右；对于血虚津亏肠燥者，治以滋阴养血，喜用当归、火麻仁，当归一般 20g，火麻仁一般 30g；对于气血亏虚者，治以补气养血，多于补气方中稍佐以通腑降浊之药，如白术配熟大黄，白术一般 30g，熟大黄一般 5g；对于久病卧床，肠运欠佳者，可嘱患者常揉其腑，增加胃肠蠕动，大便多可排出。

此外，又有老年患者，年高而阴阳气血不衰，虽有便秘，不属虚证，可按实证诊治，不遵常法。

胁 痛

胁痛是指一侧或两侧胁肋疼痛为主要临床表现的一种病证。肝胆居胁下，其经脉布于两胁，故胁痛之病，主要与肝胆有关。又，两胁位于胸之两侧，心肺居其中，故心肺有病，也可导致胁痛发作。还有脾胃相侮肝胆，肾虚致于肝虚。所以，胁痛之作与五脏皆有关联，只是肝胆居其首。胁痛之原因，或因肝气郁滞，或因气滞血瘀，或因肝胆湿热，或因肝阴不足等，这些因素导致肝胆经络或失于疏通，或失其所养，最终发为胁痛。一般而言，胁痛之证，有虚有实，实证以气滞、血瘀、湿热为主，虚证以阴血亏虚多见，有时也虚实并有。治疗之法，实证者以理气、化瘀、清利为主；虚证者，以滋阴柔肝酌加理气之品为治；虚实并见，两法调之。

陈教授认为胁痛之发作，主要是肝胆疏泄不利所致，故胁痛治疗主张以疏肝利胆为主，佐以活血化瘀、滋阴柔肝、清热利湿、温阳祛寒、理气和胃等法，这样可提一纲挈诸法，看似简单，但紧扣病机，实践证明，颇有效验。

案1 肝气犯胃

林某，女，32岁，2007年6月5日诊。

3天前与丈夫争吵，之后出现两胁胀痛，胃脘不舒，纳呆。舌尖红，苔白，脉弦。

辨证：肝气犯胃。

治法：疏肝理气，和胃止痛。

处方：柴胡10g，香附10g，川芎10g，连翘15g，元胡10g，佛手10g，香橼10g，枳壳10g，焦三仙各10g。3剂。水煎300mL，分早、晚2次饭后温服，日1剂。

药后病愈。

按：恼怒之后，肝气郁结，肝经疏泄不利，故见两胁胀痛。肝气犯胃，胃失和降，故见胃脘不舒、纳呆。舌尖红、脉弦为肝气郁滞兼有热象。据上分析，治疗当以疏肝理气、和胃止痛为主。上方中柴胡、香附疏肝理气；元胡、枳壳理气止痛；川芎调和血气；连翘清泻肝火；香橼、佛手理气和胃；焦三仙消食化滞。方药正对病证，故取效也速。

案2 肝气犯胃，气滞血瘀

李某，女，61岁，退休教师，2005年10月10日初诊。

主因“反复发作右胁部胀满不适3年余”来诊。现症：近1周胆囊区压痛明显，时有恶心，纳食减少，二便通调，睡眠尚可。舌暗，苔薄黄稍腻，脉弦滑。腹部彩超示：胆囊炎，胆石症；胆囊大小，10.34cm×4.47cm；胆囊壁厚0.42cm；胆囊内见4.14cm强回声光团。

辨证：肝气犯胃，气滞血瘀。

治法：疏肝理气，利胆化瘀。

处方：金钱草30g，郁金10g，鸡内金10g，海金沙30g，柴胡10g，元胡10g，砂仁10g，厚朴10g，枳壳10g，丹参15g，连翘15g，佛手10g，香橼10g，甘草10g。14剂。水煎450mL，分早、中、晚3次饭后温服，日1剂。

二诊（10月25日）：药后症状消失。原方又取30剂。

三诊（11月25日）：服30剂后，复查彩超示（11月7日）：胆囊大小5.87cm×1.69cm，胆囊壁厚0.36cm，胆囊内见2.12cm强回声光团。一诊方加赤芍15g。30剂。

四诊（12月25日）：复查彩超示（11月28日）：胆囊大小5.09cm×1.65cm，胆囊壁厚0.31cm，胆囊内见1.15cm强回声光团。服三诊方30剂。

五诊（2006年1月24日）：服药后，复查腹部彩超示（12月29日）：胆囊大小5.10cm×1.55cm，胆囊壁厚0.3cm，胆囊内见0.4cm强回声光团。继服三诊方30剂以善其后。

按：肝胆疏泄不利故见右胁部胀满不适。肝气犯胃则见恶心、纳食减少。胆汁排泄不畅，日久则形成结石。舌暗、苔薄黄稍腻、脉弦滑，为肝气犯胃，气滞血瘀之征象。故治疗应以疏肝理气、利胆化瘀为主。方中金钱草、鸡内金、海金沙清利肝胆湿热，内金又具有排石之效；柴胡、郁金疏肝解郁；元胡理气化瘀止痛；佛手、香橼既可疏肝理气，又具和胃止痛之功；厚朴、枳壳、砂仁理气和胃，砂仁又有健脾之效；丹参活血化瘀；连翘清热散结；甘草调和诸药。纵观全方，配伍得当，有疏肝利胆，化瘀和胃，理气止痛之功。患者共服130余剂而病得愈。

案3 肝胆湿热

褚某，男，45岁，2003年6月14日初诊。

主因“右胁胀痛1周”来诊。1周前出现右胁疼痛不适，进而出现目黄，肌肤发黄，小便黄。发热，口苦，脘腹胀满，便秘。舌红、苔黄腻，脉弦滑。查右上腹疼痛拒按。肝胆胰脾彩超示：提示胆囊炎、胆结石。结石大小约3.14cm×1.20cm。患者拒绝外科治疗，请中医会诊。

辨证：肝胆湿热。

治法：疏肝利胆，清利湿热。

处方：金钱草30g，郁金10g，鸡内金15g，海金沙30g，柴胡10g，元胡10g，黄芩10g，砂仁10g，茵陈30g，赤芍15g，大黄10g，佛手10g，香橼10g，甘草10g。7剂。水煎450mL，分早、中、晚3次温服，日1剂。

二诊（6月21日）：胁痛减轻，热渐退，目黄、身黄亦减，口苦脘满减轻。上方又取14剂。

三诊（7月4日）：无明显症状，黄疸已退，二便已正常。一诊方改大黄为5g，改茵陈为15g，余未变。取30剂。

四诊（8 月 5 日）：无不适。三诊方取 30 剂。

五诊（9 月 4 日）：查肝胆彩超：胆囊壁正常，未见胆囊结石。三诊方取 30 剂善后。

按：肝胆二经布于两胁，肝气郁结，经气不利故见胁肋疼痛，口苦。结石阻塞胆管，胆汁排泄不利，逆而入血，行走全身血脉，泛溢肌肤，故见目黄、身黄、小便黄。湿热蕴蒸则见发热。湿热蕴阻胃肠，则见脘腹胀满、便秘。舌红、苔黄腻、脉弦滑，亦为肝胆湿热之征象。治疗应以疏肝利胆、清利湿热为主。方中金钱草、郁金、鸡内金、海金沙清利湿热，利胆排石；柴胡、黄芩疏泄肝胆以退热；茵陈清热利湿退黄；大黄清热通便；砂仁、香橼、佛手理气和胃；赤芍凉血活血；甘草调和诸药。该方紧对是证，故而收效颇佳。三诊中患者黄疸已退，故减茵陈之量；大便已正常，故减大黄之量。

陈师说，少量大黄可以利胆退黄，增强排石之效。但应注意，大便泄泻甚者需减量。

案 4　肝火亢盛、湿热稽留、肝肾阴虚

江某，男，45 岁，2005 年 10 月 10 日初诊。

慢性肝炎病史 5 年。近 5 个月来右胁胀痛，口苦口干，烦躁易怒，纳呆，便干，尿黄。舌红，苔黄腻，脉弦细。患者精神较差，面色潮红。查肝功能示：谷丙转氨酶 125U/L，谷草转氨酶 85U/L。

辨证：肝火亢盛，湿热逗留，肝胃阴虚。

治法：清泻肝火，清热利湿，滋养肝胃。

处方：龙胆草 5g，栀子 10g，黄芩 10g，当归 15g，生地黄 15g，柴胡 10g，郁金 10g，泽泻 10g，土茯苓 30g，元参 10g，制大黄 6g。14 剂。水煎 450mL，分早、中、晚 3 次饭后温服，日 1 剂。

二诊（10 月 25 日）：右胁胀痛减轻，已不口苦，仍有隐痛，大便已润，精神好转，舌红减弱。上方加白芍 15g，丹参 15g。取 14 剂。

三诊（11 月 9 日）：诸症皆失，精神转佳，苔薄腻，脉弦转缓。复查肝功能已正常范围。二诊方去栀子、郁金、元参，改制大黄为 3g。取 14 剂。

药后回访，患者 1 年未见复发。

按：右胁胀痛、口苦、烦躁易怒、尿黄，为肝火亢盛。口干、便干、纳呆、脉弦细，加之面色潮红，证明病久肝火已伤及肝胃之阴。舌红、苔黄腻为有湿热。综合诸症，治疗应以清泻肝火，清热化湿，滋养肝胃为主。方中龙胆草、栀子、黄芩清泻肝火；柴胡、郁金疏肝解郁；生地黄、元参滋养肝胃；泽泻、土茯苓清热利湿；当归活血之中又可养肝；制大黄泄热通便。方药紧扣病机，针对病情，故一诊而病减。二诊中加白芍、丹参可补肝阴，养肝血。三诊中患者肝火已渐退，肝胃之阴已渐足，故去栀子、郁金、元参。少量大黄清腑通便可调节胃肠功能，可改善肝炎患者症状。患者共服 40 余剂而愈。

经验小结

陈宝贵教授治疗胆囊炎、胆石症的经验

胆囊炎、胆石症属中医“胁痛”“黄疸”等范畴。肝性条达，主疏泄，胆汁为“肝之余气，溢入于胆，积聚而成”，胆为“中清之腑”，存储和输出胆汁，其功能以通降下行为顺，凡情志不畅、寒温不调、饮食不节或恣食肥甘等，均可导致肝胆郁滞，湿热内阻，影响肝的疏泄和胆的通降，使胆汁排泄不畅，久之煎熬聚结成石。结石刺激胆囊或阻塞胆管，不通则痛，发为胁痛。胆汁淤积，不得排泄，泛溢肌肤，则发为黄疸。肝气犯胃，胃失和降，则见恶心、呕吐。陈教授治疗胆囊炎、胆结石，多从肝气郁滞，胆泄不利入手，治疗以疏肝利胆为主，辅以理气和胃之品，收效颇佳。经过多年体会总结一经验方治疗胆囊炎、胆石症，取名四金二胡汤，收效很好。介绍如下：

处方：金钱草 30g，鸡内金 15g，海金沙 30g（包），郁金 10g，柴胡 10g，元胡 10g，佛手 10g，香橼 10g，砂仁 10g，枳壳 10g，大黄

5g，甘草 10g。水煎 450mL，分早、中、晚 3 次，饭后温服，日 1 剂。

方解：四金指金钱草、郁金、鸡内金、海金沙；二胡指柴胡、元胡。此六药在方中起主导作用，故而名之。方中金钱草、鸡内金、海金沙善于清利肝胆湿热而排石，其中鸡内金又可健胃消食；柴胡、郁金可疏肝解郁；元胡可理气化瘀止痛；因肝气郁滞多乘脾胃，故又用佛手、香橼疏肝理气，佛手又具和胃止痛之功；砂仁理气健脾；枳壳调理胃气升降；少量大黄应用可增强利胆排石的作用；甘草调和诸药。综合全方，于疏肝利胆方中佐以化瘀和胃，理气止痛之品，配伍得当。

加减：纳呆食少者，加焦三仙各 10g，莱菔子 15g；腹胀便干者，加槟榔 10g，厚朴 10g，大黄 10g；乏力便溏，舌淡有齿痕者，加党参 10g，白术 10g，茯苓 15g，干姜 10g；舌苔黄腻者，加厚朴 10g，藿香 10g，黄连 10g；口苦苔腻者，加龙胆草 5 ~ 10g；口干少津者，加石斛 10g，玉竹 10g，麦冬 10g；舌暗者，加桃仁 10g，赤芍 10g，丹参 15g，红花 10g；黄疸者，加茵陈 15 ~ 30g，大黄 10g。

陈教授指出，方中金钱草使用一般 30g 以上才有效；茵陈使用一般 10 ~ 30g，根据黄疸程度调整用量；海金沙一般不低于 15g 才行；鸡内金需 10g 以上方可。以上些许体会，供大家参考。

附：《临证指南医案》邹时乘曰："胁痛一症，多属少阳厥阴。伤寒胁痛，皆在少阳胆经，以胁居少阳之部。杂症胁痛，皆属厥阴肝经，以肝脉布于胁肋。故仲景旋覆花汤，河间金铃子散，及先生辛温通络、甘缓理虚、温柔通补、辛泄宣瘀等法，皆治肝着胁痛之剂，可谓曲尽病情，诸法毕备矣。然其症有虚有实，有寒有热，不可概论，苟能因此扩充，再加详审，则临证自有据矣。"

黄　疸

黄疸是以身黄、目黄、小便黄为主症，并以目黄为突出特征的一种病证。其病因与外感、饮食及内伤脾胃、肝胆有关，其病机为各种原因导致的胆汁疏泄失常。治疗多按阳黄与阴黄分治，对于不典型者，多两法合用。

《诸病源候论》中言及黄疸病因，多与脾胃有湿，又受热毒或瘀热所加有关，可以认为湿、热、瘀是本病的关键。所以，本病治疗常以清热、祛湿、化瘀法为主，再据病情随症加减。对于黄疸病，《伤寒论》有治疗阳黄的茵陈蒿汤，后世又据病情变化，创出茵陈术附汤来治疗阴黄，因此可知茵陈确是治疗黄疸的要药。陈教授体会，茵陈治疗黄疸一般用量 30g 以上，量小则效不著。一般性的黄疸可以根据症状辨证加减治疗，但对于一些急性肝坏死、胆道闭阻等引起的黄疸，需中西医结合才行，以免贻误病情。

阳　黄

韩某，女，27 岁，2003 年 10 月 11 日初诊。

主因“身目发黄 5 天”来诊。现症：面目俱黄，腹胀不适，厌油腻，发热不著，身困，纳少，小便黄赤。舌红，苔腻微黄，脉滑。肝功能示：谷丙转氨酶 438U/L，谷草转氨酶 345U/L，总胆红素 150μmol/L，直接胆红素 85μmol/L。西医诊断：黄疸型肝炎。中医诊断：阳黄。

辨证：阳黄。

治法：清利湿热。

处方：茵陈 30g，佩兰 10g，郁金 10g，板蓝根 20g，滑石 10g，槟榔 10g，生山楂 12g，大黄 6g。7 剂。水煎 450mL，分早、中、晚 3 次温服，日 1 剂。

二诊：食欲增，脘满减，仍腹胀，胁痛。查肝功能：谷丙转氨酶 256U/L，直接胆红素 55μmol/L，总胆红素 100μmol/L。上方加枳壳 10g，厚朴 6g。取 7 剂。

三诊：诸症减轻。续服二诊方14剂。

服药后目已不黄，无明显不适症状，复查肝功能正常。稍做加减，取7剂。

药后病愈

按：患者来诊时，曾建议专科医院治疗。患者说先服中药一试，如不效，再去住院。依据患者舌红、苔腻、脉滑、小便黄赤，辨其属阳证、实证；又患者面目俱黄、腹胀不适、厌油腻、身困、纳少，知为湿热阻滞中焦，湿郁于内。故治疗以清利湿热为主，用茵佩郁蓝汤加减。方中茵陈清利湿热，郁金行气散郁，佩兰化湿，滑石化湿利下窍，槟榔行气导滞，板蓝根清热解毒，生山楂助脾胃运化，大黄泻脾胃热毒。全方共奏清热利湿退黄之功，患者服后症状减轻。方与证符，故用上方加减治疗而愈。

阴　黄

张某，男，38岁，2002年5月8日初诊。

主因“面目及全身发黄1月”来诊。现症：黄疸，色晦暗，目黄明显，小便亦黄，伴下肢浮肿，畏寒，食少便溏。舌淡暗，苔白，脉沉。曾自服龙胆泻肝丸等药，无效。患者既往肝炎病史，现拒绝检查。中医诊断：阴黄。

辨证：脾阳虚衰，寒湿凝聚。

治法：温阳健脾，散寒化湿。

处方：茵陈30g，制附子15g（先煎），白术15g，桂枝10g，干姜10g，茯苓30g，泽泻15g，炙甘草10g。3剂，水煎450mL，分早、中、晚3次温服，日1剂。

二诊（5月11日）：服上药后黄疸渐退，纳食渐增，下肢水肿减轻。原方又取3剂。

三诊（5月14日）：黄疸已不明显，现有乏力，汗出症状。初诊方加党参 30g，砂仁 10g。取 7 剂。

药后病愈。

按：黄疸一证，阳黄居多，阴黄少见。阴黄之病机多为脾阳虚衰、水湿不化，也有脾肾阳虚者。治疗应以温阳化湿为主，常用茵陈术附汤加减。此案即在茵陈术附汤基础上加利水、益气之药治疗而愈。

经验小结

陈宝贵教授应用茵佩郁蓝汤的经验

茵佩郁蓝汤是柳学洙先生治疗黄疸的经验方，经临证验证，疗效卓著。陈教授临证中也常以此方加减治疗黄疸，亦收到不错的疗效。介绍如下：

方药组成：茵陈 20g，佩兰 10g，郁金 10g，板蓝根 30g。水煎服。

功效：清热利湿，利胆退黄。

方解：茵陈，《本经》载："味苦，平。主治风寒湿热邪气，热结黄疸。"《别录》载："微寒，无毒。主治通身发黄，小便不利。"《医学衷中参西录》载："善清肝胆之热，兼理肝胆之郁，热清郁开，胆汁入小肠之路毫无阻隔也。"由上可知，茵陈善治黄疸，故此方茵陈为清热利湿退黄之主药。《诸病源候论·黄病候》曰："此由寒湿在表，则热蓄于脾胃，腠理不开，瘀热与宿谷相搏，郁蒸不得消，则大小便不通，故身体面目皆变黄色。"所以，方中用板蓝根清热解毒为辅药。方中佩兰芳香化浊，健脾醒胃，除脘闷呕恶。佩兰，《本经》载其："味辛平，主利水道，杀蛊毒，辟不祥。"《衍义补遗》："盖其叶能散久积陈郁之气，甚有力，入药煎煮用之。"郁金入肝、胆二经，行气解郁，利胆退黄。《本草备要》载郁金："凉心热，散肝郁，下气破血，行滞气，亦不损正气；破瘀血，亦能生新血。"《得配本草》："辛，苦寒。入手少阴、厥阴经。凉心散郁，破血下气。治血气心腹诸痛。"上四药合用，共奏清热利湿，利胆退黄之效，具有显著的清热利湿退黄作用。

加减：胸满腹胀者，加槟榔 10g，焦山楂 10g，厚朴 10g；腹满便秘者，加大黄 8g，栀子 6g；胁痛者，重用郁金，再加丹参 15g，生麦芽 10g；湿盛者，加薏苡仁 20g，滑石 10g；呕吐者，加半夏 10g，竹茹 10g；阴黄见肤色晦暗，肢体逆冷者，加附子 6g，干姜 6g；小便不利者，加猪苓 10g，泽泻 10g，桂枝 10g。若有胆结石者，加金钱草 30g，海金沙 30g，鸡内金 10g。

附：《临证指南医案》蒋式玉按："黄疸，身黄、目黄、溺黄之谓也。病以湿得之，有阴有阳，在腑在脏。阳黄之作，湿从火化，瘀热在里，胆热液泄，与胃之浊气共并，上不得越，下不得泄，熏蒸遏郁，侵于肺则身目俱黄，热流膀胱，溺色为之变赤，黄如橘子色，阳主明，治在胃。阴黄之作，湿从寒水，脾阳不能化热，胆液为湿所阻，渍于脾，浸淫肌肉，溢于皮肤，色如熏黄，阴主晦，治在脾。伤寒发黄，金匮黄疸立名虽异，治法多同。先审黄之必发不发，在于小便之利与不利；疸之易治难治，在于口之渴与不渴。再察瘀热入胃之因，或因外并，或因内发，或因食谷，或因酣酒，或因劳色。有随经蓄血，入水黄汗，上盛者，一身尽热，下郁者，小便为难；又有表虚里虚，热除作哕，火劫致黄，知病有不一之因，故治有不紊之法。于是脉弦胁痛，少阳未罢，仍主以和；渴饮水浆，阳明化燥，急当泻热；湿在上以辛散，以风胜；湿在下，以苦泄，以淡渗；如狂蓄血，势所必攻，汗后溺白，自宜投补；酒客多蕴热，先用清中，加之分利，后必顾其脾阳；女劳有秽浊，始以解毒，继之滑窍，终当峻补肾阴。表虚者实卫，里虚者建中，入水火劫，以及治逆变证，各立方论，以为后学津梁。"（部分删节，取其要义）

鼓　胀

鼓胀是据腹胀如鼓而命名，以腹胀大，皮色苍黄，脉络暴露为特征的一种病证。前人据病因病机有"气鼓""血鼓""水鼓""虫鼓"之分，然气、血、水三者多相兼为病，而虫鼓在本地则极少见。鼓胀今西医多见于多种疾病所致的“肝硬化腹水”中后期阶段，属难症。

陈教授认为鼓胀属“本虚标实”之证，本虚以脾肾虚为主，标实为肝脾失调所致气滞、瘀血、浊水等，本病后期，多累及于肾。治疗方面本着“补虚泻实”的原则，气滞为主者，疏肝理气；瘀血为主者，活血化瘀；浊水为主者，温阳利水；虚实兼夹者，攻补兼施；虚证为主者，甘缓图之。胃肠居于腹中，气滞、瘀血、浊水为病，必影响胃肠，故而鼓胀之证，多伴有胃病及肠病症状，如胃胀、嗳气、纳呆、腹胀、大便异常，甚则呕血、便血等。所以，治疗鼓胀，顾护脾胃功能不可偏废。此病早期治疗，多能带病延年，即使后期，如治疗得当，部分患者也可控制病情，减轻症状。

案 1　阳虚水泛，脾不统血

刘某，男，56 岁，2010 年 3 月 10 日初诊。

肝硬化病史 10 余年，经常出现脘腹胀满及便血、呕血等症。现症：腹部胀大如鼓，青筋暴露，便血，恶心，纳差，汗出，小便量少，腹胀，双下肢水肿。腹水征（+）。舌淡暗，苔白腻，脉弦细。

辨证：阳虚水泛，脾不统血。

治法：温阳利水，健脾止血。

处方：黄芪 20g，党参 30g，炒白术 20g，茯苓 30g，泽泻 15g，白及 15g，桂枝 10g，三七粉 5g，内金 10g，半夏 10g，厚朴 10g，陈皮 10g，甘草 10g。3 剂。水煎 450mL，分早、中、晚 3 次温服，日 1 剂。

二诊（3 月 14 日）：药后大便色由黑渐黄，水肿减轻，肚腹见小，小便量增多，纳亦改善，有汗出后畏寒症状。上方加炮附子 6g。取 7 剂。

三诊（3 月 22 日）：便血已止，纳增，已无汗出畏寒，肚腹明显见小，下肢已不肿，脉象亦见和缓之象。二诊方又取 7 剂。

药后诸症若失。半年后又发，又依上法治疗，病情减轻得以控制。之后间断来诊，巩固治疗，至今间断发作3次，除1次住院外，余皆控制尚可。病情至今，发展不速。

按：肝硬化后期出现上述症状者较多，多属阳虚水泛，脾不统血之证，治疗当以温阳利水，健脾止血为主。此案即用大量益气健脾止血之品，外加温阳利水之药而取效。二诊时考虑患者阳虚较甚，故加附子。

陈教授说此案是肝硬化控制较好的患者，除患者病机相对简单外，其间断来诊巩固治疗亦是病情得以控制的重要原因之一。

案2　肝气郁结，气虚血瘀

王某，男，55岁，2003年11月12日初诊。

肝硬化病史多年，一直未见加重。近半年来时有右胁胀痛不舒，如压重物感，触之右胁下有癥块，剑突下2cm左右，脘满纳呆，形瘦肚腹大。舌紫暗，苔薄白，脉弦细。腹部彩超示：肝硬化，少量腹水。

辨证：肝郁脾虚，胃失和降，气虚血瘀，水饮停滞。

治法：疏肝健脾和胃，益气化瘀，利水消肿。

处方：鳖甲30g，炮山甲10g，桃仁10g，三棱10g，莪术10g，党参30g，白术15g，沉香5g，佛手10g，香橼10g，茯苓30g，枳壳15g，鸡内金10g，当归15g，白芍15g，泽泻15g。7剂。水煎450mL，分早、中、晚3次饭后温服，日1剂。

二诊（11月19日）：胁胀痛减，脘满亦减，纳增，尿量增多，舌脉如前。上方加柴胡10g。取14剂。

三诊（12月5日）：已无胁胀，稍有脘满。二诊方加陈皮10g。取14剂。

四诊（12月18日）：诸症皆失，肚腹见小，舌暗，脉弦已有缓和之象。改处方如下：鳖甲15g，炮山甲5g，桃仁10g，三棱10g，莪术10g，党参10g，白术10g，沉香3g，佛手10g，香橼

10g，茯苓 15g，枳壳 10g，当归 10g，白芍 15g，泽泻 15g，陈皮 6g。取 30 剂。

五诊（2005 年 1 月 17 日）：服上方 30 余剂后，复查腹部彩超未报有腹水，胁肋下触之已不痛，未触及肿大肝脏。四诊方又取 14 剂。

后其他病友告知，患者 2 年病未复发。

按：依据肝硬化病史多年，近期出现右胁胀痛不舒，如压重物，触之胁下有癥块，加之舌紫暗、脉弦，可诊为肝郁血瘀证。脘满纳呆、形瘦肚腹大、苔白、脉细，可知兼有脾胃失和、水饮内停。结合患者腹部彩超检查，可知此案患者为肝硬化后期肝郁脾虚，胃失和降，气虚血瘀，水饮停滞之证。所幸此时患者腹水并不太多，身体正气虚不太甚，尚有挽回之机。故方中以鳖甲、炮山甲软坚散结；桃仁、三棱、莪术活血化瘀；当归、白芍活血之中兼可养血柔肝；党参、白术、茯苓、泽泻健脾利水；沉香、枳壳疏肝理气；香橼、佛手理气和胃；内金消食助运。诸药并用，共奏疏肝健脾和胃，益气化瘀，利水消肿之功。二诊中加柴胡以增加疏肝之力。三诊中加陈皮以理气除胀。四诊处方用药与一诊用意相同，因患者病邪已减，故减药物用量。

另需要指出的是，鳖甲、党参、茯苓用量较大。陈教授体会，对于肝硬化导致肝脾肿大的患者，鳖甲用至 30g 才能取到较好的软坚散结作用。对于肝硬化后期出现脾虚腹水患者，党参需用 30g 方能取到益气健脾效果，茯苓用至 30g 才会取到健脾利水的功效。一家之言，供大家参考。

中　风

中风是以突然昏仆，不省人事，半身不遂，口眼歪斜，言语不利为主症的一种病证。一般轻者无昏仆，仅见半身不遂，口眼歪斜等症状。重者发生急骤，症见多端，病变迅速，与风之善行数变特点相似，故其又名卒中。中风之因很多，内伤、情志、饮食、外感等皆可致之，但其病机总属阴阳失调，气血逆乱。具体治法现多从辨中经络、中脏腑来治疗，中经络常以平肝熄风，化痰化瘀通络为主，中脏腑常以豁痰开窍或回阳固脱为主。

历代医家对中风病的病因、病机有不同的认识，因此对中风有不同的治法，或以正虚邪中立论，或以中风非风立论。叶天士阐明中风发病为“精血衰耗，水不涵木，木少滋荣，肝阳偏亢”所致。《名医杂著》提出气滞、气虚、血瘀、血虚是形成中风的病机。《医林改错》提出中风是由于元气亏损所致，提出用益气活血法治疗偏枯。陈教授认为中风之来，虽外风者有之，但内因常起主要作用。中风患者常见有体型肥胖，长期烟酒，嗜食肥甘厚味，致使痰浊内生者；又有情志不遂或急躁易怒者，致使肝火偏旺，阳亢化风或肝肾阴虚，风阳内动等。在这种情况下，一有外邪侵袭，引动风、火、痰、瘀阻塞经络，终致中风发生。又有素体阳气虚弱或气血亏虚，推动无力，又易导致气虚血瘀的发生。因此陈教授认为，中风之病因病机为风、火、痰、瘀、虚所致，治疗之法应以祛风、平肝、豁痰、祛瘀、补益为主，临床多见两种或两种以上因素同时致病，致使病机复杂，临证时应“谨守病机，辨证论治”。此外，在组方用药时，陈教授常加入风药以祛内外之风，如羌活、防风、秦艽、白芷、天麻、全蝎等，疗效颇佳。

案1　肝肾不足，风邪入络

祝某，女，54岁，2010年8月16日初诊。

右侧面肌及眼睑痉挛，右肩关节疼痛，睡眠欠佳。舌红，苔薄白，脉弦。中医诊断：中风（中经络）。

辨证：肝肾不足，风邪入络。

治法：补益肝肾，熄风通络。

处方：天麻 10g，钩藤 15g，全蝎 5g，蜈蚣 2 条，羌活 10g，秦艽 15g，防风 10g，鸡血藤 15g，白芷 10g，葛根 20g，地龙 15g，甘草 10g。14 剂。水煎 450mL，分早、中、晚 3 次服，日 1 剂。补肾安神胶囊 2 瓶，每次口服 2 粒，每日 3 次。

二诊（2011 年 1 月 3 日）：服上方后诸症减轻。此次复诊原方又取 14 剂。

药后病愈。

按：风邪入络，络脉不通，故而面肌及眼睑痉挛。经络受邪，不通则痛，故右肩关节疼痛。肾阴不足，心肾不交，则睡眠欠佳。舌红，脉弦，乃肝肾阴虚而生内热之证。苔薄白说明火热未盛。故治疗应以补益肝肾、熄风通络为法。方用天麻钩藤饮、大秦艽汤为主方加减。方中天麻、钩藤平肝熄风。因患者肝风、火热未盛，故去石决明、栀子、黄芩。面肌及眼睑痉挛，肩关节疼痛，为邪在经络，故以大秦艽汤之秦艽、羌活、防风、白芷，加全蝎、蜈蚣、葛根以解表祛风通络。内热未盛故去黄芩、石膏。鸡血藤、地龙养血活血通络，并取“血行风自灭”之意；且地龙咸寒，用至 15g 有清泻热邪之功。补肾安神胶囊为师之经验方，有补肾安神之功，可以交通心肾以助睡眠。

案 2　风寒外袭，肝风内动

刘某，女，63 岁，2012 年 2 月 15 日初诊。

主因“左侧面部肌肉不自主抽搐反复发作 4 年余，加重 1 周”来诊。初期为眼睑、口角跳动，逐渐发展至左侧面部肌肉阵发性、不规则的跳动，每天发作频率少则十余次，多则数十次，面部吹风着凉后加重；情绪急躁，夜眠差，既往查头颅 CT 无异常。间断服用卡马西平、苯妥英钠、氯硝西泮等药物，疗效欠佳。近 1 周来因晨起外出，面部着风寒后面肌痉挛明显加重。现症：左侧面肌不自主抽动，伴左眼睑、口角抽动，数分钟发作 1 次，头晕、头胀、后枕部胀痛，夜寐差。舌暗淡，苔薄白，脉弦紧。测血压：180/100mmHg。既往右侧周围性面瘫病史 6 年，高血压病史 13 年，间断服用硝苯地平缓释片 20mg，每日 1 ～ 2 次。西医诊断：面肌痉挛。中医诊断：中风（中经络）。

辨证：风寒外袭，肝风内动。

治法：祛风散寒，熄风止痉。

处方：天麻 10g，钩藤（后下）15g，白芷 10g，细辛 3g，秦艽 10g，葛根 30g，川芎 10g，地龙 10g，蜈蚣 1 条，甘草 6g。5 剂。水煎 450mL，分早、中、晚 3 次温服，日 1 剂。并嘱患者避风寒，慎起居，调情志。规律服用降压药物：硝苯地平缓释片 20mg，2 次 / 日。

二诊（2 月 20 日）：面肌痉挛略减轻，头晕、头胀、后枕部胀痛减轻。上方钩藤（后下）加至 30g。取 10 剂。

三诊（3 月 2 日）：服上方 7 剂后面肌痉挛明显减轻，但于 3 日前生气后出现面肌痉挛再次加重，并伴胸闷、憋气、心慌、喜叹息。继服上方所余 3 剂，症状无改善，来诊。测血压 150/90mmHg。胸片示：未见异常。ECG：ST 改变，T 波低平。于二诊方加薤白 10g，檀香（后下）5g。并嘱调理情绪。取 7 剂。

四诊（3 月 9 日）：患者胸闷、憋气明显减轻，无心慌，面肌痉挛无明显变化。调整处方如下：天麻 10g，钩藤（后下）30g，白芷 10g，细辛 3g，秦艽 10g，葛根 30g，川芎 10g，怀牛膝 15g，薤白 10g，檀香（后下）5g，甘草 6g。10 剂。水煎 450mL，分早、中、晚 3 次温服，日 1 剂。另，蜈蚣 2 条，全蝎 5g 共为细末，分为 3 份，用中药水煎剂送服。

五诊（3 月 17 日）：面肌痉挛明显减轻，无明显胸闷、憋气，无头晕、头胀及后枕部胀痛。测血压 140/90mmHg。又取四诊方 20 剂。

六诊（4 月 6 日）：面肌痉挛减至每天发作 1 ～ 2 次，腰膝酸软。

四诊方将怀牛膝加至 30g，改为 1 剂药分 2 天服用，以巩固疗效。服 1 个月。

随访（11 月 20 日）：患者之子来述，已停中药半年，偶有面肌痉挛发作。现规律服用降压药，血压控制平稳。嘱避风寒、节饮食、调情志、慎起居，规律服药。

按：患者阴虚风动，复因外感风寒，面部受风，发生面瘫。面部本有寒袭之证，复感风寒之后使病情加重。故治疗以祛风散寒，熄风止痉为主。方中天麻、钩藤合用，有平肝潜阳，熄风止痉之功；白芷、细辛、秦艽、葛根温经散寒，解肌止痛；全蝎、地龙乃血肉有情之品，能搜风剔络化痰；川芎活血化瘀，有"治风先治血"之意；甘草调和诸药。诸药合用有熄风止痉，祛风散寒之功效。二诊时钩藤重用，可增强清肝之力。三诊中薤白通阳散结，行气导滞；檀香理气调中，散寒止痛；两药合用可宽胸理气，散寒止痛。四诊时怀牛膝重用，以滋补肝肾，引血下行；蜈蚣、全蝎同用，搜风剔络化瘀之力增，胜于单用一药。患者先后诊治 3 月余，取得了较好的疗效。

案 3　肾虚风动，痰浊上泛，痰阻脑络

何某，男，55 岁，干部，2003 年 5 月 10 日初诊。

患者脑动脉硬化多年，形体肥胖，经常头晕耳鸣。3 天前头晕加重，口唇麻木如蚁行，逐渐口眼歪斜，舌强，言语不清，右侧半身不遂。舌质红，苔薄白，脉弦细。测血压 150/80mmHg。经某医院诊断为"脑血栓形成"。中医诊断：中风（中经络）。

辨证：肾虚风动，痰浊上泛，痰阻脑络。

治法：滋肾固本，豁痰开窍。

处方：熟地黄 30g，山萸 15g，石斛 15g，肉苁蓉 20g，巴戟天 15g，菊花 10g，菖蒲 20g，钩藤 15g，远志 5g，麦冬 20g，五味子 10g，泽泻 15g，丹参 15g。10 剂。水煎 450mL，分早、中、晚 3 次

温服，日 1 剂。

二诊(5 月 20 日)：服药后口唇麻木及口眼歪斜明显好转，舌见软，言语渐清，患侧上下肢较前有力，下肢明显，脉稍有力。原方继进 10 剂。

三诊（5 月 30 日）：服药后唇麻眼斜及语言功能基本恢复，半身不遂明显好转，脉渐有力。

上方稍做加减治疗半年，获良效。

按：患者脑动脉硬化多年，经常头晕耳鸣，此为肾精不足，上扰清窍所致。形体肥胖故易酿湿生痰，头晕后突然口唇麻木，逐渐口眼歪斜，舌强，言语不清，右半身不遂，此为痰浊阻塞脑络。舌质红，苔薄白，脉弦细为阴虚兼有热象。治疗此证，陈教授常用地黄饮子加减。方中熟地黄、石斛、肉苁蓉、麦冬、五味子、山萸滋阴补肾；巴戟天补肾阳，寓“阳中求阴”之意；菊花、菖蒲、钩藤、远志清热祛风，化痰开窍；泽泻利水渗湿，泻中有补；丹参活血化瘀通络。诸药共用，滋补真元以固本，开窍豁痰以治标，标本兼治，终获较好的疗效。

案 4　风火上扰，痰阻脑窍

李某，男，50 岁，工人，2004 年 3 月 20 日初诊。

2 天前因情志不遂，突发口眼歪斜，舌强语謇，继则右侧肢体不遂，瘫软不用。曾一度神志昏迷，2 天后转醒。既往高血压病史多年，平素常头晕目眩，烦躁易怒。现症：面红易躁，形体肥胖，喜食膏脂厚味。舌质红，苔黄腻，脉弦滑。测血压 170/100mmHg。头颅 CT 示：左侧壳核出血。中医诊断：中风（中脏腑）。

辨证：风火上扰，痰阻脑窍。

治法：清热熄风，化痰通络。

处方：天麻 10g，钩藤 15g，地龙 15g，菊花 10g，牛膝 10g，

杜仲 15g，当归 15g，菖蒲 30g，桑寄生 15g，黄芩 10g，全蝎 5g，白僵蚕 10g，石决明 30g（先煎），龙胆草 10g，甘草 10g。5 剂。水煎 450mL，分早、中、晚 3 次温服，日 1 剂。

西药给予降压、降颅压、保护脑细胞等神经内科基础治疗。

二诊（3 月 25 日）：服药后症状稍有改善。原方又服 7 剂。

三诊（4 月 2 日）：口眼歪斜、舌强语謇均大有好转，右肢渐能活动。血压已降至 145/80mmHg。复查头颅 CT 示：血肿已大部分吸收。继以熄风化痰为主，加活血通络之剂。上方去白僵蚕、菊花、龙胆草，加鸡血藤 20g，赤芍 15g，川芎 10g，胆星 10g。14 剂，水煎服，日 1 剂。

四诊（4 月 16 日）：病情大减，右手已能握拳携物，独自行走，唯感觉右侧肢体酸胀麻木。以三诊方调治月余。随访半年，病情稳定。

按：患者头晕目眩、烦躁易怒，为肝阳上亢。因情志因素突发半身不遂，伴有面红易躁、形体肥胖、舌质红、苔黄腻、脉弦滑，为痰火上扰，阻于脑窍。方药可用天麻钩藤饮加减。上方用天麻、钩藤、菊花平肝熄风；牛膝、杜仲、桑寄生补益肝肾，引火下行；地龙、当归活血通络；菖蒲开窍化痰；白僵蚕熄风止痉，化痰通络；石决明、龙胆草、黄芩清肝泻火；甘草调和诸药。全方共奏清热熄风，化痰通络之功，使肝火熄，痰火消。症状改善，血压平稳后，去清肝熄风之药，加入鸡血藤、赤芍、川芎、胆星等活血化瘀，化痰通络之品，使中风渐得康复。

案 5　阳气虚弱，瘀阻脑络

张某，女，56 岁，工人，2003 年 4 月 20 日初诊。

2 个月前，夜半睡眠时先感右侧肢体不灵活，继而不用。于当地医院住院治疗，诊断为：左侧基底节区脑梗死。经治好转出院。至今右侧半身感觉及运动功能极差，患肢酸痛，言语不清，口角流涎，倦怠乏力，动则汗出，面色萎黄，纳呆食少。舌质暗胖有齿痕，苔白而腻，脉沉迟。中医诊断：中风（中经络）。

辨证：阳气虚弱，瘀阻脑络。

治法：益气活血，通经活络。

处方：黄芪 30g，当归 15g，赤芍 15g，川芎 10g，地龙 15g，桃仁 10g，红花 10g，菖蒲 30g，半夏 10g，茯苓 15g，鸡内金 10g。5 剂。水煎 450mL，分早、中、晚 3 次温服，日 1 剂。

二诊（4 月 26 日）：药后症状改善不明显。上方加党参 15g。取 10 剂。

三诊（5 月 7 日）：药后患侧知觉及运动功能渐为改善，疼痛减轻。二诊方加鸡血藤 15g，秦艽 15g，以加强通络作用。取 20 剂。

四诊：（5 月 27 日）：服上药后，右手已能握筷，右足亦可拄杖慢步，言语渐清。

继用三诊方，隔日 1 剂，连服 2 月余，基本治愈，生活能自理。

按：《医学衷中参西录》云："气血虚者，其经络多瘀滞……以化其瘀滞，则偏枯痿废者，自愈也。"指出瘀血阻滞经络每由气虚所致。因此应用大补元气，化瘀行滞为法。方用清·王清任补阳还五汤加减。此患者病已 2 个月，由虚致瘀，因此用黄芪大补脾胃之元气，使气旺则血行；配以当归养血活血，有祛瘀而不伤正之用；川芎、赤芍、桃仁、红花活血化瘀，通络止痛；地龙通经活络；患者苔白腻，纳呆食少为脾虚有痰，胃虚有滞，故加菖蒲、半夏、茯苓、鸡内金醒脾化痰，消食和胃。二诊时效不著，考虑补气药力量不足，故加党参 15g，增加补气之力。

补阳还五汤为临证治疗多种中风、偏枯属气虚血瘀证之良方，随症加减，其效更著。加减：语言不利者，加菖蒲、远志；口眼歪斜明显者，加牵正散；肢体疼痛者，加丹参、乳香、没药；上肢偏废为主者，加桑枝、姜黄等祛风通络；瘫痪日久，选加全蝎、水蛭等搜风剔络。

案6　痰瘀阻络

王某，男，57岁，2009月12月15日初诊。

主因“言语不利伴右侧肢体活动不利1小时余”入院。诊时患者构音欠清，右侧中枢性面舌肌瘫，右上肢肌力Ⅱ级，右下肢肌力Ⅲ级，右巴氏征（+）。舌暗红，苔厚腻稍黄，脉弦滑。头颅CT示：左侧基底节区脑血肿（出血量约23mL），右侧基底节区腔隙灶。患者平素形体肥胖，既往吸烟饮酒史30年，烟每日20余支，白酒每日半斤。住院后，西医给予脑出血常规治疗。中医诊断：中风（中经络）。

辨证：痰瘀阻络。

治法：化痰活血，熄风通络。

处方：蒲黄10g，三七粉6g，半夏6g，瓜蒌10g，天竺黄10g，丹皮15g，生地黄15g，天麻10g，地龙10g，菖蒲20g，甘草5g。3剂。水煎450mL，分早、中、晚3次温服，日1剂。

二诊（12月18日）：右侧肢体活动不利及言语不利无明显变化，右上肢肌力2级，右下肢肌力3级。上方加丹参15g，益母草15g。取4剂。

三诊（12月21日）：右侧肢体活动不利及言语不利减轻，右侧肢体肌力3级。二诊方去蒲黄及三七粉，加川芎10g，鸡血藤15g。取4剂。

住院3周后复查头颅CT：左侧基底节区脑血肿已吸收。出院后又服三诊方20剂。

四诊（2010年2月）：2个月后门诊复诊，患者言语稍欠流利，右侧肢体活动欠灵活，右侧肢体肌力4级。

按：患者形体肥胖，加之长期吸烟饮酒，容易助湿生痰。痰湿内蕴，郁而化热，热极生风，导致风痰搏结，络破血溢，发为出血性中风。“离经之血即为瘀血”，且痰浊与瘀血常相兼为患，故治以“化痰活血，祛瘀生新”之法。方中蒲黄、三七两味药具有活血不伤正，止血不留瘀的特点，适合脑出血早期。半夏、瓜蒌、天竺黄清热化痰，天麻平肝熄风，菖蒲化痰醒神开窍。舌暗红，故给予丹皮、生地黄凉血，并防半夏温燥之性。患者发病 3 天后，已无再出血之虞，故加用丹参、益母草以加强活血化瘀之力；且第 3 天为脑水肿高峰期，脑水肿中医病机主要为痰瘀水互结，活血祛瘀有利于脑水肿的消退。患者三诊时已发病 1 周，故去止血活血之品，加用川芎活血行气，赤芍活血平肝。

案 7　肝肾亏虚，髓海不足

蔡某，男，58 岁，干部，2004 年 10 月 20 日初诊。

主因“右下肢乏力，走路不稳 4 个月”来诊。患者 4 个月前无明显诱因晨起乏力，右手不能持物，右下肢无力，走路不稳。当时查头颅 CT 示：左侧脑室旁多发缺血灶，脑萎缩。服用“脑心通”后症状稍缓解。现症：四肢乏力，以右下为重，走路不稳，头晕，记忆力减退，时有胸闷，睡眠差，大便 4 ～ 5 日一行。舌质淡暗，苔薄，脉弦细。查体：右下肢肌力 4 级，左下肢肌力 5 级。既往高血压病史 2 年，血压最高达 160/100mmHg，未服用降压药；今测血压 160/100mmHg。

辨证：肝肾亏虚，髓海不足。

治法：补益肝肾，化痰开窍。

处方：生地黄 10g，巴戟天 10g，山茱萸 10g，石斛 10g，肉苁蓉 10g，五味子 10g，肉桂 5g，茯苓 15g，麦冬 15g，石菖蒲 30g，远志 5g，薏苡仁 10g，杜仲 15g，甘草 10g，磁石 30g，制附子 5g（先煎半小时）。7 剂。水煎 300mL，分早、晚温服，日 1 剂。同时服酒石酸美托洛尔 12.5mg，每日 2 次。

二诊（10 月 27 日）：大便仍干，上方加瓜蒌 30g 以宽胸理气，润肠通便。取 7 剂。

三诊（11 月 2 日）：双下肢乏力，走路不稳。二诊方加牛膝 15g，狗脊 15g。取 14 剂。

患者服药 2 个月后，右下肢肌力 5 级，走路较前平稳。

按：脑为髓海，肾精亏损，髓海不足，脑失所养，故头晕，记忆力减退。心肾不交，故睡眠差。胸闷、舌暗，为痰瘀所致。走路不稳，脉弦细，为肝阴不足，风动的表现。故治疗当以补益肝肾，化痰开窍为主。方中熟地黄、山茱萸补肾阴；肉苁蓉、巴戟天温补肾阳；附子、肉桂温补真元，摄纳浮阳；麦冬、石斛、五味子甘寒滋阴，可佐治肉桂、附子之燥热；石菖蒲、远志、茯苓化痰开窍。因患者主要表现为肾精不足，肢体痿弱不遂，故加补益肝肾之牛膝、狗脊、杜仲；睡眠差属心肾不交，兼痰浊扰心，故加菖蒲、远志、茯苓交通心肾，再加磁石重镇安神。

又，本案所用为地黄饮子的加减方。地黄饮子出自金代刘完素《宣明论方》，主治："内夺而厥，舌喑不能言，二足废不为用。肾脉虚弱，其气厥不至，舌不仁。经云喑痱足不履用，声音不出者。"药物组成有熟地黄、麦冬、石斛、五味子、山萸肉、巴戟天、肉苁蓉、制附子、肉桂、茯苓、远志、菖蒲，具有滋肾阴，补肾阳，开窍化痰的功效，主治下元虚衰，痰浊上犯之证。此方标本兼顾，上下并调，而以治下、治本为主。陈教授临证将此方应用于各种脑病，如脑梗死、脊髓空洞症、晚期高血压、格林巴列综合征等，取效满意。加减：①如足废偏于肾阴虚而见骨节烦热者，可加桑枝、地骨皮、鳖甲以退虚热。②如偏于肾阳虚而见腰膝冷感者，可加淫羊藿、仙茅以温化肾阳。③兼有气虚者，可加黄芪、党参以补气。④若仅有足废不用之症者，可去菖蒲、远志等开窍之品。⑤属阴虚痰火盛者，可去肉桂、附子，加竹沥、胆南星、贝母、天竺黄以清化痰热。

案8　风痰内蕴，痰瘀互结

李某，男，53岁，2013年5月12日初诊。

主因“左耳耳鸣、耳聋，行走不利1月余”来诊。1月余前突发视物不清，左耳耳鸣，晕厥伴汗出，行走不利，向左侧偏斜。在北京某医院就诊，查头颅CT示：小脑梗死。经治疗后行走不利减轻，左耳听力好转，仍耳鸣。现症：左耳耳鸣，左听力下降，行走不利，向左侧偏斜。舌质暗，苔白腻稍黄，脉弦滑。既往高血压病史近10年，血压控制欠佳。西医诊断：脑梗死，神经性耳鸣。中医诊断：中风（中经络）。

辨证：风痰内蕴，痰瘀互结。

治法：开窍化痰，熄风通络。

处方：菖蒲30g，远志10g，菊花15g，胆南星10g，陈皮10g，茯苓10g，半夏10g，天麻10g，钩藤15g，葛根20g，细辛3g，甘草。7剂。水煎450mL，分早、中、晚3次温服，日1剂。另，回神颗粒5g，口服，每日3次。

二诊（5月19日）：耳鸣稍减轻，仍觉头晕及左耳听力下降。上方加川芎6g，葛根20g。取14剂。

三诊（6月2日）：耳鸣、头晕、行走不利均较前好转，仍觉左耳听力下降。二诊方加蝉蜕6g。取14剂。

四诊（6月15日）：诸症好转，舌质暗，苔白稍腻，脉弦滑。三诊方去胆南星。服20剂。另嘱，停药后继服回神颗粒3个月。

随访知基本痊愈。

按：中风为本虚标实之证，治疗需补益五脏精气，化瘀祛痰，开窍通络，而使五脏精气充盛，瘀化痰消，窍开络通。“兼者并行，甚者独行”，本患者痰浊之象显著，故先治以开窍化痰，熄风通络之法。

方中石菖蒲、远志化痰开窍；菊花、胆南星、陈皮、茯苓、半夏合用清热化痰，取“温胆汤”之意。“诸风掉眩，皆属于肝”，故用天麻、钩藤平肝潜阳熄风；葛根、细辛舒筋通络；川芎乃血中气药，上行颠顶，下行血海，善于行气活血；蝉蜕甘、寒，入肺、肝经，既能祛外风，又能熄内风，乃陈教授治疗风热上扰耳鸣之常用药。

另，“回神颗粒”由人参、鹿角片、石菖蒲、川芎、丹参等组成，具有补气化瘀，化痰开窍之功。在治疗脑梗死、脑出血、各种痴呆、创伤性脑损伤等神经疾病方面有很好的疗效。

案9　阴阳两虚，痰浊阻络

朱某，男，62岁，2009年10月11日初诊。

患者于1个月前患脑梗死，经住院治疗后遗留言语不利，饮水呛咳，右侧肢体活动不利。现症：精神欠佳，步履不稳，双下肢乏力，纳呆。舌淡，苔白腻，脉细弱滑。查体：面色苍白，表情淡漠，反应迟钝，无欲状。查体：伸舌左歪，右侧肢体肌力3级，右巴氏征（+）。头颅CT示：左侧基底节区脑梗死。

辨证：阴阳两虚，痰浊阻络。

治法：滋阴补阳，化痰通络。

处方：熟地黄30g，巴戟天15g，石斛15g，肉苁蓉20g，制附子10g（先煎），五味子5g，肉桂5g，茯苓20g，麦冬15g，菖蒲30g，远志5g，半夏10g，陈皮10g，桑枝30g。7剂。水煎450mL，分早、中、晚3次温服，日1剂。

二诊（10月18日）：服药后步履较前有力，言语不利稍有好转，饮食增加，苔腻渐化，脉转有力。效不更方，又取7剂。

诸症好转，之后上方稍做加减共服56剂，基本恢复从前状态。

按：患者阳虚生痰，痰浊不化，阻塞舌络而言语不利。痰浊阻络，经络不通则偏侧肢体麻木不仁，活动不利。故治疗应以滋阴补阳治其本，化痰通络治其标。上方肉桂、附子、肉苁蓉、巴戟天引火归原；菖蒲、远志交通心肾；石斛清虚热；半夏、陈皮、茯苓涤荡痰饮；熟地黄、山萸肉滋肝肾；麦冬、五味子滋补肺肾，又可敛之；桑枝以通经活络。全方使阴阳平衡，痰消络通，则言语渐清，肢体有力，诸症得以好转。

案 10　创伤后气虚血瘀，闭阻神窍

刘某，男，21 岁，2007 年 7 月 29 日入院，请会诊。

主因“车祸后意识不清 1 小时余”入院。查体：血压 120/80mmHg，昏睡，双侧瞳孔不等大，左：右 =3mm ：1.5mm，对光反射迟钝。颜面部肿胀，四肢刺激下可动，双巴氏征（±）。舌质暗，苔薄白，脉细。GCS（格拉斯哥昏迷评分）：9 分。辅助检查：头颅及胸部 CT（7 月 29 日）：蛛网膜下腔出血，左侧上颌窦积液，左侧上颌窦前壁及后外侧壁骨质欠规整。胸部 CT 未见异常。西医诊断：创伤性脑损伤。按西医常规治疗。中医诊断：中风（中脏腑）。

辨证：气虚血瘀，闭阻神窍。

治法：补气化瘀，开窍醒神。

处方：人参 15g，鹿角片 10g，灵芝 15g，丹参 20g，川芎 10g，石菖蒲 30g，五味子 5g。水煎 300mL，分早、晚 2 次鼻饲，日 1 剂。

二诊（8 月 1 日）：入院 3 日后，神志转清，双侧瞳孔等大等圆，对光反射存在。GCS：12 分。头颅 CT 平扫（8 月 1 日）：与 7 月 29 日头颅 CT 比较：蛛网膜下腔出血略见吸收，余者未见明显变化。现时有头晕，腰酸。上方人参减至 10g，加山萸肉 15g。中药改为口服，日 1 剂。

三诊（8 月 5 日）：入院 1 周后给予下颌体骨折切开复位内固定术。纳差，舌暗淡，脉沉细。二诊方加山药 20g，白术 10g，当归 15g。日 1 剂。

继续治疗 15 日后，症状明显好转。GCS14 分。头颅 CT 平扫（8 月 14 日）：与 8 月 1 日头颅 CT 比较：蛛网膜下腔出血基本吸收，余者未见明显变化。继服三诊方半月。

住院 1 个月后出院。GCS15 分。未遗留明显后遗症。

按：创伤实乃客邪，其突发而至，客邪猝然中人，病起急骤危重，正气暴绝，五脏气机闭塞，神明被扰，神机失用，而见神志改变。故创伤后“气虚”乃发病之重要病机特点，补益五脏，大补元气之法对于创伤后患者至关重要。临证用人参配鹿角大补元气。韩袤曰：“人参炼膏，回元气于若无有之乡。”《鸡峰普济方》载鹿角能“壮筋骨，实下元，安魂定魄，却老延年，补壮腰膝，久服益气轻身不饥者”。全身照射（TBI）时，除外力直接导致损伤灶的脑组织破坏外，位于其周边的脑细胞也有不同程度的损伤，这也会引起严重的继发性脑损伤。活血化瘀法不但具有促凝血、抗凝血的双向调节作用，还具有保护多种凝血因子不被激活的作用。故临证时用丹参、川芎活血祛瘀。《本经》载丹参：“破癥除瘕，止烦满，益气。”《日华子本草》载川芎：“治一切风，一切气，一切劳损，一切血，补五劳，壮筋骨，调众脉，破癥结宿血，养新血长肉。”患者入院时昏迷，双侧瞳仁不等大，故用菖蒲开窍醒神。《本草新编》载菖蒲：“开心窍必须佐以人参，治善忘，非人参为君亦不能两有奇验也。”上方中以人参为君，石菖蒲、鹿角为臣，灵芝、丹参、五味子为佐，川芎为使，共奏补益五脏精气，化瘀祛痰，开窍通络之功。经治疗 3 日后，患者神志转清，故减人参用量。因头晕、腰酸，加山萸肉以补益肝肾。《别录》载山萸肉“强阴益精，安五脏，通九窍，明目，强力”。脾胃为气血生化之源，脾虚日久，气血生化乏源，故见气血两虚之象。纳差，舌暗淡，脉沉细皆乃脾虚血虚之象，故加用山药、白术、当归益气健脾，养血活血。用药处方针对患者病机，虽病危重，终取良效。

经验小结

1. 陈宝贵教授治疗出血性中风的经验

中风是中医对急性脑血管病的统称，它包括出血性中风和缺血性中风。出血性中风是指非外伤性脑实质内出血，即脑出血，约占全部脑卒中的20%～30%。发病的主要原因为高血压，其他由淀粉样血管变性、动脉瘤、动静脉畸形等原因引起。陈教授经近50年临床经验，体会到瘀血在出血性中风中具有重要地位，故利用活血化瘀法为主，论治出血性中风，临床疗效显著。

陈教授认为，出血性中风属于离经之血，瘀于脑府，致使脑髓壅滞，元神被围，神明被蒙，五脏失统，六腑气闭，肢体失和；病机虽然复杂，但总不离瘀血之一端。出血性中风血溢脉外，产生瘀血，瘀血可致气血运行受阻，气机失调，不能正常输布津液，进而导致痰瘀互结。痰瘀互结，郁闭脑窍是出血性中风的主要病理改变，故而出血性中风急性期的治疗，可用活血化瘀法。唐容川指出："既有瘀血，便有瘀血之证，医者按证治之，无庸畏阻。"所以出血性中风不是活血化瘀的禁忌证，脑出血患者辨证使用活血药，有利于病情的康复。另，现代研究表明：在脑出血急性期，不以止血为首要任务，而应以缓解血肿压迫，改善脑局部缺血缺氧为中心目的；活血化瘀法能够消除脑水肿，改善血液循环，保护神经细胞免受损伤。

陈教授指出，运用活血化瘀法需注意以下几点：①活血化瘀法应在辨证论治的基础上应用。在治疗时若只采用针对某种病因或局部病变的单一疗法，则不利于纠正全身功能紊乱及提高临床疗效。②应掌握用药时机。出血性中风初期，多阳亢风动，气血逆乱为患，风为阳邪，易升易动，活血化瘀药多辛温走窜之品，用之过早恐有引动肝风复起之虞。审其时机，只要上逆之气复返，气复平顺而不上逆，并无明显出血倾向，就可及时应用活血法了。③根据发病时期的不同，灵活选择具体药物。在脑出血发病24小时内可能出现血肿扩大或再出血，此时可灵活选择具有化瘀与止血双重作用的活血化瘀类中药，如三七粉、大黄、蒲黄、茜草、花蕊石、藕节等。待 24 小时后，再给予丹参、川芎、红花等药物。最好在发病 1 周后，再给予活血化瘀等中药注射剂。④注意活血化瘀勿伤血。中风患者多阴血偏衰，活血化瘀之品性多温燥，有耗血之弊，在治疗过程中还应注意活血化瘀勿伤血，可选用性质平和之品，如桃仁、红花、丹参、山楂、赤芍、川芎、鸡血藤等。

如果存在以下几种情况之一，暂不宜用活血化瘀法：①年龄 < 50 岁。②凝血时间延长，血小板 ≤ 100×10^9/L。③长期饮酒导致肝功能异常或脾功能亢进者。④血压居高不降者，收缩压 ≥ 170mmHg 或（和）舒张压 ≥ 100mmHg。⑤蛛网膜下腔出血者，大量出血（脑叶出血 ≥ 40mL，小脑出血 > 10mL，脑干出血 > 5mL），颅压升高，意识不清，并发消化道出血、鼻衄及血尿等内出血者。

2. 陈宝贵教授治疗面肌痉挛的经验

面肌痉挛是一种无痛性、间歇性、不自主、无规律的同侧面神经所支配范围内的肌肉强直或阵挛发作，发病早期多为眼轮匝肌间歇性抽搐，后逐渐扩散至一侧面部其他肌肉，患者无法控制，入睡后停止。临床多伴有眩晕、耳鸣、头胀不适、烦躁等症状，症状多呈进行性加重，每因紧张、疲劳、自主运动等原因诱发或加剧。本病缠绵难治，容易复发，重症患者可致患侧面肌挛缩，患侧眼裂变小，面肌扭曲变形，严重影响患者工作及生活质量。陈教授经过 50 年临证，体会到风邪在面肌痉挛的发病中具有重要地位，强调重视内风及外风在治疗面肌痉挛中的意义，临证采用祛风散寒，熄风止痉法治疗面肌痉挛，疗效颇佳。

病名的确立

中医学无面肌痉挛之名，散见于中医学的“脾轮振跳”“筋惕肉瞤”“瘛疭”等范畴。《张氏医通·瘛疭》载：“瘛者，筋脉拘急也，疭者，筋脉弛纵也，俗谓之抽。”徐大椿曰：“欲治病者，必先识病之名，能识病之名而后求其病之所由生。知其所由生，又当辨其生之因各不同，而症状所由异；然后考虑其治之法。”陈教授认为，中医古籍中虽没有面肌痉挛病名，但面肌痉挛的临床表现与中医的“瘛疭”“筋惕肉瞤”相似，通过对近10年中医学术期刊所载论文进行调查，发现采用西医病名诊断及治疗的论文报道达到90%以上，故认为在目前情况下中西医可统一使用“面肌痉挛”作为辨病之病名，据此西医病名，再中医辨证治疗，如此则纲举目张，有利于临床经验交流和进一步深入研究。

病因病机

（1）肝风内动：《素问·至真要大论》有“诸风掉眩，皆属于肝”和“风在筋”之说。《灵枢·经脉》曰：“肝足厥阴之脉，起于大指丛毛之际……夹胃，属肝，络胆……连目系，上出额，与督脉会于颠。其支者，从目系下颊里，环唇内。”即肝经连眶—额—面—唇。《目经大成·目》有云：“此症谓目睑不待人之开合，而自牵拽振跳也。盖足太阴厥阴营卫不调，不调则郁，久郁生风而致。”肝主疏泄，疏泄正常时气血调畅，经络通利。若疏泄功能失常，可致肝气郁结或肝阳偏亢，侵及肝之经络可致阳亢风动。肝主藏血，在体合筋，开窍为目，若肝血虚不能养筋，则筋脉失养也可导致面肌拘急。而且厥阴肝经的经络循行与面神经的现代解剖分布基本一致。故本病的中医病位当责之于肝，病机主要为肝风内动。

（2）外感风寒：面肌痉挛属中医学“风痉”“筋急”“筋惕肉瞤”范畴。其突发忽止，与“风善行而数变”的特征相似，风性善动，在肢体则表现为筋惕肉瞤，在眼、面部则筋急抽搐、脾轮振跳。头为诸阳之会，风为百病之长。古云“颠顶之上，唯风可至”及“寒性收引，主痛”。外感风寒之邪，风邪循经上扰头面，面部筋肌气血失和，风寒互阻，筋脉失养而致。故本病常因风寒之邪客于手少阳、阳明经，入中面部筋肌，使气血运行不畅，筋脉收引而致面部肌肉抽搐。《灵枢·经筋》云：“足之阳明，手之太阳筋急，则口目为僻……”“经筋之病，寒则反折筋急。”临床多见患者在主症基础上兼有面部受凉史，汗出恶风，形寒怕冷，肩背酸楚不适等风寒阻络症状。

用药特点

陈教授指出：面肌痉挛患者常在阴虚风动的基础上，复因外感风寒而导致病情加重。临床治疗时应注意辨清内风及外风在每位面肌痉挛患者发病中的轻重不同，合理调配治疗内外风的药物比例。然一病必有主方，一方必有主药。临床常用以下药物配伍治疗面肌痉挛。

天麻，甘平，对各种病因之肝风内动、惊痫抽搐，不论寒热虚实皆可配伍使用。《本草汇言》载天麻："主头风，头痛，头晕虚旋，癫痫强痉，四肢挛急，语言不顺，一切中风，风痰。"钩藤，平肝祛风降逆，用于惊痫抽搐，有较好的熄风止痉功效。《本草纲目》载："钩藤，手、足厥阴药也。足厥阴主风，手厥阴主火，惊痫眩晕，皆肝风相火之病，钩藤通心包于肝木，风静火熄，则诸症自除。"天麻配钩藤乃陈教授治疗面肌痉挛之常用对药。秦艽，辛、苦，微寒，祛风湿，舒筋络。用于风湿痹痛，筋脉拘挛，骨节酸痛。《名医别录》称秦艽："能疗风，无问久新，通身挛急。"《冯氏锦囊秘录》亦载："秦艽风药中之润剂，散药中之补剂，故养血有功。中风多用之者，取祛风活络，养血舒筋。盖治风先治血，血行风自灭耳。"细辛，辛温之品，功能温经散寒、祛风止痛，主治风寒头痛、风湿痹痛等症。《本经》载细辛："主咳逆，头痛脑动，百节拘挛，风湿痹痛。"《本草经疏》更明确指出："细辛，风药也。风性升，升则上行，辛则横走，温则发散，故主咳逆，头痛脑动，百节拘挛，风湿痹痛。"白芷，辛温，祛风散寒，活血止痛。《本草求真》载白芷："气温力厚，通窍行表，为足阳明经祛风散湿主药。故能治阳明一切头面诸疾。"李杲称："白芷，疗风通用，其气芳香，能通九窍。"秦艽、细辛、白芷三药乃陈教授治疗面肌痉挛祛外风常用之品。面肌痉挛常反复发作，病程长，疾病缠绵不愈。《临证指南医案》指出："久病邪正混处其间，草木不能见效，当以虫蚁疏逐。"全蝎，辛平，归肝经，熄风止痉，通络止痛，用于急慢惊风、中风口眼歪斜、破伤风等痉挛抽搐之证。《本草纲目》载："蝎，足厥阴经药也，故治厥阴诸病。诸风掉眩、搐掣，疟疾寒热，耳聋无闻，皆属厥阴风木。"《本草从新》载全蝎："治诸风掉眩，惊痫抽掣，口眼斜……厥阴风木之病。"《医学衷中参西录》载："蝎之为物，腹有八星，实为木之成数，故能直入肝经以理肝舒筋（肝主筋），项间之筋舒则无拘挛，自无肌肉之痉挛也。”蜈蚣，辛温，归肝经，熄风止痉，通络止痛，用于急慢惊风、破伤风等痉挛抽搐之证。《医学衷中参西录》载蜈蚣：“蜈蚣之为物，节节有脑，乃物类之至异者，是以性能入脑，善理脑髓神经，使不失其所使，而痫痉之病自愈。”“蜈蚣，其性尤善搜风，内治肝风萌动，癫痫眩晕，抽掣瘈疭……用时宜带头足，去之则力减，且其性原无大毒，故不妨全用也。”全蝎、蜈蚣临床常相须为用，使熄风止痉之功更著，乃陈教授治疗面肌痉挛最常用对药之一。结合现代药理学，陈教授认为全蝎及蜈蚣的主要有效成分为复杂的毒性蛋白和非毒性蛋白，是一种类似神经毒素的蛋白质，如果常规入水煎剂，则成分大量被破坏，疗效会显著降低；为达到疗效，必须加大临床用量。上述二药目前价格高，故可将二药等分研末冲服，每次 1.0 ~ 2.0g，每日 3 次，既提高临床疗效，又降低药物用量，减轻患者的经济负担。

陈教授指出：面肌痉挛患者大都处在中年期，尤以女性居多，患者工作压力大，家庭、社会责任重。激动、大怒、焦虑、紧张、劳累都可能诱发此病。本病的中医病位在肝，肝主疏泄，调畅气机。在治疗过程中强调从患者整体出发，审证求因，在应用上述治法的同时，注意根据患者的病因，配以理气疏肝、行气活血、解郁安神之品，临床常用檀香、郁金、川芎、香附、合欢皮等药。在做好药物治疗的同时，应与患者多做思想沟通，帮助患者学会用正确的心理进行自我调节，以积极的态度面对生活和工作，避免抑郁和焦虑，做到劳逸结合，起居有节，使患者早日重获健康。

附：《临证指南医案·中风》华岫云曰：“今叶氏发明内风，乃身中阳气之变动。肝为风脏，因精血衰耗，水不涵木，木少滋荣，故肝阳偏亢，内风时起。治以滋液熄风、濡养营络、补阴潜阳，如虎潜、固本、复脉之类是也。若阴阳并损，无阴则阳无以化，故以温柔濡润之通补，如地黄饮子、还少丹之类是也。更有风木过动，中土受戕，不能御其所胜，如不寐不食，卫疏汗泄，饮食变痰，治以六君、玉屏风、茯苓饮、酸枣仁汤之属。或风阳上僭，痰火阻窍，神识不清，则有至宝丹芳香宣窍，或辛凉清上痰火。法虽未备，实足以补前人之未及。至于审症之法，有身体缓纵不收，耳聋目瞀，口开眼合，撒手遗尿，失音鼾睡。此本实先拨，阴阳枢纽不交，与暴脱无异，并非外中之风，乃纯虚证也，故先生急用大剂参附以回阳，恐纯刚难受，必佐阴药，以挽回万一。若肢体拘挛，半身不遂，口眼歪邪，舌强言謇，二便不爽。此本体先虚，风阳夹痰火壅塞，以致营卫脉络失和。治法急则先用开关，继则益气养血，佐以消痰清火，宣通经隧之药。气充血盈，脉络通利，则病可痊愈。”上段华氏总结叶氏治疗中风之经验，颇为有理，可备参考。

眩　晕

眩为目眩，指眼前发黑，视物模糊。《说文》曰：（眩）目无常主也。晕为头晕，有天旋地转感。《说文》曰：日月气也；现演变为头有发昏旋转的感觉。所以眩晕是指头晕、眼花为主要临床表现的一种病症，常伴有恶心、呕吐、汗出、面色苍白等症状。眩晕的病因主要有肝阳上亢、气血亏虚、肾精不足、痰湿中阻，病机为风、火、痰、瘀上扰清窍，或精亏血少，清窍失养。眩晕之实证主要与肝胆有关，为肝胆之风阳上行夹痰、夹火引起；眩晕之虚证主要与脾肾有关，为气血亏虚、脾不升清、脾虚生痰，或肾精亏虚，清窍失养导致。治疗之法，实证者宜潜阳、泻火、化痰；虚证者宜益气养血、滋补肝肾。

陈教授治疗眩晕，属外感者，或治以祛风散寒，或治以疏风清热，或治以祛风胜湿，但不论何种为治，皆以祛除外邪为主。属内伤者，或治以平肝潜阳，或治以补益肝肾，或治以化痰开窍，或治以益气养血，本着“虚则补之，实则泻之”的原则，虚者重脾肾，实者重肝胆。又，头为诸阳之会，虚者为头之清阳不足，实者为头之阳气过盛，阳不足者宜升阳，阳过盛者宜潜阳或降火。

案 1　风寒客络

李某，女，50 岁，2004 年 5 月 12 日初诊。

头晕头胀，头皮麻木、胀痛，双上眼睑下垂，上睁无力，已 1 月有余，经多方治疗无效。舌暗淡，苔薄白，脉弦。询问病史，答说：晚间洗头后当风受凉，次日即发病。

辨证：风寒客络。

治法：祛风散寒，活血通络。

处方：羌活 10g，当归 15g，川芎 10g，秦艽 15g，菖蒲 30g，蝉衣 15g，葛根 20g，全蝎 5g，蜈蚣 2 条，白芷 10g，细辛 3g。7 剂。水煎 450mL，分早、中、晚 3 次温服，日 1 剂。

二诊（ 5 月 19 日）：服药后诸症大减，睁眼有力。效不更方，继服原方 7 剂。

药后来电告知痊愈。

按：患者因洗头后感受风寒而得病，所谓“伤于风者，上先受之”“颠高之上，唯风可到”。外邪自表侵袭于经络，上犯颠顶，风寒客于头部经络，使清阳之气受阻，故出现头晕头胀、头皮麻木、胀痛。风寒客于睑部经络，使上眼睑肌肉麻痹，故出现眼睑下垂。据分析，治疗之法当以祛风散寒，活血通络为主。上方中羌活、白芷、细辛、蝉衣祛风散寒；葛根解肌，既升清阳，又能佐辛温药之温燥；患者病程长，舌暗淡，故用当归、川芎、秦艽养血活血、通络，有“治风先治血，血行风自灭”之意；菖蒲开窍，使清阳升，头晕止；全蝎、蜈蚣搜风通络，祛久伏经络之寒邪。全方寓祛风升清、活血通络于一体，使病渐愈。

另，陈教授指出，对于风邪久伏入络之疾，需用虫类药搜风剔络。

案2　痰蒙清窍

侯某，女，34岁，2003年2月17日诊。

患者突发旋转耳鸣，头晕头沉，闭目难睁，胸闷恶心，动则呕吐。平素面色萎黄，疲乏无力，纳呆食少。舌淡，苔白腻，脉滑。1年前曾有类似发作史，在外院诊断为梅尼埃病。查头颅多普勒示：左侧大脑中动脉供血不足，双侧椎动脉、基底动脉痉挛。

辨证：痰蒙清窍。

治法：燥湿健脾，化痰开窍。

处方：菊花15g，葛根15g，川芎10g，细辛3g，陈皮10g，半夏10g，茯苓15g，枳壳10g，竹茹10g，菖蒲20g，远志5g，天麻10g，钩藤15g，甘草10g。3剂。水煎300mL，分早、晚2次温服，日1剂。

服3剂而愈。

按：此患者因痰湿中阻，蒙蔽清窍，使清阳不升，浊阴不降而致眩晕，故用芎辛导痰汤为基础方加减治疗。其中二陈辛温，健脾化痰为主；川芎、细辛活血散寒；竹茹、枳壳下气化痰，降逆止呕，治疗胸闷、恶心、呕吐；菖蒲、远志化痰开窍，且可安神；菊花、葛根清利头目，使清阳得升，浊阴得降；天麻、钩藤平肝止晕。此案仅3剂而愈，甚是奇效。

眩晕一证，临床中以痰湿中阻为多见，此类患者多形体肥胖，嗜酒肥甘，饥饱劳倦，伤于脾胃，使健运失司，以致水谷不化，精微不生，痰湿中阻，清阳不升，浊阴不降，从而引起眩晕。治疗之法宜从健脾、燥湿、化痰着手。

案3　肝阳上亢，肝气郁滞

王某，女，66岁，2004年3月22日初诊。

头晕耳鸣，头痛头胀，面红目赤，口苦心烦，急躁易怒，时有惊悸，常遇情绪波动而加重，失眠多梦。舌质红，苔黄，脉弦。测血压为180/110mmHg。

辨证：肝阳上亢，肝气郁滞。

治法：平肝潜阳，舒肝解郁。

处方：菊花15g，夏枯草10g，天麻10g，钩藤15g，川芎10g，细辛3g，地龙15g，全蝎5g，生龙骨30g，生牡蛎30g，沉香10g，郁金10g，菖蒲30g，远志5g，龙胆草5g，甘草10g。7剂。水煎450mL，分早、中、晚3次温服，日1剂。

二诊（3月29日）：药后血压平稳，情绪稳定，头晕耳鸣减轻，仍夜寐欠安，多梦。上方加入炒枣仁15g，合欢皮15g，首乌藤15g，以养心安神。取7剂。

药后诸症消失。

按：《临证指南医案·眩晕》华岫云曰："经云：诸风掉眩，皆属于肝。头为诸阳之首，耳目口鼻皆系清空之窍。所患眩晕者，非外来之邪，乃肝胆之风阳上冒耳，甚则有昏厥跌仆之虞。"此患者平素血压较高，头晕头胀，面红心烦口苦，舌红苔黄脉弦，因情绪不良加重，此为肝阳上亢，肝郁化火，肝风内动，上扰清窍所致。方中菊花、夏枯草、龙胆草、川芎、细辛温凉并用，清肝泻火，又能直达脑窍，清利头目；天麻、钩藤、生龙牡镇肝熄风，生龙牡还可安魂镇惊，治疗失眠多梦；地龙、全蝎熄风通络，乃治风要药；沉香、郁金、菖蒲、远志疏肝理气，交通心肾。全方合为平肝潜阳，凉肝熄风，舒肝安神之剂。病、证、药相合，故而药到病除。

案4　暑湿阻滞中焦，脾不健运

张某，男，36岁，2003年6月26日诊。

头目眩晕，头重如裹，脘满呕恶，纳呆食少，四肢乏力，倦怠嗜睡，口泛甜味。舌暗，苔白腻，脉滑。

辨证：暑湿阻滞中焦，脾不健运。

治法：淡渗利湿，健脾和胃。

处方：藿香 10g，砂仁 10g，半夏 10g，滑石 15g，厚朴 10g，薏苡仁 30g，茯苓 15g，丹参 15g，车前子 15g，泽泻 15g，陈皮 10g，甘草 10g。7 剂。水煎 450mL，分早、中、晚 3 次温服，日 1 剂。

药后病愈。

按：患者发病于夏季，暑湿之邪阻于中焦，清阳不升而出现头晕、头重如裹、倦怠嗜睡。暑湿阻于中焦，脾受湿困，健运失司，故出现脘满呕恶、纳呆食少。脾主四肢，脾为湿困，故四肢乏力。脾湿上泛，故口泛甜味。苔脉均为内有湿邪之象。据分析，治疗之法当以淡渗利湿、健脾和胃为主。上方中藿香芳香化湿；薏苡仁、茯苓健脾除湿；滑石、车前子、泽泻淡渗利湿，清利小便，使湿有出路；半夏、陈皮、砂仁、厚朴、甘草行气和胃，使胃纳增多；舌暗为内有瘀滞，故加丹参活血化瘀，通利血脉。全方合用，使湿邪去，脾运健，纳食多，则头晕可愈。

案 5　脾肾两虚

荆某，女，39 岁，2003 年 3 月 24 日初诊。

主因“头晕耳鸣，头重如裹 1 月余”来诊。近期记忆力明显减退，疲乏无力，饮食减少，两目干涩，心烦易怒，失眠多梦，腰膝酸软，大便溏薄。舌胖满口，苔白腻，脉滑细。

辨证：脾肾两虚。

治法：益肾健脾。

处方：菖蒲 30g，远志 5g，佩兰 10g，茯苓 15g，白术 15g，藿香 10g，女贞子 15g，旱莲草 15g，仙灵脾 15g，五味子 5g，枸杞子 15g，砂仁 10g。7 剂。水煎 450mL，分早、中、晚 3 次温服，日 1 剂。

二诊（3 月 31 日）：头晕减，仍神疲乏力，烦躁易怒。上方加郁金 10g。取 7 剂。

三诊（4 月 7 日）：诸症减，睡眠稍差，仍不思饮食，舌暗，苔腻。二诊方加合欢皮 15g，鸡内金 10g，半夏 10g。取 7 剂。

药后病愈。

按：患者烦劳过度而伤脾，脾虚日久而及肾，以至脾肾两虚。脾虚无以运化水谷精微，营养周身，故饮食减少，疲乏无力。脾不健运则便溏。头重如裹、舌胖、苔白腻、脉滑细，均为脾虚有湿之象。肾精亏虚，髓海不足，则头晕耳鸣、腰膝酸软、记忆力减退。心烦、失眠多梦、两目干涩为肝肾阴虚之象。据分析，治疗之法当以益肾健脾为主。方中白术、茯苓健脾；藿香、佩兰芳香化湿；女贞子、旱莲草、仙灵脾、五味子、枸杞子补益肝肾，阴阳并补，又有"阳中求阴"之意，且仙灵脾辛散，五味子酸收，一散一收调节肾之开合；菖蒲、远志交通心肾以安神；砂仁理脾和胃。全方共奏益肾健脾，安神和胃之功。二诊时头晕减，乏力烦躁为肝郁气滞，故加郁金以疏肝理气。三诊时仍纳少、眠差，故加合欢皮、鸡内金、半夏以和胃消食，解郁安神。此方可使肾精得充，脾运得健，神安胃和则诸症可愈。

《灵枢·海论》曰："脑为髓之海。""髓海不足，则脑转耳鸣，胫酸眩冒，目无所见，懈怠安卧。"故肾精亏虚，不能生髓，致使髓海不足，上下俱虚的头晕之证，治以补肾益髓为主。

案 6　中焦虚寒，痰饮上犯

汪某，女，46 岁，2007 年 11 月初诊。

主因"反复头晕 10 余年"来诊。患者每遇劳累或失眠后头晕发作，伴耳鸣，恶心呕吐，呕吐物为胃内容物或痰涎，每次发作约需治疗半月，甚至缠绵两月不等。此次患者于半月前劳累后又出现头晕，经中西医治疗收效不佳。查头颅 CT 未见异常，经西医诊断为梅尼埃病。诊时表情淡漠，面色苍黄，闭目静卧，头晕目眩，睁眼则头晕加重，动则呕吐，呕吐物为胃内容物及痰涎。舌淡暗，苔薄白水滑，脉沉细弱。

辨证：中焦虚寒，痰饮上犯。

治法：温阳散寒，降逆止呕。

处方：吴茱萸 10g，半夏 12g，陈皮 10g，党参 20g，生姜 30g，茯苓 30g，炒白术 10g。5 剂。水煎 450mL，分早、中、晚 3 次温服，日 1 剂。

二诊：药后呕吐、眩晕均明显减轻。原方再进 7 剂。

三诊：眩晕、呕吐、耳鸣均消失。继以健脾温中方药调理而愈。

按：《伤寒论》第 378 条云："干呕，吐涎沫，头痛者，吴茱萸汤主之。"此患者头晕，动则呕吐痰涎，与吴茱萸汤的主症相似，病机相同，故可用吴茱萸汤加减治疗。此患者中焦虚寒，聚湿生痰生饮，致使浊阴不降，上犯则呕吐痰涎，上蒙清窍则头晕耳鸣，上扰于心则心悸不安，舌脉也支持本证诊断。治疗之法当以温阳散寒，降逆止呕为主。上方中吴茱萸暖肝降逆下气；大剂量生姜温散水饮，降逆止呕；茯苓淡渗利湿；半夏燥湿止呕；陈皮理气燥湿；炒白术、党参健脾以杜生痰饮之源。诸药共奏温中散饮、健脾止呕止晕之效。药专力宏，10 余剂症状即消失，后用健脾温中方善后。

案 7　肝肾阴虚，虚热上扰

宋某，男，44 岁，2008 年 12 月 3 日初诊。

头晕已有 3 个月，少寐，口干口苦，记忆力差，纳食欠佳。舌质红，苔稍黄少津，脉弦细。

辨证：肝肾阴虚，肝气不舒，胃阴不足，虚热上扰。

治法：滋补肝肾，疏肝和胃，养阴清热。

处方：沙参 10g，麦冬 10g，川楝子 6g，白芍 10g，生地黄

10g，川芎 6g，菊花 10g，女贞子 10g，黄连 6g，陈皮 3g，神曲 10g。3 剂。水煎 450mL，分早、中、晚 3 次温服，日 1 剂。

二诊（12 月 6 日）：头晕口干减轻，纳增。原方又取 11 剂。

药后症状基本消失。

按：患者少寐、舌红少津、脉弦细，为肝肾阴虚。头晕、口干口苦、苔微黄，为肝肾不足，虚热上扰；纳食欠佳为胃阴虚。据上分析，治疗应滋补肝肾、养阴清热为主。上方中生地黄、沙参、麦冬、枸杞子、女贞子滋阴润燥，清热生津，可补肝肾胃之阴；白芍柔肝养血；川楝子、黄连疏肝清热，理气止痛；菊花取其清利头目；陈皮、神曲理气消食，陈皮可防诸滋阴药之壅滞。诸药并用，使肝肾胃阴得养，肝气条畅，虚热得去，诸症得以清除。方证相符，共服 14 剂，症状基本消失。

一贯煎出自清代魏之琇所著的《柳州医话》，其方主治由肝肾阴虚，肝气不舒证所引起的胸胁疼痛，口苦吞酸，咽干口燥，舌红少津，脉细数或细弦等。方药由北沙参、麦冬、当归、生地黄、枸杞子、川楝子组成。此案患者所患之症与一贯煎病因病机相同，故可用一贯煎加减。一贯煎方的配伍关键，是大队滋养肝肾阴血药中，佐少量川楝子以疏肝理气，使肝血得养而又不阻遏气机。本方经过加减以后可治疗很多疾病，在上可治疗头晕头痛、眼目口鼻等，在中可治疗胸胁脘腹疼痛、泛酸等，在下可治疗尿痛、尿赤、便秘等。另外还可治疗全身症状如手足心热、盗汗等。其病机关键在于肝肾阴虚，肝气不舒。临证加减：头晕重者，加菊花 15g，知母 6g；两胁胀痛者，加郁金 10g，元胡 10g；口渴口干甚者，加生石膏 15g；口苦甚者，加黄连 6g；便秘者，加瓜蒌仁 15g；纳差者，加鸡内金 6g，神曲 10g。

案 8　肝郁化火，痰火上犯

张某，女，42 岁，2005 年 8 月诊。

患者1个月前与人发生口角，次日晨起突发天旋地转，闭目难睁，胸脘满闷，耳鸣恶心，呕吐苦水。自服西药“眩晕停”后症状稍减轻。近2日因情志不遂，病情加剧。现症：头晕，烦躁不安，脘腹胀痛，口苦不欲饮，大便秘结，小便短赤。舌红，苔黄腻，脉弦滑。

辨证：肝郁化火，痰火上犯。

治法：疏肝降逆，祛痰泻火。

处方：川芎10g，菊花15g，细辛3g，陈皮10g，半夏10g，枳壳10g，茯苓15g，菖蒲30g，远志5g，葛根20g，丹参20g，郁金10g，黄芩10g，炒栀子10g，龙胆草5g，大黄10g（后下），甘草10g。3剂。水煎450mL，分早、中、晚3次温服，日1剂。

二诊：大便通，呕吐止，烦躁减，头晕减轻。上方去大黄。取4剂。

药后而愈。

按：芎辛导痰汤出自《证治准绳》，药物由川芎、细辛、南星、陈皮、茯苓、半夏、枳实、甘草、生姜组成。其有散寒化痰之功，主治痰厥头痛，症见头痛、眉棱骨痛、目不可开、昼静夜剧等。陈教授又在芎辛导痰汤治疗头痛的基础上加菊花、葛根、菖蒲、远志、郁金等药治疗眩晕，取效甚佳。此案即用芎辛导痰汤加清热泻火之品治疗而愈。

案9　气血亏虚

李某，女，45岁，2007年6月诊。

头晕目眩，动则加剧，遇劳则发，面色㿠白，爪甲不荣，神疲乏力，心悸少寐，纳呆食少，大便溏薄。舌淡，苔薄白，脉细弱。

辨证：气血两虚，心神失养。

治法：益气养血，养心安神。

处方：川芎10g，菊花15g，细辛3g，陈皮10g，半夏10g，枳壳10g，茯苓15g，菖蒲30g，远志5g，葛根20g，丹参20g，郁金

10g，黄芪 20g，白术 15g，党参 15g，炒枣仁 15g，远志 5g，甘草 10g。水煎 450mL，分早、中、晚 3 次温服，日 1 剂。

连服 10 剂而病愈。

按：依据头晕目眩，动则加剧，遇劳则发，面色㿠白，神疲乏力，心悸少寐，纳呆食少，大便溏薄，应辨为气血两虚，心神失养证。舌脉亦是气血两虚的表现。治疗之法当以益气养血，养心安神为主。此案即用芎辛导痰汤加益气健脾、养心安神之品治疗而愈。

经验小结

陈宝贵教授治疗高血压眩晕的经验

陈教授认为高血压眩晕的病位主要在肝、肾两脏。肾藏精，肝藏血，精血同源。当肾精不足，肝失所养，可致阴阳失调，风火相煽，气机升降失常而发为本病。肝属风木，主升主动。阳亢风动，风火上扰清窍，故眩晕耳鸣，头胀且痛。肝火扰乱心神，故烦躁易怒。恼怒则引动肝阳，故眩晕常因情志失常而诱发或加重。本病的基本病理为阴虚阳亢，主要病机为肝肾阴阳失调，气机升降失常。

肝阳上亢之肝风内动证，可用张锡纯先生镇肝熄风汤加减治疗，处方及加减详见《医学衷中参西录》。根据陈宝贵教授的治疗体会，高血压如治疗得法，初期大多可以治愈，中期高血压亦有部分治愈，多数临床症状可缓解，继发性高血压需结合原发病治疗。辨证处方可参考以下加减：高血压顽固不退者，选加生龙骨 30g，菊花 15g，白蒺藜 15g，钩藤 15g；胆固醇高者可加茺蔚子 15g，夏枯草 10g，焦山楂 15g；血压差小者可加生地黄 15g，丹参 15g；动脉硬化者可加龟板 15g，天冬 12g；高血压病所致的头痛、头晕长期反复发作者，治疗上宜从“久病入络”“无痰不作眩”入手，依症使用“搜风剔络”“化痰降浊”之药。

附：《临证指南医案·眩晕》华岫云：“经云，诸风掉眩，皆属于肝，头为六阳之首，耳目口鼻，皆系清空之窍。所患眩晕者，非外来之邪，乃肝胆之风阳上冒耳，甚则有昏厥跌仆之虞。其证有夹痰、夹火，中虚、下虚，治胆、治胃、治肝之分。火盛者，先生用羚羊、山栀、连翘、花粉、玄参、鲜生地黄、丹皮、桑叶，以清泄上焦窍络之热，此先从胆治也。痰多者，必理阳明，消痰如竹沥、姜汁、菖蒲、橘红、二陈汤之类。中虚则兼用人参，《外台》茯苓饮是也。下虚者，必从肝治，补肾滋肝，育阴潜阳，镇摄之治是也；至于天麻、钩藤、菊花之属，皆系熄风之品，可随症加入。此症之原，本之肝风，当与肝风、中风、头风门合而参之。”以上条文是华氏对叶氏治疗眩晕证的简要概括，从病机到治法到方药，简明扼要，切中主题，大家可作一参考。

头 痛

头痛是指眉毛以上至后枕下部以上范围疼痛为主症的一种病证。其按头痛部位，常分为正头痛、偏头痛、前头痛、颠顶痛、后头痛等。头痛是临床上最常见的症状之一，发病率较高，部分较难治愈。头痛原因很多。临床以表里分，有外感、内伤之别；以虚实论，有虚、实夹杂之异；以部位言，有颠顶、前、后、两侧之分。“头乃诸阳之会”，居位最高，“伤于风者，上先受之”，所以头者易受风邪侵袭。治外感头痛常用祛风止痛之药，如白芷入阳明经，主治前头痛（前额痛、眉棱骨痛）；羌活入太阳经，主治前、后头痛；细辛入少阴经，主治寒盛头痛连齿者；藁本入太阳经，主治颠顶及脑后头痛；防风性润，为治风通药，一般头痛风邪偏重者，皆可加入；川芎为头痛要药，有“头痛不离川芎”之说，主治所有头痛，尤以偏头痛为宜。又有内伤头痛，主要致病因素与虚、瘀、寒、痰、火有关，依据具体情况，可辨证使用补虚、化瘀、祛寒、化痰、降火等治法。对于长期的顽固性头痛，一般药物无效者，常需加入蜈蚣、全蝎、僵蚕等虫类药，取其搜风剔络之功，方可取效。

案1　风寒入络

李某，男，23岁，2004年3月16日诊。

头痛，遇风痛重，恶寒，鼻塞。舌淡，苔白，脉浮。

辨证：风寒入络。

治法：疏风散寒，通络止痛。

处方：荆芥10g，防风10g，羌活10g，白芷10g，川芎10g，细辛3g，薄荷6g，辛夷10g，甘草6g。3剂。水煎450mL，每日1剂，分3次服。

药后病愈。

按：川芎茶调散出自宋代《太平惠民和剂局方》。方药由川芎、羌活、细辛、白芷、荆芥、防风、薄荷、甘草、茶叶组成。有疏散风寒，通络止痛之功。常用于外感风寒之邪所致的风寒头痛，日久不去；或恶寒发热，头重头痛，鼻塞等症。此案患者也是由于受风寒出现的头痛，病机和主症与其相同，故可用川芎茶调散加减治疗。上方中川芎为头痛要药，其辛温香窜，可上行头目，善于祛风活血而止头痛；荆芥、防风祛风散寒；羌活、白芷、细辛疏风止痛，其中羌活善治太阳经头痛，白芷善治阳明经头痛，细辛善治少阴经头痛，又能宣通鼻窍；辛夷宣通鼻窍；薄荷辛凉上行，能清利头目，又可佐治诸辛温之药；甘草调和诸药。辨证得当，用方准确，3剂而病愈。

案2　风寒入络，血脉瘀阻

赵某，男51岁，2012年3月5日初诊。

2个月前无明显诱因出现后头痛，项背沉紧，曾施针灸拔罐治疗1周，未能缓解，且有加重，昼夜不止。就诊时疼痛较剧，连及项背，恶风懒动。舌淡红，苔薄白，脉细。查头颅CT未见异常。患者既往高血压病史，平素血压150/100mmHg，未规律服药。

辨证：风寒入络，血脉瘀阻。

治法：祛风通络，活血止痛。

处方：葛根 30g，川芎 15g，羌活 10g，细辛 3g，桂枝 10g，天麻 10g，钩藤 15g，蜈蚣 2 条，全蝎 10g，丹参 20g，当归 15g，甘草 10g。7 剂。水煎 450mL，分早、中、晚 3 次饭后温服，日 1 剂。

二诊：药后疼痛明显缓解，遂上方去全蝎、蜈蚣，加白芍 15g。取 14 剂

药后病愈。

按：此患者虽无明显外感病因，但依据患者头痛、恶风懒动及舌脉，可诊为风寒入络，血脉瘀阻证。故方中重用葛根解肌生津舒筋，实验发现葛根可治疗高血压病引起的头痛，并能缓解颈背部肌肉紧张疼痛；又用川芎疏风止痛，主治外感风邪引起的偏正头痛、颠顶作痛、头项疼痛等，其可“上行头目，下行血海”，为“血中气药”，善于活血祛瘀，疏风止痛；并伍以羌活、细辛、桂枝祛风通络；再加上虫类药搜风剔络；丹参、当归活血化瘀；天麻、钩藤平肝通络。全方共奏祛风通络之效。二诊时加白芍以养血和营。

案 3　热毒上扰

周某，女，32 岁，2008 年 7 月 18 日初诊。

头痛且胀，喜凉恶热，面红，大便干。舌红，苔黄，脉数。

辨证：热毒上扰。

治法：散风泄热。

处方：川芎 10g，羌活 10g，白芷 10g，薄荷 10g，石膏 20g，菊花 15g，僵蚕 10g，芦根 30g，大黄 6g（后下），甘草 6g。3 剂。水煎 450mL，分早、中、晚 3 次饭后温服，日 1 剂。

二诊（7 月 21 日）：药后诸症好转，大便已通。上方去大黄。取 3 剂。

药尽而愈。

按：头痛且胀、喜凉恶热、面红、舌红、苔黄、脉数，显是风

热之毒上攻头部的表现，故治应以散风泄热止痛为主。方在川芎茶调散的基础上去辛温之细辛、荆芥、防风，加清热解毒疏风之石膏、菊花、僵蚕。热必伤津，故加芦根以养阴生津。此方亦取芎芷石膏汤之方义。3剂后，大便已通，故去大黄。药对证，病遂愈。

案4　外感里热

杨某，女，30岁，2004年5月24日诊。

头痛且胀，遇热加重，发热恶风，咽喉肿痛，时有咳嗽。舌尖红，苔黄，脉浮数。

辨证：外感里热。

治法：祛风清热。

处方：菊花15g，羌活10g，川芎10g，黄芩10g，杏仁10g，银花15g，柴胡10g，薄荷10g（后下），甘草10g。3剂。水煎450mL，分早、中、晚3次温服，日1剂。

1剂而痛减，3剂病愈。

按：患者为外感兼有里热之证，属于外感头痛范畴。内有热，故头痛遇热加重。风邪束表，阳气内郁，肺气不宣，故发热恶风、咽喉肿痛、时有咳嗽。舌红、苔黄、脉数为内有热象，脉浮为表证未解。上方中菊花、川芎、羌活、柴胡、薄荷辛凉解表，疏风止痛，其中羌活有反佐之意；黄芩、杏仁、银花清热宣肺；甘草调和诸药。全方温凉并用，使表邪除，内热清。病邪尚浅，用药及时，故1剂病减，3剂而愈。

案5　外寒里热

李某，男，43岁，2009年4月8日诊。

间断头痛5年有余，因平时痛不剧烈，故未重视。几天前出现头痛，以前额痛为主，恶寒发热，咽干咽痛，口渴，舌尖红，苔稍黄，脉浮稍紧数。

诊断：外寒里热。

治法：解表散寒，清热生津。

处方：川芎 10g，羌活 10g，细辛 3g，白芷 10g，荆芥 10g，防风 10g，薄荷 10g，石膏 20g，玄参 10g，芦根 30g，甘草 6g。5 剂。水煎 450mL，分早、中、晚 3 次温服，日 1 剂。

药后病愈。

按：恶寒发热、脉紧，为外感风寒。咽干咽痛、舌尖红、苔黄为有里热。口渴为里热伤津。据分析，治疗以解表散寒、清热生津为法。方中荆芥、羌活、白芷、细辛、防风，疏风止痛；薄荷辛凉上行，能清利头目；石膏、玄参、芦根清热生津；甘草调和诸药。病本不重，故可 5 剂而愈。

案 6　脾虚痰盛，外感湿邪

任某，女，23 岁，学生，2010 年 8 月 1 日初诊。

外出之后，头痛身困，胸脘痞闷，纳呆，便溏。舌淡暗，苔白腻，脉濡滑。

辨证：脾虚痰盛，外感湿邪。

治法：健脾化痰，祛风除湿。

处方：半夏 10g，陈皮 10g，茯苓 15g，苍术 15g，厚朴 10g，羌活 10g，防风 10g，白芷 10g，川芎 10g，蔓荆子 10g，藁本 10g，甘草 6g。3 剂。水煎 450mL，分早、中、晚 3 次温服，日 1 剂。

二诊（8 月 4 日）：药后头痛、胸闷大减，大便正常。原方又取 3 剂。

药后病愈。

按：患者脾阳虚弱，里有痰浊，外出之后，同气相求，感受湿邪，故头痛而身困。湿邪阻滞中上二焦，故胸脘痞闷、纳呆。便溏、舌淡暗、苔白腻为脾阳虚弱之征象。脉濡滑亦为湿邪之脉象。依据分析，治疗当以健脾化痰、祛风除湿为法。上方中用羌活、防风、蔓荆子、藁本、白芷祛风除湿，清在表之湿邪；半夏、陈皮、茯苓、苍术、厚朴健脾化痰，除在里之痰浊；川芎祛风止痛，为头痛要药；甘草调和诸药。本方重点在于内外湿邪兼治，患者服6剂而病得愈。

案7　肝胃虚寒，浊阴上逆

张某，男，65岁，2008年6月初诊。

头痛10余年，每遇天气变化或受凉后头痛加重，以右侧头痛为著，疼时有跳动感，头部怕凉。现时值夏季，患者仍头戴厚帽子。平素口淡，纳差，小便清长，大便或溏或干。曾多次查CT均无异常表现，西医诊断为神经性头痛。此次头痛乃10余天前受风引起，经他医诊治未见缓解，查头颅CT未见明显异常，查看前医处方为川芎茶调散、小柴胡汤、九味羌活胜湿汤等。现症：头痛，怕风，右侧头痛明显，痛时有跳动感，头部怕凉，伴有恶心呕吐。舌淡，苔薄白，脉沉弦。

辨证：肝胃虚寒，浊阴上逆。

治法：温中散寒，降逆止呕。

处方：吴茱萸10g，细辛3g，白芷10g，党参20g，生姜30g，升麻5g，柴胡5g，大枣3枚。3剂。水煎450mL，分早、中、晚3次温服，日1剂。

二诊：药后头痛恶风明显减轻。原方又取7剂。

药后病愈。追访1年，头痛未发作。

按：本案为厥阴受寒，寒扰清阳所致。《伤寒论》用吴茱萸汤治疗肝胃虚寒，浊阴上逆证。症见：食后欲吐或干呕，或呕吐酸水，或吐清涎冷沫，胸满脘痛，颠顶头痛，畏寒肢冷，甚则手足逆冷，大便泄泻，舌淡，苔白滑，脉沉弦等。此患者头痛重时恶心呕吐，虽未吐涎沫，但符合吴茱萸汤的主症和病机，故可用吴茱萸汤治疗。上方中吴茱萸温胃暖肝散寒，又有和胃降逆之功；生姜为呕家圣药，能温中降逆，又能助吴茱萸散寒降逆止呕；党参补益中气；头痛恶风为上焦阳气不足，加入升麻、柴胡使阳气上行；加白芷、细辛增散寒祛风之力。上方虽药味不多，但紧对病机，故收效较好。

陈教授临证中不仅应用吴茱萸汤治疗头痛、呕吐、胃痛等，还治疗眩晕、寒疝诸症。具体应用时需灵活加减。如恶寒甚者加制附子；呕吐甚者加丁香、半夏；腹胀者加白豆蔻、厚朴；吞酸者加海螵蛸、瓦楞子；气虚甚者加人参；血虚者加当归等。

案8　肝阳上亢，风阳上扰

陈某，女，38岁，2004年5月12日诊。

头痛头胀，偏于两侧或连后头部，怒则加重，烦躁易怒，恶风怕热，失眠多梦，卧则脑鸣。舌暗淡，苔薄白，脉弦。头颅多普勒示：双侧大脑中动脉、椎基底动脉痉挛。

辨证：肝阳上亢，风阳上扰。

治法：祛风通络，平肝潜阳。

处方：菊花15g，天麻15g，钩藤15g，葛根15g，蜈蚣2条，蝉衣10g，羌活10g，川芎10g，细辛3g，生龙骨30g，生牡蛎30g，菖蒲30g，远志5g，全蝎5g，甘草10g。7剂。水煎450mL，分早、中、晚3次温服，日1剂。

药后病愈。

按：患者肝阳上亢，风阳上扰，复感风邪，中于脑络而致头痛头胀。肝阳上亢则烦躁易怒，怒则亢逆加重。风阳上扰则恶风怕热、失眠多梦。卧则脑鸣为肝阳上亢，肝魂不安。依据分析，治疗之法应以祛风通络，平肝潜阳为主。上方中菊花、葛根、蝉衣、羌活、川芎、细辛温凉并用，祛风止痛。《本草备要》载“凡头痛多用风药者，唯风药可到也”，方中运用风药即源于此。天麻、钩藤、生龙牡平肝潜阳；全蝎、蜈蚣入肝经，善走能散，可通络止痛；患者失眠多梦，烦躁易怒，故用菖蒲、远志养心安神；甘草调和诸药。证准药对，7剂而病告愈。

案9　气阴两虚

肖某，男，40岁，2003年7月21日初诊。

主因“头部隐痛10余日”来诊。现症：头隐痛，脑空空感，记忆力减退，气短乏力，食少懒言，面无光泽，口干不欲饮，大便干结。舌瘦淡红少津，脉细稍数。查经颅多普勒示：大脑中动脉供血不足，右椎动脉痉挛。

辨证：气阴两虚。

治法：益气养阴，祛风止痛。

处方：太子参30g，元参15g，麦冬15g，生地黄15g，砂仁10g，半夏10g，菊花15g，川芎10g，细辛3g，葛根20g，羌活10g，天麻10g，钩藤15g，全蝎5g，甘草10g。7剂。水煎450mL，分早、中、晚3次温服，日1剂。

二诊（7月28日）：药后头晕大减，神清气爽，面有光泽，口干缓解，大便正常。原方继服7剂。

药后告知病愈。

按：患者头隐痛、空空感为气阴两虚，为气血津液等精微不能上承所致。记忆力减退为脑窍失养。气短乏力、食少懒言为气虚。面无光泽、口干不欲饮、大便干结、舌少津为阴虚。舌瘦淡红、脉细数为典型的气阴两虚证表现。依据分析，治疗之法应以益气养阴为主，兼以祛风止痛。上方中太子参味甘，性平，益气养阴，因其力薄，故用量较大；元参、麦冬、生地黄养阴，且养阴可以润燥，配补气药治疗虚性便秘；砂仁、半夏和胃，以防养阴过于滋腻，壅滞脾胃；菊花、羌活、川芎、葛根、细辛祛外风，天麻、钩藤熄内风，用风药以达祛风止头痛之目的；气虚阴伤日久必致脉络瘀阻，故用虫类药全蝎搜风通络，宣通阳气以止头痛；甘草调和诸药。全方益气养阴以治本，祛风止痛以治标，标本兼治，疗效显著。

案 10 肾虚血亏，风邪侵袭

吴某，女，22 岁，2004 年 3 月 17 日初诊。

产后 1 个月，头痛而晕，腰酸乏力，心悸不宁，乳汁稀少，面色皖白，心烦易怒。舌淡，苔薄白，脉细数。

辨证：肾虚血亏，风邪侵袭。

治法：补肾养血，平肝祛风。

处方：菊花 15g，夏枯草 10g，川续断 15g，狗脊 15g，川芎 10g，细辛 3g，黄芩 10g，枸杞子 15g，仙灵脾 15g，当归 10g，女贞子 15g，旱莲草 15g。7 剂。水煎 450mL，分早、中、晚 3 次温服，日 1 剂。

二诊（3 月 24 日）：腰痛消失，头痛减轻，着急后仍头痛。上方加茺蔚子 15g，全蝎 5g。取 7 剂。

药后病愈。

按：患者产后头痛头晕、腰酸乏力、心悸不宁等，均为肾虚、血虚之表现。心烦易怒为肝血不足，虚火上逆。舌脉亦为肾虚血亏之征象。据分析，应以益肾养血为主，辅以平肝祛风。方中川续断、狗脊、枸杞子、仙灵脾、女贞子、旱莲草补肾阴温肾阳；当归、川芎养血活血；菊花、夏枯草、黄芩、细辛平肝祛风，清利头目而止头痛；茺蔚子、全蝎活血通络止痛，且茺蔚子补而能行，辛散而润，其气纯阳，善治肝脏虚火上逆所致心烦头痛等症。全方以补肾养血为主，平肝祛风止痛为辅，标本兼治，使肾精充、气血旺则头痛可止。

案 11 瘀血阻络

王某，女，43 岁，2011 年 5 月 8 日初诊。

主因“头痛反复发作20余年”来诊。头痛每次发作时间少则几小时，多则数日，痛如锥刺，伴有心悸，烦躁，失眠，月经量少。曾多次求治，西医诊断为血管神经性头痛，服西药止痛药初则见效，但作用不长，故来就诊。现症：面色晦暗，四肢欠温，肌肤甲错。舌暗红，苔黄糙，脉沉涩。中医诊断：头痛。

辨证：瘀血阻络。

治法：活血祛瘀，通络止痛。

处方：桃仁10g，红花10g，川芎10g，赤芍10g，生地黄10g，当归10g，白芷10g，蔓荆子10g，地龙6g，甘草6g，蜈蚣2条，全虫3g，细辛3g。7剂。水煎300mL，分早、晚餐后温服，日1剂。

二诊（5月15日）：头痛大减，睡眠好转，舌苔薄黄，脉弦。上方去全虫、蜈蚣，加黄连10g，竹叶10g。取7剂。

药后四肢转温，面色红润光滑。随访半年未复发。

按：患者久病头痛，致使脉络瘀阻，头痛发作。久瘀不去，新血不生，肌肤失养，故见肌肤甲错。面色晦暗、四肢欠温为瘀血阻遏阳气所致。据分析，治疗之法应以活血祛瘀、通络止痛为主，方用桃红四物汤加减。方中桃红四物汤活血通络；白芷、细辛轻清上达，祛风散寒止痛；蜈蚣、全虫、地龙活血通络祛风；甘草调和诸药。全方共用有化瘀生新、通络止痛之功。辨证得当，故疗效亦佳。

案12　肝风内动

李某，女，54岁，2012年10月15日初诊。

主因“三叉神经痛2年余”来诊。患者平素时有右侧颞部疼痛，较剧烈，呈放电样，着凉或受风则加重，自诉最多每日需服用卡马西平片20余片方可部分缓解。现症：时有右侧颞部疼痛，夜眠差，多梦易醒。舌红，苔黄腻，脉弦滑。既往高血压及脑梗死病史。西医诊断：三叉神经痛。中医诊断：头痛。

辨证：肝风内动，风寒外袭。

治法：平肝熄风，祛风散寒。

处方：天麻10g，钩藤15g，羌活10g，白芷15g，细辛3g，全虫10g，蜈蚣2条，川芎10g，防风10g，天竺黄10g，胆南星10g，茯苓15g，甘草6g。7剂。水煎450mL，分早、中、晚3次温服，日1剂。另予苯妥英钠片0.2g，每日3次。

二诊（10月22日）：药后疼痛明显减轻，夜眠改善，目前卡马西平2～3片，每日3次。上方加元参15g。取14剂。

三诊（11月5日）：药后疼痛明显减轻，夜眠改善，舌质稍红，苔黄稍腻，目前卡马西平及苯妥英钠片均为1片，每日3次。二诊方又取14剂。嘱可暂停西药。

四诊（11月18日）：无明显疼痛，夜眠可。三诊方又取14剂。隔日1剂，以巩固疗效。

药后病愈，随访1年未复发。

按：三叉神经痛可归属于中医"头风"范畴。肝主疏泄，疏泄正常则气血调畅、经络通利。若疏泄失常，可致肝气郁结或肝阳偏亢，侵及肝之经络可致阳亢风动。风阳上扰头面，筋脉失养而导致头痛。故本病的中医病位当责之于肝。三叉神经痛发作与"风善行而数变"的特征相似，风性善动，在眼、面部则筋急抽搐、疼痛。头为诸阳之会，风为百病之长。古云："颠顶之上，唯风可至。""寒性收引，主痛。"外感风寒之邪，风邪循经上扰头面，面部筋肌气血失和，风寒互阻，筋脉失养而致头痛反复发作。故风邪在三叉神经痛的发病中具有重要地位。临证时应重视内风及外风在治疗三叉神经痛中的作用，故采用平肝熄风、祛风散寒法治疗三叉神经痛。

三叉神经痛患者常在肝风内动的基础上，复因外感风寒而导致病情加重。天麻甘平，对各种病因之肝风内动、惊痫抽搐，不论寒热虚实皆可配伍使用。钩藤平肝祛风降逆，具有较好的熄风止痉功效。天麻配钩藤乃陈教授治疗三叉神经痛平肝熄风之常用对药。羌活辛苦温，长于祛风散寒止痛；细辛，辛温之品，功能温经散寒、祛风止痛，主治风寒头痛、风湿痹痛等症；白芷，辛温，祛风散寒，活血止痛。上述三药乃陈教授治疗三叉神经痛祛风散寒常用之品。全蝎辛平，归肝经，善于熄风止痉、通络止痛；蜈蚣辛温，归肝经，熄风止痉，通络止痛；二药合用，使熄风止痉、通络止痛之功更著，临床常相须为用，乃陈教授治疗重症三叉神经痛最常用虫类对药。风寒之邪，郁而化热，故见舌红苔黄腻、脉弦滑，予天竺黄、胆星、元参清热化痰、解毒养阴，亦佐治羌活、细辛、白芷等之辛温燥烈之性。本患者三叉神经痛病情重，服用卡马西平片严重超出常规用量，仍疗效不佳，故加用苯妥英钠片，中西合璧，明显提高临床疗效，然卡马西平片及苯妥英钠片皆为止痛之品，不能避免复发，常服可能导致肝损害、血液系统损害，故待病情稳定之时，停用西药，仅用中药以巩固疗效，避免西药的毒副作用及降低三叉神经痛复发率。

案 13　热毒上扰

赵某，女，30 岁，2012 年 8 月 27 日初诊。

主因“头痛、咽痛、牙痛及胃脘胀满 1 周”来诊。曾在武清区某医院查血常规示：WBC11.9 × 10^9/L，余未见异常。现症：时有低热，37.3℃～37.6℃，头胀痛，咽痛，牙痛，胃脘胀满，纳差。舌质红，苔薄黄，脉浮数。西医诊断：上呼吸道感染。中医诊断：头痛。

辨证：热毒上扰。

治法：清热解毒，疏风止痛。

处方：金银花 15g，连翘 15g，板蓝根 20g，陈皮 10g，菊花 15g，黄芩 10g，元参 10g，半夏 10g，砂仁 10g，甘草 6g。7 剂。水煎 450mL，分早、中、晚 3 次温服，日 1 剂。

二诊（9 月 3 日）：发热退，头痛、牙痛及胃脘胀满减轻，仍有咽痛。舌质红，苔薄黄，脉浮数。查体：咽红肿。复查血常规示：WBC9.8 $\times 10^9$/L。原方取 7 剂。

三诊（9 月 10 日）：时有头痛、头晕、鼻塞，无胃脘胀满。原方加细辛 3g，川芎 10g。取 10 剂。

药后患者头痛、头晕消失。嘱患者避风寒，慎起居，清淡饮食。

按：头为“清阳之府”，清阳不布，气血不畅则疼痛。外邪所致头痛，其病机如《医碥·头痛》所载：“六淫外邪，惟风寒湿三者最能郁遏阳气，火暑燥三者皆属热，受其热则汗泄，非有风寒湿袭之，不为害也。然热甚亦气壅脉满，而为痛矣。”本患者为热毒上扰，故治疗以清热解毒，疏风止痛为主。上方中金银花、连翘、菊花、黄芩、元参、板蓝根清热解毒，乃效“银翘散”之意。患者胃脘胀满，故用陈皮、半夏、砂仁理气和胃消胀。细辛善于通络止痛，无论何种头痛皆可应用，临证时根据寒热虚实之别，再配伍其他药物，川芎行气活血亦乃外感及内伤头痛常用之品。本方川芎、细辛合用亦有川芎茶调散之意。此患者病程短，无其他兼夹因素，故疗效迅速。

又，陈教授指出，外感头痛常见于感受外邪，病因多为起居不慎，坐卧当风，感受风寒湿热等外邪上犯于头，清阳之气受阻，气血不畅，阻遏头部经络而发为头痛。外邪中以风邪为主，因风为阳邪，“伤于风者，上先受之”“颠高之上，唯风可到”。但“风为百病之长”六淫之首，常挟寒、湿、热邪上袭。临证时应审证求因，辨证治疗，合理使用引经药，可提高疗效。

经验小结

1. 陈宝贵教授应用川芎茶调散治疗头痛的经验

川芎茶调散出自宋代《太平惠民和剂局方》，方药由川芎、羌活、细辛、白芷、荆芥、防风、薄荷、甘草、茶叶组成。其功效为疏散风寒、通络止痛。常用于外感风寒之邪所致的风寒头痛，日久不去，或恶寒发热，头重头痛，鼻塞等症。陈教授治疗头痛也常用川芎茶调散加减，收到不错的疗效，介绍如下：

方药：川芎 10g，羌活 10g，细辛 3g，白芷 10g，荆芥 10g，防风 10g，薄荷 10g，甘草 6g。水煎 450mL，分早、中、晚 3 次服，每日 1 剂。

方解：川芎为头痛要药，其辛温香窜，可上行头目，善于祛风活血而止头痛，故用为主药。荆芥、羌活、白芷、细辛、防风疏风止痛，其中羌活善治太阳经头痛，白芷善治阳明经头痛，细辛善治少阴经头痛，又能宣通鼻窍，上五药助君药疏风止痛，共为辅药；薄荷辛凉上行，能清利头目，又可佐治诸辛温之药。甘草调和诸药，用以为使。全方升散中寓有清降，具有疏风止痛而不温燥的特点。现代研究表明川芎茶调散及其组方有显著的解热、镇痛、抗炎、改善脑缺氧的作用。

加减：属风寒者，加苏叶 10g；属风热者，去细辛、荆芥、防风，加菊花 15g，石膏 20g，僵蚕 10g；属风湿者，加羌活 10g，藁本 10g；属痰浊者，加半夏 10g，苍术 10g，陈皮 10g；兼鼻塞属风寒者，加辛夷 10g，苍耳子 10g；兼鼻塞属风热者加辛夷 10g，石膏 20g，菊花 15g。

陈教授指出：川芎茶调散虽是对于风寒之邪着于头部所致头痛而设，但此方加减变化，亦可治疗很多其他证型的头痛。如风热头痛者，可去掉一些辛温之药，加上辛凉之菊花、连翘、银花等；如兼血虚或阴虚者，可去掉一些辛燥之药，加上滋阴养血之生地黄、丹参、当归等；如兼气虚，可加补气之党参、黄芪等；兼肝火旺者，去一部分辛温之药，加上清泻肝火之栀子、龙胆草等。总之，依据患者症状，随症加减，可治疗多种头痛。

另外，对于风寒着于头部，久而不去之头痛，方中之细辛为必用之药，不效者，适当增加药量，不过需注意避免中毒。另外，川芎茶调散中，又有茶叶一味，亦取其辛凉之性，调和佐治诸辛温药之意。有人认为方中薄荷、茶叶用量较大是为风热头痛而设，我们不在此处文字上纠结。陈教授临证体会，此方关键在于各药用量的大小比例关系，具体应根据临床症状变化而加减运用。西医疾病如三叉神经痛、神经性头痛、高血压头痛等都可用本方加减治疗。

2. 陈宝贵教授用祛风通络法治疗头痛的经验

祛风通络法为治疗头痛常用治法之一，陈教授认为本病属本虚标实之证，当急则治其标；审证求因，辨证准确，而后大剂用药，中病即止；待标证缓解之后再解决本虚。临床常用葛根、羌活、川芎、细辛、麻黄、桂枝、白芍、天麻、钩藤、蜈蚣、全蝎、丹参、当归等中草药加减治疗急性头痛较重者。方中葛根，性凉，味甘辛，“疗伤寒中风头痛，解肌，发表，出汗，开腠理”（《名医别录》）。羌活，性温，味辛苦，“气清属阳，善行气分，舒而不敛，升而能沉，雄而善散，可发表邪，故入手太阳小肠，足太阳膀胱以理游风”（《雷公炮制药性解》）。川芎，辛温，“除脑中冷动，面上游风去来，诸寒冷气”（《名医别录》）。细辛，辛温，“主咳逆，头痛脑动，百节拘挛，风湿痹痛”（《神农本草经》）。上四味为君。麻黄配桂枝发汗解表，桂枝配白芍调和营卫，天麻配钩藤滋阴潜阳、熄风止痛，全蝎配蜈蚣增强祛风散寒、通络止痛之功，丹参配当归养血活血，上九味共为臣药。全方配伍，共奏祛风通络、活血止痛之功。

本方特点在于：一是葛根、白芍升津液，舒经脉，防止其他辛温发散之药解表伤阴之弊。二是当归、川芎、丹参配伍，有“治风先治血，血行风自灭”之意。三是天麻配钩藤，滋阴潜阳、熄风止痛，治内风而御外风，有防“内外合邪，同气相求”之意。四是虫类药全蝎、蜈蚣的使用时机灵活，随症加减，标证重者，投以虫药，搜风剔络，待标证稍缓即减量或去除以防徒增毒性。临床观察表明，本方止痛作用较强，一般服药 7 剂后，头痛均有不同程度的缓解，尤其对病程较短的轻中度头痛疗效更佳，且不易复发；在观察过程中未发现明显不良反应。

附：《临证指南医案》邹时乘曰：“头为诸阳之会，与厥阴肝脉会于巅，诸阴寒邪不能上逆，为阳气窒塞，浊邪得以上据，厥阴风火乃能逆上作痛，故头痛一症，皆由清阳不升，火风乘虚上入所致。观先生于头痛治法，亦不外此。如阳虚浊邪阻塞，气血瘀痹而为头痛者，用虫蚁搜逐血络，宣通阳气为主；如火风变动，与暑风邪气上郁而为头痛者，用鲜荷叶、苦丁茶、蔓荆、山栀等，辛散轻清为主；如阴虚阳越而为头痛者，用仲景复脉汤、甘麦大枣汤，加胶、芍、牡蛎镇摄益虚、和阳熄风为主；如厥阳风木上触，兼内风而为头痛者，用首乌、柏仁、稆豆、甘菊、生芍、杞子辈，熄肝风、滋肾液为主。一症而条分缕析，如此详明，可谓手法兼到者矣。”以上邹氏分析了叶氏的头痛病因及治法，可作临证借鉴。

痴 呆

痴呆是指慢性获得性进行性智能障碍综合征，临床上以缓慢出现的智能减退为主要特征，伴有不同程度的人格改变。此病多见于老年，属于中医的“呆病”“痴呆”范围。陈教授认为老年性痴呆与五脏密切相关，是因为年老五脏精气衰败，脑髓不充，痰浊、瘀血阻塞脑窍，而致清窍受蒙，神机失用。因此，陈师治疗此病以补益五脏精气为主，辅以化痰、开窍、化瘀、理气等药，收效颇佳。多年来陈教授总结一验方“回神颗粒”来治疗此病，药物由人参、鹿角片、石菖蒲、川芎、丹参等组成，具有补气化瘀、化痰开窍之功，临床验证，疗效卓著。

案 1　精气衰败，痰瘀蒙蔽神窍

张某，男性，72 岁，2005 年 2 月 18 日初诊。

近 2 个月来，行动迟缓，思维迟钝，精神萎靡，呆滞，急躁易怒，言语减少，肢端不温。舌质淡暗，边有齿痕，苔滑腻，脉弦滑。曾患脑梗死 2 次，遗留左侧肢体活动欠灵活。头颅 CT 示：双侧基底节区多个低密度灶。

辨证：精气衰败，痰瘀蒙蔽神窍。

治法：补益精气，活血通络，化痰开窍。

处方：人参 10g(先煎)，鹿角片 15g，当归 15g，陈皮 10g，白术 15g，茯苓 15g，砂仁 15g，胆星 5g，天竺黄 10g，川芎 10g，菖蒲 30g，枳壳 10g，远志 10g，郁金 10g，丹参 15g，桃仁 10g，内金 10g，甘草 10g，蜈蚣 2 条。14 剂。水煎 450mL，分早、中、晚 3 次温服，日 1 剂。

二诊（3 月 2 日）：自觉精神清爽，行动较前灵活，下肢有力，饮食增加。上方继服 14 剂。

三诊（3 月 16 日）：诸症减轻，唯肢端不温改变不明显。一诊方加淫羊藿 15g。取 14 剂。

四诊（3 月 30 日）：精神好转，自觉身体有力，反应灵活，脾气大减，可正常交流，言语增多，饮食二便均正常。嘱继服三诊方 2 个月以巩固疗效。

按：老年性血管性痴呆是一种渐进性的疾病，其发病基础为年老体虚致五脏俱虚或脑血管病后久病致虚，五脏虚衰。故痴呆治法应以补益五脏精气为主。陈教授常用人参、鹿角胶等大补元气，提高人体整体机能。又脾胃后天之本，气血生化之源，年老脾胃虚弱，胃气日衰，或病久伤及脾胃。《寿世秘典·调摄》曰："胃强则肾充而精气旺，胃病则精伤而阳气衰。"故选党参、白术、茯苓、砂仁、内金、焦三仙等健运脾胃，使脾胃得健，清阳得升，浊阴得降。年老五脏虚衰，因虚致瘀，因虚生痰，故以菖蒲、远志、郁金、瓜蒌、天竺黄、胆南星化痰，以丹参、赤芍、桃仁、红花化瘀。瘀血重者加水蛭，肢体活动不利者加地龙、蜈蚣、秦艽等。上案亦按此法治疗而病愈。

案2 脾肾两虚，髓海不足，痰浊阻窍（阿尔茨海默病）

李某，女性，74岁，2004年11月5日初诊。

患者近半年来记忆明显减退，善忘，思维迟钝，不善与人交往。近2月来症状突然加重，智力减退明显，计算失误，言语减少，善悲易哭，步履不稳，食欲不振，时而便溏，生活不能自理。现症：神情呆滞，舌胖淡有齿痕，苔白腻，脉弦细。头颅CT示：脑白质稀疏，中度脑萎缩。西医诊断：老年痴呆（阿尔茨海默病）。

辨证：脾肾两虚，髓海不足，痰浊阻窍。

治法：补肾益髓，健脾化痰，开窍醒神。

处方：生地黄20g，熟地黄20g，山萸10g，黄精15g，党参30g，半夏10g，茯苓15g，白术15g，砂仁10g，菖蒲30g，远志5g，郁金10g，陈皮10g，胆星10g，鸡内金10g，炙甘草10g。30剂。水煎450mL，分早、中、晚3次温服，日1剂。配合服用“回神颗粒”每日3次，每次10g。

二诊（12月5日）：眼神较前灵活，言语较多，口角已不流涎，情绪平稳，食欲增加，大便正常，尚需家人帮助自理。继服前方3个月。

三诊（2005年3月10日）：记忆力逐渐增强，思维较前敏捷，能与人正常交流，情绪稳定，生活尚能自理。舌淡，苔薄白，脉细。

服用“回神颗粒”以善其后。随访半年病情未见加重。

按：患者年老体衰，脾肾两虚，肾精不充，髓海不足，故记忆减退，思维迟钝。肾主骨生髓，肾虚则下肢痿软无力，步履不稳，计算失误。脾虚健运失司，则食欲不振，时而便溏。水湿不运，聚而为痰，痰浊阻窍，神机失用，致神情呆滞、言语减少、善悲易哭。舌胖淡有齿痕、苔白腻、脉弦细为脾虚痰阻之征象。方中生熟地黄、山萸、黄精补肾益精；四君子汤益气健脾和胃；二陈汤燥湿化痰，理气和中。《名医方论》张璐曰：“气虚者，补之以甘。参、术、苓、草，甘温益胃，有健运之功，具冲和之德，故为君子。若和之二陈，则补中微有消导之意。盖人之一身，以胃气为本，胃气旺，则五脏受荫；胃气伤，则百病丛生。故凡病久不愈，诸药不效者，唯有益胃补肾两途。”由此看出，补益中必加消导，使补而不滞，久病益胃补肾是其治疗大法。故上方加菖蒲、远志、郁金行气化痰开窍；又加胆星以加强化痰之力，加砂仁、鸡内金以醒脾开胃，消食导滞。全方共奏补肾益髓、健脾化痰、开窍醒神之功，合用“回神颗粒”而使方药对症，达到良效。

陈教授善用菖蒲配远志来化痰开窍、交通心肾而治疗失眠、健忘。如《类证治裁》:“夫人之神宅于心，心之精依于肾，而脑为元神之府，精髓之海，实记性所凭也”“故治健忘者，必交其心肾，使心之神明，下通于肾，肾之精华上升于脑。”对神机不用者，如神情抑郁、善悲易哭等症，需加用郁金。菖蒲、远志同用可治疗痰蒙神窍，神志昏迷，痰浊阻络，或痰浊中阻，痰火扰心而致的烦躁、失眠、健忘等，菖蒲用于开窍量需大于30g。

案3 脾虚痰瘀，蒙蔽清窍

王某，男，72岁，2005年2月初诊。

患者1年前患脑梗死后记忆力逐渐减退，行动迟缓，思维迟钝，注意力不集中，疲乏无力，倦怠嗜卧，夜寐不安，双下肢无力，纳呆食少，急躁易怒，言语减少，手脚不温。现症：精神萎靡，神情呆滞，舌质暗淡，边有齿痕，苔滑腻，脉弦细滑。去年患两次脑梗死遗留有语言謇涩，口角歪斜，左侧肢体活动不利。查头颅CT示：多发脑梗死。西医诊为血管性痴呆。

辨证：脾虚痰瘀，蒙蔽清窍。

治法：益气健脾，行气化痰，活血通络。

处方：党参15g，白术15g，茯苓15g，陈皮10g，枳壳10g，砂仁10g，天竺黄10g，当归15g，菖蒲30g，远志5g，郁金10g，丹参15g，桃仁10g，鸡内金10g，川芎10g，蜈蚣2条，甘草10g。30剂。水煎450mL，分早、中、晚3次温服，日1剂。另配服“回神颗粒”每次10g，每日3次。

二诊（3月）：精神清爽，行动较前灵活，双下肢有力，饮食增加。上方继服1个月。

三诊（4月）：诸症减轻，手脚不温改变不明显。一诊方加淫羊藿15g以温补肾阳。服1个月。

四诊（5月）：精神转佳，脾气好转，注意力可集中，自觉身体有力，反应较前灵活，言语增多，饮食、二便均正常。嘱其继续服用“回神颗粒”半年，以巩固疗效。

随访半年，症状未加重，病情稳定。

按：血管性痴呆与阿尔茨海默病的临床表现大致相同，但其发病机理不同。血管性痴呆是各种原因引起脑血管的一系列病变，以血管的改变为主，其病机多为气虚、痰浊、血瘀，治疗以益气、活血、化痰为主。而阿尔茨海默病的主要病理改变以脑淀粉样物质沉积为主，多与遗传有关，病机为五脏精气虚衰，以肾精不足为主，治疗以补益精气为大法。患者老年体衰，脑梗死后出现气虚脾虚，气虚无以鼓动血脉而致瘀血阻滞，脾虚无以运化水湿，而致痰湿阻滞，痰瘀蒙蔽清窍而出现上述诸症。此为本虚标实，虚与实并不是孤立的，而是互相影响，互为因果的。古人有“痰夹瘀血遂成窠囊”“瘀血既久，化为痰水”之说。陈教授又取前人经验说“痰本津液精血之所化，必使血液各守其乡，方为治痰大法”，又说“治痰要治血，血活则痰化”（出《问斋医案》），治疗应以“将化未化之痰，行之归正，已化之痰，攻而去之”为主。本案用四君子汤益气健脾；陈皮、枳壳、砂仁、鸡内金行气开胃，使补而不滞；天竺黄、菖蒲、远志、郁金豁痰开窍醒神；当归、丹参、桃仁、川芎养血活血，使瘀血得去，新血得生；加善走能散之蜈蚣通络，共达益气活血、化痰通络之功。

配用“回神颗粒”补五脏精气，活血祛瘀，化痰通络，对气虚血瘀，痰浊阻络之血管性痴呆有很好的疗效。

经验小结

陈宝贵教授治疗老年性痴呆的经验

陈教授认为老年性痴呆与五脏密切相关，是年老五脏精气衰败，脑髓不充，痰浊、瘀血阻塞脑窍，而致清窍受蒙，神机失用。心主血脉，主神志，血液是神志活动的物质基础，若心神失于心血的濡养，心主血脉的功能异常，必然导致神志活动的异常改变。心主宰着人的精神、意识、思维、记忆等活动，心气不足，血脉瘀阻，神不守舍，会出现悲哀不止、嬉笑不休等。肝主疏泄，通而不滞，散而不郁，若肝失疏泄，情志不遂，肝气郁结，一则易化火伤阴，二则气滞血凝，阻塞脑络，清窍失灵，神情呆滞。肝体阴而用阳，为风木之脏，善动难静。若肝血不足，血不养筋，筋脉失养，脑窍失荣，则必然思维、情感、语言、意识等功能减退，肝血不足亦会肝魂不安而出现恐惧、失眠等症。肝气实就容易发怒，而经常发怒或惊恐，又会伤及肝魂，肝魂受伤还会出现狂忘、神志不清、言行不正、阴痿筋挛等症。脾为后天之本，气血生化之源，人身五脏六腑皆赖之濡养，脾胃亏虚，运化失常，日久可使气血精津亏虚，无以上荣髓海，神明失养而为痴。脾主运化水湿，脾虚运化失司，水湿内停，聚而为痰，上犯清窍则为痴呆。肺主宣发肃降，通调水道。人体内的水液由脾胃运化而来，水液的输布、运行和排泄，又依赖于肺的疏通调节，以维持动态平衡。若肺主通调水道的功能异常，不能输布水液，则水湿停聚，聚生痰饮，痰浊或痰火上扰，蒙蔽清窍引起痴呆。肾与脑的关系极为密切，脑主精神、意识、思维活动的物质基础是肾精所化生的脑髓。“脑为髓之海”，肾藏精，精能生髓，髓上充于脑，故肾精充足，髓海有余，脑主智能活动的功能才能充分发挥。反之，随着年龄的增大，机体的衰老，肾中精气也日渐亏虚，髓海失充，神失所养，故见记忆力减退、智能障碍、神情淡漠，发为痴呆。因此，补益五脏精气、祛痰化瘀、开窍通络是预防与治疗老年性痴呆，延缓衰老的根本方法。陈教授基于上述理论研制成“回神颗粒”应用于临床，疗效显著。

“回神颗粒”由人参、石菖蒲、鹿角胶、灵芝、五味子、川芎、丹参7味药物组成。人参为君，入脾肺二经，大补元气，生津安神，治劳伤虚损，食少倦怠等。现代药理研究，人参对高血压、心肌营养不良、冠状动脉硬化、心绞痛等都有一定的治疗作用，并能提高机体活动能力，减少疲劳。《太平惠民和剂局方》定志丸用人参配石菖蒲治心气不定，五脏不足，恍惚振悸，差错谬志，喜怒无时等症。臣药石菖蒲，入心、肝、脾三经，开窍豁痰，化湿和中，治神昏、痰厥、健忘、耳聋。《新编本草》云：“开心窍必须佐以人参。治善忘，非人参为君亦不能两有奇验也。”《重庆堂随笔》云：“石菖蒲舒心气，畅心神，怡心情，益心志，妙药也。滋养药用之，借以宣心思之结而通神明”。《千金方》开心散用之配人参治好忘。臣药鹿角，温补肝肾，活血消肿，《本草纲目》谓：“令人少睡，益乏力，通神明。”佐药有：灵芝入脾肾，滋补强壮，安神，治虚劳、头晕、失眠，现代研究显示能增强人体免疫活性；丹参苦凉入心肝，活血祛瘀，安神宁心；五味子酸温入肺肾，敛肺滋阴，生津止汗，安神，其浸膏对中枢神经有强壮作用，改善智力活动，消除疲劳，促进基础代谢；丹参的苦凉能牵制人参、鹿角胶、石菖蒲的温燥；五味子的酸性能抑制石菖蒲、川芎辛散太过之虞。使药川芎，活血行气，上行颠顶，下行血海，引诸药上通下达，归脏腑，入经络。全方补而不滞，温而不燥，归经五脏皆有，共成补益五脏精气、开窍通络、化瘀祛痰之良方。

陈教授经过20年的临床及实验研究发现，“回神颗粒”治疗老年痴呆、血管性痴呆、高血压脑出血急性期、重型颅脑损伤等疗效显著，可有效减少致残率，提高生存质量。

水 肿

水肿是指体内水液潴留，泛滥肌肤，引起眼睑、头面、四肢、腹背甚至全身浮肿的一种病证，严重者还可伴有胸水、腹水等。水肿之原因，或因外感，或因内伤，或内外合邪。水肿涉及脏腑很多，历代治疗多从肺、脾、肾三脏论述，又有分为阳水、阴水之说，可以提纲挈领。当今有学者认为肝、心、脾、肺、肾五脏皆可导致水肿，乃结合现代医学之观点，可作借鉴。

陈教授治疗水肿，多从肺、脾、肾三脏出发，胸膈以上肿者治其肺，脘腹肿者治其脾，腰膝以下肿者治其肾。治肺者以发汗利水为主，治脾者以健脾利水为主，治肾者以温肾利水为主。此虽言有治肺、治脾、治肾之分，然有多脏合病，又兼有气虚、阴虚、血瘀者，临证中仍需多法合用，或兼益气，或兼养阴，或兼化瘀等。又，水为阴邪，温阳利水之法在所必用，如兼热证、实证或虚实互兼，则需佐以清热、泻实或补泻兼施之品。此外，对于肺癌、肝癌、肝硬化、慢性肾衰之患者出现水肿，需中西合治，多能延缓病情，减轻痛苦。

案1　脾肾阳虚

王某，男，65岁，2005年12月25日初诊。

主因“全身水肿5个月”来诊。现症：全身水肿，面部浮肿，下肢按之凹陷，食少，面色暗黄。舌淡，苔白滑，脉沉细。

辨证：脾肾阳虚，水溢肌肤。

治法：健脾渗湿，温阳利水。

处方：猪苓10g，茯苓15g，泽泻15g，白术15g，桂枝10g，炒车前子15g，附子6g。3剂。水煎450mL，分早、中、晚温服，日1剂。

二诊(2006年1月2日)：水肿减轻，偶咳。上方加麻黄10g，杏仁10g。取5剂。

药后肿消咳止。前方又服3剂以巩固疗效。回访1年未见复发。

按：面浮身肿、下肢按之凹陷、脉沉细为肾阳虚。食少、面色暗黄、舌淡苔白滑为脾阳不足。脉沉细可以佐证以上辨证。治疗之法当以健脾渗湿、温阳利水为主，方用五苓散加减。方中茯苓、猪苓、泽泻利水祛湿，更加炒车前子以渗湿，使水湿从小便而走，湿去则肿消；白术健脾利湿；桂枝、附子温阳，助膀胱气化，气化则水行。诸药合用，共奏利水渗湿、温阳化气之功。二诊中考虑到咳嗽，故加麻黄解表而消肿，杏仁以止咳。辨证无误，患者服11剂而愈。

另，麻黄一药，用于面浮水肿，无论外邪内伤，皆有其效。但里热者需加石膏，里寒者需加桂枝、附子、细辛等。

案2　脾肾阳虚，水饮内停（心功能不全）

刘某，男，65岁，2011年10月16日初诊。

主因“间断胸闷憋气5年余，加重伴双下肢水肿10余天”来诊。现症：胸闷憋气，双下肢水肿，大便溏。舌胖暗，苔白稍腻，脉弦滑。查体：双下肢指凹性水肿。自服丹参滴丸、速效救心丸等效不显。心电图示：ST-T改变，左束支阻滞。西医诊断：心功能不全。

辨证：脾肾阳虚，水饮内停。

治法：温阳化饮，健脾祛湿，利水消肿。

处方：白术15g，茯苓15g，桂枝6g，甘草10g，葛根15g，瓜蒌15g，半夏10g，泽泻10g，陈皮10g。7剂。水煎450mL，分早、中、晚3次温服，日1剂。

二诊（10月23日）：药后胸闷憋气明显好转，双下肢水肿较前明显减轻。大便已成形，稍感不畅。苔腻减，脉已不滑。上方加桃仁 10g。服 7 剂。

三诊（11 月 1 日）：诸症消失，双下肢无明显水肿。舌转暗红，苔转薄白。二诊方服 7 剂。

药后病愈。随访半年未复发。

按：《素问·经脉别论》云："饮入于胃，游溢精气，上输于脾，脾气散精，上归于肺，通调水道，下输膀胱，水精四布，五经并行，合于四时五脏阴阳，揆度以为常也。"由上分析可知，人的水液代谢与五脏相关，但与肺、脾、肾三脏联系最密切。此案患者久病导致肾气虚衰，脾气受损，阳气不足。以上种种症状皆为脾肾阳虚、水饮内停的表现。苓桂术甘汤为治饮主方，有温阳化饮、健脾利湿的功效。此案即取苓桂术甘汤健脾温阳化饮之功，加葛根升阳止泻，加瓜蒌宽胸散结，加陈皮、半夏健脾燥湿化痰，加泽泻利水渗湿。药对病证，患者共服 20 余剂而病愈。

案 3　阴虚水肿（肾小球肾炎）

年某，女，45 岁，2010 年 6 月 5 日初诊。

主因"劳累后腰酸及双下肢肿胀 3 日"来诊。现症：腰酸，双下肢肿胀，乏力，头晕。舌红，苔薄白，脉沉细。尿常规示：蛋白（++），潜血（++）。肾功能示：正常范围。测血压：140/95mmHg。既往肾小球肾炎病史 7 年，高血压病史 7 年。

辨证：肝肾阴虚，脾虚水停。

治法：滋补肝肾，健脾利水。

处方：女贞子 15g，旱莲草 15g，地黄 20g，山药 10g，山茱萸 10g，泽泻 10g，丹皮 10g，茯苓 10g，黄芪 15g，益母草 15g，白茅根 30g。14 剂。水煎 450mL，分早、中、晚 3 次温服。同时口服依那普利，以控制血压。

二诊（6 月 19 日）：肢肿乏力消失，腰酸头晕减轻，尿常规示：

蛋白（±），潜血（+）。效不更方，继服14剂。

药后查尿常规示蛋白消失，潜血（±）。之后处方稍做加减，服2个月，病愈。

按：依据舌脉症，应诊为肝肾阴虚、脾虚水停之证。故治以滋补肝肾、健脾利水为主。方中女贞子，《本草纲目》载能“强阴，健腰膝”；旱莲草，《本草纲目》载能“……益肾阴”；二药合用可补肝肾益阴血而不滋腻，亦可凉血止血。又加地黄、山药、山茱萸健脾补肾；泽泻利水渗湿；丹皮、益母草、白茅根活血化瘀，利水消肿。诸药合用，共奏补益肝肾、活血化瘀、利水消肿之效。辨证无误，用药准确，患者服近3个月而取佳效。

案4　肾虚水泛，风热上扰（慢性肾小球肾炎）

吴某，女，32岁，2012年3月14日初诊。

主因“双下肢水肿6年余，加重伴咽痛、咳嗽3天”来诊。现症：形体肥胖，咽红充血，左侧扁桃体Ⅰ度肿大，双下肢中度指凹性水肿，小便量少，泡沫多，大便干。舌体瘦暗红，苔薄白，脉浮，重取无力。尿常规示：蛋白（+++），潜血（+++）。西医诊断：慢性肾小球肾炎。

辨证：肾虚水泛，风热上扰。

治法：补肾利水，疏风解毒。

处方：益母草30g，白茅根30g，女贞子15g，旱莲草15g，山萸肉15g，土茯苓15g，金樱子15g，芡实15g，枸杞子15g，泽泻15g，车前子15g（包煎），牛蒡子10g，射干10g，板蓝根15g，瓜蒌15g，甘草3g。7剂。水煎450mL，分早、中、晚3次温服，日1剂。

二诊（3月21日）：已无咳嗽及咽痛，仍有双下肢水肿，小便量少，小便泡沫多。上方去射干及牛蒡子，加浮萍15g。取14剂。

三诊（4月4日）：双下肢水肿稍减轻，小便量可，小便泡沫减少。

查尿常规示：蛋白（++），潜血（+++）。

调整处方：益母草30g，白茅根30g，女贞子15g，旱莲草15g，土茯苓20g，防风10g，金樱子30g，芡实30g，板蓝根15g，瓜蒌15g，浮萍15g，薏苡仁30g，枸杞15g，泽泻15g，车前子15g，淫羊藿15g，五味子5g，甘草3g。取30剂。

四诊（5月5日）：双下肢水肿减轻，小便量可，小便泡沫减少。查尿常规示：蛋白（++），潜血（++）。三诊方加覆盆子15g，菟丝子15g。取30剂。

五诊（6月5日）：双下肢轻微指凹性水肿，小便量可，泡沫明显减少。查尿常规示：蛋白（+），潜血（++）。四诊方加三七粉3g（冲服）；并予云南白药1g，Bid，用中药煎剂冲服。取30剂。

六诊（7月5日）：双下肢轻微指凹性水肿，小便量可，泡沫明显减少。查尿常规示：蛋白（+），潜血（+）。继服五诊方，取30剂，停用云南白药。

七诊（8月6日）：双下肢水肿已不明显，小便量可，小便时泡沫已不明显。查尿常规示：蛋白（±），潜血（+）。继服六诊30剂。

药后双下肢已无水肿，查尿常规已正常。后随访半年未复发。

按：患者初诊时，乃风水之象，“肺为水之上源”，风邪外袭，肺失宣发肃降，津液运化失常，故见水肿。风水时加牛蒡子、射干、板蓝根以清热解毒利咽。金樱子合芡实乃水陆二仙丹，具有涩精、消蛋白之功。“久病入络”，瘀血乃长期水肿形成原因之一，益母草及白茅根活血利水消肿，改善血液微循环。慢性肾炎患者常无肉眼血尿，但显微镜乃望诊之延伸，故尿常规及尿镜检中潜血亦是尿血，三七粉活血止血，具有“活血不伤正，止血不留瘀”之特点。对于血尿明显者，可予云南白药，疗效更著。尿中之蛋白皆乃人体精微物质，长期漏于体外，必致脾肾两虚。故用女贞子、旱莲草、枸杞、山萸肉、覆盆子、菟丝子补肾填精，土茯苓、薏苡仁健脾利湿。芡实合金樱子涩精止遗，乃陈教授治疗尿蛋白常用对药。本类疾病，病程长，故需坚持服药巩固疗效，待症状好转后可改为中药散剂，以利服用。

经验小结

陈宝贵教授用五苓散加减治疗水肿的经验

五苓散出自张仲景《伤寒论》，原为治太阳表邪未解内传其腑，以致膀胱气化不利，而成太阳经腑同病之蓄水证而设。本方由茯苓、泽泻、猪苓、白术、桂枝组成，具有利水渗湿、温阳化气的功效。现主要用于治疗水湿内停之各种阳虚水肿。陈教授治阳虚水肿，也常用五苓散加减，收效颇佳。介绍如下：

基本方：猪苓10g，茯苓15g，泽泻15g，白术15g，桂枝10g，炒车前子15g，附子6g。水煎450mL，分早、中、晚3次温服，日1剂。

方解：方中用茯苓、猪苓、泽泻利水祛湿，更加炒车前子以渗湿，使水湿从小便而走，湿去则肿消；白术健脾除湿；桂枝、附子温阳，助膀胱气化，气化则水行。诸药合用，共奏利水渗湿、温阳化气之功。现代药理作用表明五苓散有较强的利尿、强心作用，还有调节水电解质平衡的作用。

加减：腹胀者，加木香、槟榔等；元气不足者，加黄芪、人参等；阴虚者，加熟地黄、白芍、山药等；血瘀者，加泽兰、桃红四物汤等；面部浮肿者，加麻黄、浮萍等。

陈教授认为，水饮代谢的失常与肺、脾、肾三脏最为密切。治疗水肿，主要有祛瘀行水、发汗、利小便，以及宣肺、健脾、温肾等治法。具体而言，上半身水肿，多用宣肺利水的方法，如加麻黄、浮萍，防风等药物，使水从汗解；下半身肿，多用利小便的方法，主要用泽泻、猪苓、车前子、肉桂、附子等药，使水从小便而去。另者，脘腹部水肿，主要与肝脾二脏相关，多用祛瘀行水的方法，多用祛瘀行水、健脾疏肝之药，如苍术、厚朴、三棱、莪术、当归、川芎等，需注意的是，部分中药祛邪同时易伤正，故需加入一些护正之药，做到祛邪而不伤正。

治疗水肿，以脾最为关键。因脾上承下达，具转输之功，不但为气机升降之枢纽，亦为水饮之道路关冲。如脾功能正常，余脏所致之水肿也较易治疗。此外，在健脾利水的同时，调整气机升降，也不容忽视。

淋　证

淋证是指以小便频数短涩，滴沥刺痛，欲出未尽，小腹拘急，或痛引腰腹为主症的一种病证。据其临床表现不同，有热淋、石淋、气淋、血淋、膏淋、劳淋之分。病因或由于膀胱湿热，或由于脾肾两虚，或由于肝郁气滞。究其病机，则主要与湿热蕴结下焦、肾虚及膀胱气化不利有关。此病初起多以湿热为主，如治疗不及时，日久可损伤正气，后期亦可形成虚实夹杂的症候。所以治疗淋证重在清利湿热，然后兼以他法治疗。

陈教授认为淋证病因病机乃湿热蕴结下焦为其标，肾虚为其本，故治疗常在清热利湿、补肾固本基础上，或参以止血，或配以排石，或佐以泄浊，或伍以利气等，收效很好。

案1　膀胱及大肠湿热（热淋）

李某，女，36岁，2007年3月11日初诊。

患者尿频色黄且浑浊，尿痛，口中发酸，大便不爽，后重感，肛周痒痛，大便未见血。舌尖红，苔黄腻，脉滑数。既往有痔疮病史。查尿常规示：尿蛋白（+），白细胞（++）。西医诊断：泌尿系感染。中医诊断：热淋。

辨证：膀胱及大肠湿热。

治法：清热通淋，解毒通便。

处方：通草 10g，车前子 15g，瞿麦 10g，大黄 6g，萹蓄 10g，滑石 10g（包），生地黄 10g，栀子 6g，甘草 6g，槐花 10g，银花 10g，薏苡仁 30g，藿香 10g。3 剂。水煎 450mL，分早、中、晚 3 次温服，日 1 剂。

二诊（3 月 14 日）：尿频尿痛减轻，口已不酸，大便后重感改善，脉仍滑。原方又取 3 剂。

三诊（3 月 16 日）：尿频尿痛症状已不明显，大便渐畅，肛周症状改善，脉稍滑。上方去生地黄、栀子，加厚朴 6g。取 5 剂。

药后病愈。

按：尿频色黄、尿痛、舌尖红、苔黄腻、脉滑数，为膀胱湿热。口酸为肝胃有热。肛周痒痛、痔疮病史、有后重感，为大肠湿热。患者未见便血，考虑热毒不甚。据上分析，治疗之法当以清热通淋、解毒通便为主。方中瞿麦、萹蓄、滑石、栀子清热利湿；通草、车前子利尿通淋；大黄清热通便，导热下行；生地黄滋阴以清热；薏苡仁、藿香利水化湿；银花、槐花清热解毒；甘草调和诸药。全方共奏清热通淋、解毒通便之效。二诊时患者症减，故又服 3 剂。三诊时患者诸症大减，考虑生地黄滋腻，热势渐消，故去生地黄、栀子，又加厚朴以理气化湿。方证相符，10 余剂而病愈。

案 2　膀胱湿热，瘀结成石，兼有肾虚（石淋）

张某，男，30 岁，2007 年 10 月 14 日初诊。

患者腰酸重不适 1 年有余，未予重视。2 日前下腹一阵疼痛后，尿出砂石，自觉可能患有肾结石，遂于今日来诊。现症：腰酸重不适，尿频尿痛，苔黄腻，脉滑。双肾彩超检查：左肾积液，考虑左肾结石。

辨证：膀胱湿热，瘀结成石，兼有肾虚。

治法：清利湿热，通淋排石，补肾化瘀。

处方：金钱草 30g，鸡内金 15g，海金沙 30g，元胡 10g，冬葵子 15g，车前子 15g（包），川续断 15g，狗脊 15g，琥珀 3g（冲服），萹蓄 15g，瞿麦 15g，泽泻 15g，滑石 15g，甘草 10g。7 剂。水煎 450mL，分早、中、晚 3 次温服，日 1 剂。

二诊（10 月 21 日）：服 5 剂后，排出结石一块，小黄豆大小，腰酸重减轻。服完剩余 2 剂后，上方又取 7 剂。

三诊（10 月 28 日）：服药期间又排除绿豆粒大小结石 3 块，后未排出结石。后查双肾彩超示：未发现结石。上方又取 7 剂善后。

因病者平日不喜饮水，告知可能是引起本病原因，嘱其平日适量饮水。

按：腰酸重不适为肾虚，尿频尿痛为膀胱湿热所致。尿中有砂石为“石淋”的明确指征。苔黄腻、脉滑为膀胱湿热之征象。据上分析，治疗应以清利湿热、通淋排石为主，兼以补肾。上方中金钱草、鸡内金、海金沙清利膀胱湿热以排石；冬葵子、车前子、萹蓄、瞿麦、滑石利尿通淋，又能清利膀胱湿热，可增强前药排石之功；元胡可理气化瘀止痛；琥珀能利水通淋、活血祛瘀；泽泻能促进排尿；狗脊、川续断补肾虚；甘草调和诸药。纵观全方，于大队清热利湿、利水通淋药中，加入排石之药，辅以补肾之品，可谓是标本兼治。患者共服 20 余剂，自行排出结石而病愈。

陈教授认为，肾虚气化不利是导致结石积聚不能排出的主要原因，因此治疗从补肾入手，激发肾气，兼清热利水通淋、活血止痛，既加强排石作用，又可以减少结石的发生。

案 3　脾肾两虚，瘀结成石（石淋）

刘某，男，40 岁，2001 年 5 月 1 日初诊。

主因“腰痛 1 个月，突然加重 2 日”来诊。患者 1 个月前腰部酸痛不适，当时未予重视。于2天前突然出现右侧剧烈腰痛，疼痛难忍，放射至下腹部及会阴部。查双肾彩超示：右肾见强回声光团伴声影，大小约0.8cm×0.6cm，右肾轻度积液。予以山莨菪碱10mg肌肉注射以解痉止痛，疼痛稍有缓解，3小时后疼痛复发。现症：右侧腰痛，小便通畅。舌暗胖，苔稍腻，脉弦滑。西医诊断：右肾结石。中医诊断：石淋。

辨证：脾肾两虚，瘀结成石。

治法：补肾健脾，活血止痛，通淋排石。

处方：川续断15g，狗脊15g，金钱草30g，鸡内金15g，海金沙20g，冬葵子15g，车前子15g（包煎），泽泻15g，瞿麦15g，萹蓄15g，元胡10g，薏苡仁30g，甘草10g。7剂。水煎450mL，分早、中、晚3次服，日1剂，嘱多饮水，多运动。

二诊（5月8日）：服药第3天疼痛缓解，仍时有疼痛，呈阵发性，10～20分钟可缓解，疼痛较前明显减轻。效不更方，继服14剂。

三诊（5月22日）：患者诉腰痛已完全消失。复查双肾彩超：双肾形态及输尿管未见明显异常，未发现结石。

按：此案依据临床表现、彩超诊断，肾结石明确，又根据腰痛腰酸不适、舌暗胖、苔腻诊为脾肾两虚。故予补肾健脾、活血止痛、通淋排石法治疗为主。上方中川续断、狗脊补肝肾，强筋骨，善治腰痛；金钱草、海金沙、鸡内金三药利尿通淋，善消结石；冬葵子、车前子、泽泻、萹蓄、瞿麦可加强利水通淋作用；元胡活血止痛；薏苡仁健脾利水，合甘草加强健脾之功。全方以补肾健脾治其本，利水通淋、活血止痛治其标，从而达到治愈结石目的。

案4　下焦虚寒，瘀血内阻（劳淋）

杨某，男，39岁，2012年10月15日初诊。

主因“小腹部隐痛、小便淋沥4年余”来诊。每因骑车、大便用力或着凉而加重，自服三七、三金片、热淋清等可缓解，但症状易反复，既往前列腺炎病史6年余，曾有血尿史。现症：小腹部隐痛，小便淋沥。舌质暗淡，苔薄白，脉沉细。西医诊断：前列腺炎。中医诊断：劳淋。

辨证：下焦虚寒，瘀血内阻。

治法：温经散寒，补肾通淋，活血止痛。

处方：小茴香15g，炮姜10g，乌药15g，桑螵蛸15g，覆盆子20g，泽泻15g，车前子15g，三七粉3g（冲服），山药30g，甘草10g。7剂。水煎450mL，分早、中、晚3次饭后温服，日1剂。

二诊（10月22日）：药后小腹隐痛减轻，仍觉小便淋沥不畅。查尿常规示：潜血（++）。原方加琥珀3g。取14剂。

三诊（11月5日）：小腹隐痛明显减轻，小便淋沥不畅好转，仍觉着凉则症状加重，尿常规示：潜血(–)。二诊方去琥珀，加菟丝子15g。取30剂。

电话告知，药后诸症基本消失。嘱患者避风寒，慎起居，清淡饮食。

按：《金匮要略·消渴小便不利淋病脉证并治篇》载："淋之为病，小便如粟状，小腹弦急，痛引脐中。"《诸病源候论·淋病诸候》载："诸淋者，由肾虚而膀胱热故也。"肾主前后二阴，又主气化，肾之功能失常，故见腹痛、腰痛、小便淋沥等症。下焦虚寒，肾与膀胱气化功能失常，加之患者曾长期间断服用清热通淋之品，更耗伤肾阳。舌质暗淡、苔薄白、脉沉细，乃脾肾阳虚、瘀血内阻之象。据上分析，治疗应以温经散寒、补肾通淋、活血止痛为主。方中重用小茴香、炮姜、乌药温经散寒；桑螵蛸、覆盆子、菟丝子益肾固精；泽泻、车前子利尿通淋泻浊；"久病入络"，故加三七粉3g，以活血祛瘀；琥珀具有利尿、活血之功。患者前后服用50余剂而取效。

又，琥珀一药常用于小便不利、尿痛、血尿等症，该药不溶于水，难以服用，可研末冲服或与稀粥同服。

经验小结

1. 陈宝贵教授治疗湿热淋的经验

八正散出自《太平惠民和剂局方》，方药由木通、车前子、瞿麦、大黄、萹蓄、滑石、栀子、炙甘草、灯心草组成，全方有清利湿热、利水通淋之功效。主治尿频尿急、尿时涩痛、淋沥不畅、尿赤尿血、小腹满急、口干咽燥而痛、舌尖红、苔黄腻、脉滑数症状为主的湿热淋证。陈教授治疗湿热淋也常用八正散加减，介绍如下：

组成：通草 6g，车前子 10g，瞿麦 10g，大黄 6g，萹蓄 10g，滑石 10g（包），栀子 6g，生地黄 10g，灯心草 6g，甘草 6g。水煎服，日 1 剂。

方解：方中瞿麦、萹蓄、滑石、栀子清热利湿；通草、车前子、灯心草利水通淋，使湿从小便而去；大黄清热泻火，导热下行；热可伤阴，故用生地黄滋阴以清热；甘草用以调和诸药。全方针对膀胱之湿热而设，有清利湿热、利水通淋之功效。现代研究表明八正散及其组方能起到明显的抑制尿道及膀胱内细菌增长等作用。

加减：兼血淋者，加小蓟 10g，白茅根 30g；兼石淋者，加金钱草 30g，海金沙 15g，石韦 15g；兼淋浊者，加萆薢 10g，菖蒲 15g；兼口舌生疮者，加竹叶 15g，元参 10g；兼目赤者，加龙胆草 10g，柴胡 10g；兼大肠湿热者，加槐花 10g，银花 10g；兼发热者，加银花 10g，菊花 15g；兼腰膝酸软、神疲乏力、舌淡脉细者，去大黄、栀子，加山药 15g，茯苓 10g，菟丝子 15g。

八正散是治疗湿热淋证的基础方，其他很多方药是在此方基础上加减而成，灵活运用本方对于治疗其他淋证很有帮助。方中有木通一味，现代药理研究显示其有肾毒性作用，可能与使用方法、时间、体质等因素有关，陈教授认为需待进一步研究。对于此药，可用通草代替，效果也很好。此外，本方中苦寒与清利药偏多，容易损伤脾胃，临证需相应调整处方。西医如泌尿系感染、泌尿系结石、肾盂肾炎等疾病，可参考本方来治疗。

2. 陈宝贵教授治疗石淋的经验

肾结石，属于中医“石淋”范畴，此病多因湿热蕴结、气机不利而成。症状多见尿频、尿急、尿痛、尿黄，尿见中断，甚则点滴难下。此病与患者喜食肥甘，嗜好饮酒，摄水较少有关。陈教授认为本病主因为肾虚，气化不利。因此，治疗本病多从补肾入手，激发肾气，兼清热利水通淋、活血止痛，既加强排石作用，又可以减少结石的发生。常用方介绍如下：

处方：金钱草 30g，海金沙 30g(包)，鸡内金 10g，元胡 10g，川续断 15g，狗脊 15g，冬葵子 15g，泽泻 15g，瞿麦 15g，萹蓄 15g，车前子 15g（包煎），甘草 10g。水煎服，日 1 剂。

方解：方中川续断、狗脊补肝肾，强筋骨，善治腰痛。金钱草、海金沙、鸡内金为临床治疗结石有效之药，金钱草可利尿通淋，尤善消结石。海金沙利尿通淋止痛，《本草纲目》载：“治湿热肿满，小便热淋、膏淋、血淋、石淋、茎痛，解热毒气。”鸡内金不仅为消食健脾助运之品，且可消食化坚，《医学衷中参西录》言：“鸡内金，鸡脾胃也，其中含有稀盐酸，故其味酸而微温，中有瓷、石、铜、铁皆能消化，其善化瘀积可知。”冬葵子、车前子、泽泻、萹蓄、瞿麦利水通淋，可增强排石药的作用。研究表明车前子不仅有较强的抑制肾脏草酸钙结晶沉积作用，而且具有促进输尿管蠕动的作用，尤其适用于输尿管结石。元胡活血止痛。甘草调和诸药。全方以补肾治其本，利水通淋、活血止痛治其标，标本兼治，从而到达治愈结石的目的。

失　音

失音是指声音嘶哑，甚至不能发出声音为主要症状的一种病证。前人据本病虚实，分为“金实不鸣”与“金破不鸣”。“金实不鸣”

者多为外因致病，如感受风、寒、暑、湿、燥邪。“金破不鸣”者多为内因致病，见于肺气虚损与肾精不足。

陈教授体会，对于失音病的治疗，一般性外感与内伤所致者较易治疗，依据患者的病因不同，辨证采用疏风解表、宣肺开音、清热泻火、化痰散结、利水消肿、理气解郁、益气养血、滋阴降火等治法。另外，对于一些喉部恶性肿瘤手术后伤及声带或久病脏腑功能失调者，治疗较难，可依据具体症状，辨证论治。

案1　风热犯肺，热毒伤咽

傅某，男，50岁，2011年7月5日诊。

咳嗽咽痛3天，声音嘶哑。查咽喉红肿。舌红，苔薄黄，脉浮数。

辨证：风热犯肺，热毒伤咽。

治法：疏风清热，宣肺利咽。

处方：麻黄3g，蝉衣10g，银花15g，浙贝15g，薄荷10g，杏仁10g，桔梗10g，元参10g，板蓝根15g，甘草10g。3剂。水煎450mL，分早、中、晚3次饭后温服，日1剂。

药后病愈。

按：风热之邪犯肺，肺失宣降，故见咳嗽。咽喉肿痛，为热毒伤咽所致。一般按宣肺利咽、疏风清热解毒之法治疗，多可痊愈。此案即疏风清热方中加清热解毒之品。本案病情简单，病愈亦速。

案2　温燥伤肺，咽喉失润

王某，男，30岁，2001年9月29日诊。

声音嘶哑5天，伴咽干不舒，口渴，微咳无痰。舌红，苔少，脉数。

辨证：温燥伤肺，咽喉失润。

治法：辛凉润肺，润喉利咽。

处方：桑叶10g，杏仁10g，浙贝10g，元参10g，沙参10g，

枇杷叶 10g，豆豉 10g，芦根 20g。水煎 450mL，分早、中、晚 3 次温服，日 1 剂。

3 剂而愈。

按：燥气失音多为咽喉为燥气所伤，不能濡润所致，治疗当以甘寒濡润为主。此案即燥邪伤肺后津液不能濡润咽喉而成。上方多用辛凉润肺利咽之品，加豆豉有助于散邪。

案 3　肺肾两虚

李某，男，62 岁，2008 年 12 月 15 日初诊。

主因"渐进性失音近 3 个月"来诊。现症：发不出声音，偶有咳嗽，咽中有痰觉堵。喜热饮，畏寒喜暖。舌淡胖有齿痕，苔白，脉沉。市医院检查：声带肥大水肿。

辨证：肺肾两虚，痰浊阻咽。

治法：益肾宣肺，化痰利咽。

处方：麻黄 6g，杏仁 10g，茯苓 10g，陈皮 6g，菖蒲 15g，枸杞 20g，附子 6g，细辛 3g，甘草 6g。5 剂。水煎 450mL，分早、中、晚 3 次温服，日 1 剂。

二诊（12 月 21 日）：音稍见好转。前方改枸杞 30g。取 7 剂。

三诊（12 月 29 日）：音渐出，不咳，咽已不堵，不畏寒。二诊方加麦冬 10g。进 7 剂。

药后病愈。

按：依据咳嗽、咽中有痰觉堵、畏寒喜暖、舌淡、苔白、脉沉，辨为肺肾两虚、痰浊阻咽证。因津液不布，故喜热饮以自救。方中麻黄、杏仁、茯苓、陈皮、菖蒲宣肺化痰；枸杞、附子温阳以祛寒；细辛利肺窍；甘草调和诸药。全方具益肾宣肺、化痰利咽之功。方药对证，故药后病减。三诊加麦冬，是考虑阳药有伤阴之弊。

另，麻黄一药，因肺病而致哑者多用。因肺为声音之门，肺气壅闭，则致失音，麻黄有宣发肺气之功，肺气开发，其声自出。无外感症状者，麻黄应减量或用炙麻黄为宜。菖蒲性辛温，芳香而散，主化痰湿，有开窍爽音之功效；《本经》云其“补五脏，通九窍，明耳目，出声音”，故凡因痰湿或夹痰湿而致失音者皆可配伍用之。

经验小结

陈宝贵教授治疗失音的经验

失音之证，临床常见。对于一般的外感性或内壅痰火之失音，较易治疗。对于阴伤日久或久病虚耗者，则较难医治。另外，现代外科手术中有时损伤神经或发声器官导致失音，也不易治疗。曾治疗一患者手术后失音，治疗半年，虽有改善，但疗效终不满意。失音病之辨证，常根据外因致病或内因致病来区别治疗。因外邪而致者，外散其邪；因脏腑失调者，内调脏腑；因情志所致，气机失调者，则调理气机。用药方面，因外感风寒而致者，可用三拗汤加减；因外感风热而致者，可用桑菊饮加减；因外感温燥而致者，可用桑杏汤加减；因痰湿壅盛而致者，可用导痰汤加减；肺阴亏虚而致者，可用养阴清肺汤加减等。此外，在以上治疗的同时，还要注意嗓音的养护，如调饮食，戒烟酒，适寒温，和情志等。西医之慢性咽炎、咽喉部炎性病变等引起的失音，皆可依法辨证治疗。喉癌或其他肿瘤压迫引起的失音，应当引起注意，以免延误病情。

虚　劳

久虚不复谓之损，损极不复谓之劳，故虚劳又称虚损。虚劳之证，初则以虚为主，久之为劳，其指是以脏腑亏损，气血阴阳不足为主要病机的多种慢性虚弱病的总称。虚劳之治，历代医家或从气血，或从阴阳，或从五脏，治各不同，又创有补中、固本、益气、养血类诸方药，皆为良法。

陈教授治疗虚劳之证，认为虚劳初得或虚劳轻证，寻常补益类药物可治，对于虚劳重症，证属气血阴阳大亏，精血内夺者，此非寻常参术、归芎之药所能胜任，必于辨证处方中加血肉有情之品以大补精血，方能奏效。如证属血虚亏甚者，方中常加阿胶、河车等；如证属肾气肾精虚甚者，方中常加鹿角片、鹿茸片等；如证属阴虚甚者，方中常加鳖甲、龟板等。另外，对于虚劳重证，多见气血阴阳虚损较甚，治疗时温阳甚则伤阴，益阴甚而碍阳，补气甚则伤血，养血甚则碍气。此外，又有阳损及阴，阴损及阳，“大实有羸状，至虚有盛候”之证，如辨证不明，用药无序，则病危矣！故而陈教授指出，如遇虚劳重症，应细致入微，宗“阳中求阴，阴中求阳”之法，除急症外，皆温补温养为佳，此法更稳妥，不宜过用太燥太腻之药。

案 1　感后表虚

马某，女，58 岁，2007 年 10 月 15 日初诊。

主因“出汗、怕凉 2 月余”来诊。患者 2 个月前因感冒受凉后出现大汗，汗出如雨，怕风。时值盛暑之际，仍不敢穿单衣，反复感冒，周身乏力。曾于当地医院输液治疗多次，仍反复发作，不见好转。经朋友介绍请陈教授诊治。现症：面色少华，纳差，睡眠欠佳。舌暗，苔白腻，脉弦细。

辨证：表虚不固，气血亏虚。

治法：固表止汗，益气养血。

处方：黄芪 60g，防风 30g，白术 30g，当归 15g，生龙骨 30g，生牡蛎 30g，甘草 10g。7 剂。水煎 300mL 分早、晚饭后温服，日 1 剂。另葡糖糖酸钙注射液 20mL 稀释后静脉推注，每周 1 次。

二诊（10 月 22 日）：汗出，怕风症状减轻。原方又取 14 剂。

药后，汗出基本痊愈，身体日渐强壮，怕风症状全无。

按：玉屏风散出自《世医得效方》，也说出自朱丹溪《丹溪心法》，由黄芪、白术、大枣、防风四味药组成。可以说，前三味药以扶正为主，而防风则以祛邪为主，本方剂正是“标本兼治”的巧妙结合。它可以提升患者的“正气”以抵御外邪，适合于健康人和亚健康人。此外，还能治疗症状轻微的早期感冒，比如伤风后出现鼻塞、怕冷等症状。此案患者依据舌脉症应辨为表虚不固兼气血亏虚证。方中即用大量黄芪补气固表为主；辅以健脾益气之白术，安神敛汗之龙骨、牡蛎，养血和血之当归；佐以防风祛风御邪；使以甘草调和诸药。全方大量补气敛汗药中，配以小量祛风解表之品，有补中寓散之意。方药对证，患者服20余剂而病愈。

案2　中气虚弱

张某，男，54岁，2007年5月4日初诊。

主因“气短半年”来诊。现症：气短，神疲乏力，脘腹怕凉不舒。舌淡，苔白，脉弦细。

辨证：中气虚弱。

治法：益气温中。

处方：黄芪15g，党参10g，桂枝10g，白芍20g，甘草10g，大枣3枚，生姜3片。7剂。水煎300mL，分早、晚2次饭后温服。日1剂。

二诊（5月9日）：药后乏力气短减轻，脘腹已不怕凉。上方又取7剂。

药后病愈，随访1年未发。

按：中气虚弱故见气短、神疲乏力、脘腹怕凉不舒。舌脉亦为中气虚弱之征象。治疗自当以益气温中为主，方用黄芪建中汤加减。上方即用黄芪建中汤建其中气，中气足，乏力、气短自能恢复。方中桂枝温阳散寒，可治脘腹冷痛，如脘腹冷痛较甚，可用干姜代生姜。

另，黄芪建中汤一方，主治中焦虚弱（寒）之证。但对久病虚劳之重症，气力更弱，需增加药味或药力方可。

案3　心肾两虚（冠脉支架术后）

邹某，女，61岁，2007年10月17日初诊。

心梗冠脉支架术后5年，5年以来，总感心悸乏力，汗出，气短，睡眠差。舌红，少津，脉细数。

辨证：心肾两虚。

治法：养心益肾。

处方：党参15g，麦冬30g，五味子5g，山萸10g，丹参20g，黄精20g，白芍15g，枣仁15g，生牡蛎30g，肉桂6g。7剂。水煎450mL，分早、中、晚3次温服，日1剂。

二诊（10月24日）：症状减轻，舌红渐退，脉转有力。原方又取14剂。

药后病已痊愈，2年未发。

按：大病之后，心血受损，肾阴亏耗，虚火上炎，故而诸症作矣！方中生脉散加丹参可以益心气、养心阴；黄精可补五脏亏虚，对于久病虚损甚是有效；又加山萸、牡蛎，滋肾阴，敛心气；枣仁养心安神以助睡眠；佐以少量肉桂，有“引火归原”之意，使诸药滋而不腻。全方有养心益肾之功，患者服用20余剂而取良效。

另，黄精一药，张景岳曰：“能补中益气，安五脏，疗五劳七伤，助筋骨，益脾胃，润心肺，填精髓，耐寒暑，久服延年不饥，发白更黑，齿落更生。”《本草求真》：“能补中，益五脏，补脾胃，润心肺，填精髓，助筋骨，除风湿，久服不饥。”以上皆讲其有补益五脏之功。陈教授常说，此药补而不燥，养阴之中又有补气之能，常服久服，能益气力、养精神、填精髓，有延年防衰的功效。对于常见虚劳之证，皆可加减用之，如遇服后中满，可稍佐理气之药。

案 4　阴虚火旺，肺失清润（肺结核）

张某，男，54 岁，2005 年 10 月 20 日初诊。

肺结核病史 20 余年，平素症状控制尚可。近 1 个月感病情加重，咳嗽少痰，痰中带血丝，咽干鼻燥，心烦少寐，夜有盗汗。舌红，少苔，脉细数。西医诊断：肺结核（活动期）。中医诊断：肺痨。

辨证：阴虚火旺，肺失清润。

治法：养阴润肺，兼以止血。

处方：百合 30g，生地黄 10g，熟地黄 10g，沙参 10g，麦冬 10g，白茅根 15g，黄芩 10g，浙贝 10g，白芍 15g，五味子 5g，白及 10g，半夏 10g，枣仁 15g，山药 20g。7 剂。水煎 450mL，分早、中、晚 3 次温服，日 1 剂。

二诊（10 月 28 日）：药后仍有咳嗽，胃脘感觉不舒，余症状减轻，痰中未带血丝。上方加杏仁 10g，砂仁 10g。取 14 剂。

三诊（11 月 12 日）：诸症减轻，阴虚之象已不明显，舌苔见多，脉转和缓。二诊方又取 14 剂。

药后已无明显症状。上方稍作加减，服 30 剂。追访两年未复发。

按：久病肺痨之证，阴虚火旺者多见，乃因邪久化热伤阴所致，当治以滋阴清热为主。今见邪热伤及肺络，症见痰中带血丝，故需加止血之药。方以养阴清热、润肺止血之药为主，正对病证。半夏化痰之外又有反佐之意。药后仍有咳嗽，胃脘感觉不舒，故加杏仁以降肺止咳，加砂仁理气和胃又可除滋阴药之碍胃。患者服药 2 月余而取佳效。

案 5　心脾两虚，气血不足，肾阳亏虚（贫血）

秦某，女，45 岁，2005 年 4 月 15 日初诊。

主因“周身乏力 3 年”来诊。患者 3 年前出现周身乏力，常伴有头晕，心悸，气短，汗出。在市医院诊断为贫血，服用一段西药，病情好转，但停药后又反复，遂来就诊。现症：周身乏力，心悸，气短，汗出，头晕，动则尤甚，月经量少。舌淡，苔白，脉弱无力。查体：口唇色淡，面色淡白。查血常规：血红蛋白 74g/L。

辨证：心脾两虚，气血不足，肾阳亏虚。

治法：补气健脾，养血补血，温补肾阳。

处方：黄芪 30g，党参 15g，麦冬 15g，当归 15g，川芎 10g，熟地黄 15g，益母草 30g，阿胶 10g（烊化），砂仁 10g，茯苓 15g，五味子 5g，鹿角片 10g，甘草 10g。15 剂。水煎 450mL，分早、中、晚 3 次温服，日 1 剂。

二诊（5 月 4 日）：药后诸症减轻，唯偶有胃胀。上方加陈皮 6g。取 30 剂。

三诊（6 月 3 日）：诸症皆无，经量增加，复查血常规：血红蛋白 101g/L。二诊方取 30 剂，改为 2 日 1 剂。

之后 8 月份又来诊取药 30 剂，仍 2 日 1 剂。服药完后来电告知病已痊愈，血常规已正常。随访 2 年，病未复发。

按：肾藏精，精血互生，心生血，故补肾养心可以治疗贫血，如治疗得当，可用于各种造血功能障碍性疾病。方中鹿角片可补肾阳、益精血，起到精血互生之作用。经云："损者益之，劳者温之。"方中又加健脾养心，补气养血之品，使贫血逐渐改善。二诊中加少量陈皮起到理气防补药壅滞之作用。三诊中方药改为 2 日 1 剂，既可巩固疗效，又可防止气血渐复而补药过猛之弊，此亦可改为丸药服用。

经验小结

陈宝贵教授治疗虚劳的经验

虚劳是多种虚弱性疾病的总称，有时也称虚损、虚弱等。虚劳的诊治，历代医家积累了丰富的经验。《内经》曰“精气夺则虚”，并论有五劳之伤。《金匮要略》从脉症来论证虚劳，并用建中汤辈及薯蓣丸等治之。之后历代英贤辈出，有从上、中、下而治，又有补气、补血、补阴、补阳，或气血双补，或阴阳并调者。总之，虚劳的病机为五脏衰弱，气血阴阳亏虚。治法以补益五脏，调补气血阴阳为主。具体而言，大法有“损者益之，劳者温之”“行不足者补之以气，精不足者补之以味”“损其肺者益其气；损其心者调其荣卫；损其脾者调其饮食，适其寒温；损其肝者缓其中；损其肾者益其精”等等，皆为治病良法。

陈教授治疗虚劳，重视肺、脾、肾三脏，因“肺为五脏华盖”“脾为百骸之母”“肾为先天之本”。故虚劳因阴阳不足者治其肾，因气血亏虚者治其脾，因肌表不固外邪易入或呼吸异常者治其肺。如此，容易提纲挈领，把握治疗方向。治疗用药方面，气血亏虚者用八珍，虚甚加黄芪、阿胶、紫河车等；肾阴亏虚者用左归丸，肾阳亏虚者用右归丸，虚甚者可加桂枝、附子等；肺虚肌表不固者用补肺汤，呼吸异常者调其宣降。另外需要注意的是，虚劳久病者，一般气血阴阳皆有亏虚，多合并有多脏腑病变，症情复杂，治疗非短期能见功，此时应多法并用，精细治疗，才能取得较好的疗效。

附：《临证指南医案·虚劳》邵新甫曰：“久虚不复谓之损，损极不复谓之劳，此虚劳损三者，相继而成也。参其致病之由，原非一种，所现之候，难以缕析。大凡因烦劳伤气者，先生用治上治中，所以有甘凉补肺胃之清津，柔剂养心脾之营液，或甘温气味建立中宫，不使二气日偏，营卫得循行之义。又因纵欲伤精者，当治下而兼治八脉，又须知填补精血精气之分，益火滋阴之异，或静摄任阴、温理奇阳之妙处。若因他症失调，蔓延而致者，当认明原委，随其机势而调之。揣先生之用意，以分其体质之阴阳为要领，上中下见症为着想，传变至先后天为生死断诀。若逐节推求，一一有根可考，非泛泛然而凑用几味补药，漫言为治也。”

痹　证

痹证是因风、寒、湿、热之邪侵犯人体，闭阻经络，进而引起气血运行不畅，以肌肉、筋骨、关节等部位酸痛、麻木、重着、屈伸不利，甚或关节肿大灼热等为主要临床表现的一种病证。临床上本病有渐进性和反复发作的特点，其病因主要与体质、气候条件及生活环境有关。

案 1　寒湿痹（风湿性关节炎）

冯某，女，53 岁，1998 年 12 月 5 日诊。

双膝关节疼痛 5 年，遇冷加重，无红肿，纳可，二便调。舌淡，苔白腻，脉滑。西医曾诊断为风湿性关节炎。中医诊为寒湿痹。

辨证：寒湿侵袭关节。

治法：祛寒除湿，养血通络。

处方：桂枝 10g，羌活 10g，独活 10g，细辛 3g，秦艽 15g，老鹳草 15g，透骨草 15g，牛膝 15g，川续断 15g，淫羊藿 10g，丹参 15g，鸡血藤 15g，防己 10g，生地黄 15g。7 剂。水煎 450mL，分早、中、晚 3 次温服，日 1 剂。

二诊（12 月 15 日）：关节疼痛减轻。原方又取 14 剂。

药后病愈。

按：寒湿侵袭关节，治以祛寒除湿、养血通络为主。方中桂枝、细辛祛寒；羌活、独活、秦艽、老鹳草、防己祛风除湿通络；丹参、鸡血藤、生地黄、牛膝养血活血；川续断、淫羊藿温补肾阳。寒去血活络通，病自痊愈。

案 2　寒湿着于腰间（肾着）

闫某，男，25 岁，2004 年 12 月 16 日初诊。

洗浴后室内寒冷，保暖不及，突发腰痛腰重，已有2日，未见缓解。舌淡，苔白，脉弦。中医诊断：肾着。

辨证：寒湿着于腰间。

治法：祛寒利湿，兼以温肾。

处方：狗脊15g，苍术15g，茯苓15g，薏苡仁30g，补骨脂10g，泽泻10g，干姜10g。2剂。水煎300mL，分早、晚2次温服，日1剂。

二诊（12月18日）：药后腰痛腰重减轻。原方又取2剂。

药后病愈。

按：《金匮要略·五脏风寒积聚病脉证并治》曰："肾着之病，其人身体重，腰中冷，如坐水中，形如水状，反不渴，小便自利，饮食如故，病属下焦，身劳汗出，衣里冷湿，久久得之，腰以下冷痛，腹重如带五千钱，甘草干姜茯苓白术汤主之。"此段讲述肾着之病的病因病机，为寒湿之邪侵犯下焦。此案亦为寒湿之邪侵于腰间所致，故依上法加减治疗而愈。腰痛为有寒，故加补骨脂以温补肾阳。腰重为有湿，故加泽泻、薏苡仁、狗脊以利湿。以病轻，4剂而愈。

案3　络虚风邪侵袭（行痹）

马某，男，29岁，2009年3月28日诊。

上下肢疼痛已近2年，遇风加重。舌暗，苔白，脉缓。中医诊断：行痹。

辨证：络虚风邪侵袭。

治法：祛风通络，兼以益气。

处方：黄芪15g，牛膝10g，杜仲15g，羌活10g，独活10g，老鹳草15g，透骨草15g，威灵仙10g，仙灵脾15g，赤芍15g，茯苓15g，甘草10g。水煎450mL，分早、中、晚3次温服，日1剂。

上方共服15剂病愈。

按：络虚则风邪乘虚而入，留之不去，发为行痹。行痹为病，遇风加重，游走疼痛为其特点。治疗之法，以祛风通络为主，佐以祛寒利湿活血之药，遵李中梓法治疗，另加黄芪益气固表。

案 4　风邪侵袭臂络（行痹）

张某，女，30 岁，2004 年 6 月 20 日诊。

受风后右臂疼痛 3 日。舌尖红，苔白，脉弦。中医诊断：行痹。

辨证：风邪侵袭臂络。

治法：祛风通络。

处方：羌活 10g，防风 10g，当归 10g，川芎 6g，丹参 10g，伸筋草 15g，桑枝 15g。5 剂。水煎 300mL，分早、晚 2 次温服，日 1 剂。

药后病愈。

按：风邪侵袭右臂经络，经络痹阻故疼痛。舌尖红为有热象。“治风先治血，血行风自灭”为治疗行痹之要诀。据以上分析，治疗之法当以祛风通络、养血和血为主。故上方中用羌活、防风、当归、川芎、丹参祛风养血；桑枝、伸筋草祛风通络。另，一般治疗上肢痛的引经药，兼寒者加桂枝，兼热者加桑枝。

案 5　湿热痹阻（湿热痹）

李某，女，26 岁，2005 年 8 月 22 日初诊。

右膝关节肿大疼痛，厌热喜凉，头晕，脘满。苔薄黄，脉滑数。中医诊断：湿热痹。

辨证：湿热痹阻。

治法：清热利湿，祛风止痛。

处方：薏苡仁 30g，防己 15g，青风藤 15g，白花蛇舌草 30g，白豆蔻 10g，茵陈 15g，半夏 10g，黄连 10g，黄柏 10g，葛根 20g，苍术 10g，枳壳 10g，赤芍 10g。7 剂。水煎 450mL，分早、晚 2 次

温服，日1剂。

二诊：服7剂后疼痛减轻，已无脘满，上方去半夏、白豆蔻、黄连。取14剂

药后病愈。

按：关节肿大疼痛、厌热喜凉、苔薄黄、脉滑数，为湿热痹证的表现。脘满为湿热阻滞中焦，头晕为清阳不升，亦与湿热有关。据以上分析，当以清热利湿、祛风止痛为主。方中即薏苡仁、防己、茵陈、黄柏清利下焦湿热；黄连、白豆蔻、半夏、苍术、枳壳清热燥湿，调和中焦；白花蛇舌草清热解毒，青风藤通络止痛，赤芍凉血活血。药对病证，故上方加减约20剂而愈。

陈教授体会，湿热痹证多伴有中焦湿热，也可以理解患者素有湿热体质，加之外邪侵袭关节，遂成湿热痹证。故治疗湿热痹证，调治中焦也需考虑。

案6　湿热痹阻关节（湿热痹）

张某，男，56岁，2002年6月5日诊。

两拇指关节肿痛，屈伸不便，已半年余。舌稍红，苔微黄，脉滑。中医诊断：湿热痹。

辨证：湿热痹阻。

治法：清热利湿，通利关节。

处方：伸筋草30g，功劳叶30g，老鹳草20g，薏苡仁30g，木瓜15g，防风15g，豨莶草20g，透骨草15g，桑枝10g。3剂。水煎450mL，分早、中、晚3次温服，日1剂。

3剂后，疼痛减轻。略作加减，先后共服15剂，病愈。

按：关节肿痛、舌稍红为有热象，脉滑为有湿邪。患者来诊时，肿痛不明显，加之舌象，推知热象不甚，以湿为主。方中功劳叶、老鹳草、薏苡仁、豨莶草清热除湿；木瓜、伸筋草、透骨草、防风，

祛风除湿；桑枝，通利关节。

案7　寒袭关节（着痹）

秦某，女，26岁，2003年4月15日诊。

周身关节疼痛5日，遇冷或凉风明显，肉瞤，麻木。舌淡，苔白，脉弦。

辨证：寒袭关节。

治法：祛风散寒，养血活血。

处方：当归15g，丹参12g，羌活10g，细辛5g，防风10g，老鹳草15g，透骨草12g，薏苡仁20g，伸筋草20g，桂枝10g。7剂。水煎450mL，分早、中、晚3次温服，日1剂。

药后病愈。

按：寒主收引，寒邪侵袭关节，经脉拘急故关节疼痛。舌淡、苔白、脉弦亦为寒证表现。肉瞤、麻木为血脉收引，与经脉失养有关。据上分析，治疗当以祛风散寒、养血活血为主。方中羌活、细辛、防风、老鹳草、透骨草、伸筋草、桂枝祛风散寒；当归、丹参养血活血；薏苡仁健脾除湿。药对病证，病本不重，服7剂而愈。

案8　风寒着于关节（着痹）

马某，女，48岁，2008年11月15日初诊。

手肘关节疼痛，遇冷痛重已有5年。多于冬季或天气变冷时发作，畏冷怕风，喜着厚衣。舌淡暗，苔白，脉弦。患者自述多年野外劳作，受冻所致，曾于某医院诊为风湿性关节炎。查患者病处无形变。

辨证：风寒着于关节。

治法：祛风散寒，养血通络。

处方：老鹳草15g，透骨草15g，羌活10g，鸡血藤15g，当归15g，川芎10g，陈皮10g，秦艽15g，桂枝10g，细辛3g，白芍

15g。7剂，水煎450mL，分早、中、晚温服，日1剂。

外洗方：透骨草30g，细辛10g，没药15g，川芎15g，桂枝10g，附子10g。4剂。水煎外洗，日3次，每次温洗20分钟，2日1剂。

二诊：药后症状减轻，口干。口服方加生地黄10g；取7剂。外洗方不变，取4剂。

药后病愈。

按：依据关节疼痛、遇冷痛重、畏冷怕风、喜着厚衣症状，应诊断为着痹。舌脉可以佐证以上辨证。依据分析，治疗之法应以祛风散寒、养血通络为主。方中以当归、白芍、川芎、鸡血藤补血活血；老鹳草、透骨草、羌活、秦艽祛风通络；细辛、桂枝温经散寒、二诊时患者口干，故加入生地黄以养阴生津。外洗方药有温经散寒，活血通络之功。本案内外合治，取效亦速。

另，透骨草一药有散风祛湿止痛之功。本药还常作外洗方中的引经药，可引药入经络及血脉，从而更好地发挥药效。现代药理研究表明，外洗方中加入透骨草煎汤，可增加皮肤对药物的吸收作用。

案9　肝肾不足，气血两虚，风寒湿邪痹阻关节（风寒湿痹）

李某，女，27岁，2006年11月13日初诊。

两膝关节疼痛10年。每遇阴雨天或天凉即发作，自述比天气预报还准。疼痛发作时常服止痛药方能止痛，西医诊为风湿性关节炎。现症：膝关节疼痛，右膝疼痛明显且肿大，活动轻度受限，得暖则舒，腰痛，易汗出。舌淡暗，苔白滑，脉弦细。

辨证：肝肾不足，气血两虚，风寒湿邪痹阻关节。

治法：祛风散寒除湿，补益肝肾，益气养血。

处方：秦艽10g，仙灵脾15g，威灵仙10g，独活10g，牛膝15g，防己10g，川续断15g，寄生10g，杜仲10g，细辛3g，黄芪 20g，当归 10g，川芎 10，桂枝 10g，白芍 10g，茯苓 15g，甘草 10g。7 剂。水煎 450mL，分早、中、晚 3 次温服，日 1 剂。

外洗方：透骨草 30g，鸡血藤 15g，防己 15g，细辛 10g，没药 15g，川芎 15g，桂枝 10g，附子 10g。4 剂。水煎外洗，日 3 次，每次温洗 20 分钟，2 日 1 剂。

二诊（11 月 20 日）：膝关节疼痛肿大减轻，腰痛亦减，汗已不出，脉细。内服方一诊方加党参 10g，生地黄 10g。取 7 剂。外洗方不变，取 4 剂。

三诊（11 月 29 日）：药后汗已不出，脉转有力。内服方二诊方去黄芪。

三诊方服 20 余剂，病愈。

按：独活寄生汤出自《千金方》，主治肝肾两亏，气血不足，风寒湿邪外侵所引起腰膝冷痛，屈伸不利，或冷痹日久，心悸气短，脉细弱等症。此案患者依据舌脉症，亦属风寒湿痹日久，气血两虚证，其病机与独活寄生汤方证相同，故可用独活寄生汤加减治疗。方中用黄芪益气固表；当归、川芎、白芍养血补血；秦艽、独活、细辛、桂枝祛风散寒止痛；仙灵脾、川续断、寄生、杜仲补益肝肾；茯苓、防己健脾利湿；甘草调和诸药。二诊时患者脉细，考虑正气不足，故加党参以补气；恐辛燥药伤阴，故加生地黄佐治兼以养阴。

洗药方中鸡血藤、没药、川芎活血通络；细辛、桂枝、附子温经散寒；防己利湿消肿；透骨草祛风除湿，消肿止痛，并可促进其他药物吸收。

案 10　风寒湿邪侵袭关节（风寒湿痹）

王某，女，50 岁，2012 年 3 月 13 日初诊

主因“手腕关节疼痛 2 个月”来诊。现症：手腕关节疼痛，晨僵，握拳痛，活动后手胀痛，无关节变形，睡眠欠佳。舌暗，苔白，脉沉。

于市三中心医院检查：血沉15mm/h，类风湿因子＜20kU/L。

辨证：风寒湿邪侵袭关节。

治法：祛风散寒，除湿止痛。

处方：老鹳草30g，透骨草30g，羌活10g，麻黄10g，丹参30g，淫羊藿10g，没药10g，细辛3g，威灵仙10g，千年健10g，追地风10g，甘草10g。14剂。水煎450mL，分早、中、晚3次温服；再煎用于外洗，日洗2次。

二诊（3月27日）：中药外洗后，周身汗出，自觉持物困难，无力。一诊方加黄芪15g。取14剂。

三诊（4月11日）：周身疼痛减轻，手掌酸痛，手肿胀，手心热，咽痒，有痰。二诊方加浙贝15g。取14剂。

四诊（4月25日）：双手胀，舌暗，苔白腻。加强的松1片，3次每日。三诊方再取14剂。

五诊（5月10日）：双手肿胀明显减轻，已无疼痛。去强的松。三诊方再取14剂。

药后病愈，未复发。

按：风寒湿邪侵袭关节，久之不去，发为风寒湿痹。舌暗、苔白、脉沉为风寒湿痹之征象。故治疗之法以祛风散寒、除湿止痛为主。方中老鹳草、透骨草、千年健、追地风均为祛风透骨入节之品，有很好的祛风散寒止痛之效；细辛配麻黄可使骨中之风、湿邪从肌表发散，止痛之效显著；丹参、没药有活血化瘀之功，取其“治风先治血，血行风自灭”之意。羌活为治风之常用药，既可去外风，亦可去内风；威灵仙祛风胜湿；甘草调和诸药。二诊时持物困难、无力为气虚，故加黄芪。三诊时加浙贝，取其化痰散结之功。四诊时加强的松，有促进水肿吸收的作用，可快速缓解肿胀。患者共内服及外洗70剂而愈。

又，陈教授治疗痹证常用麻黄，常拿《金匮要略》治疗湿痹的麻黄加术汤、麻杏薏仁甘草汤及治疗历节病的桂芍知母汤、乌头汤等来举例说明。由此可见，麻黄治痹，陈教授深得仲景心法。需注意的是，新病邪盛正不虚者，麻黄用量可大些，使其力专效宏，迅速取效。久痹体弱且有郁热之象者，麻黄用量不宜大，只取其透邪外出，不求速效，缓慢图之，以防过散伤正；且应根据患者阴、阳、气、血等虚损情况，适当配伍补益药物，做到祛邪而不伤正。

案 11　寒湿痹阻关节（寒湿痹）

杨某，女，51 岁，2013 年 4 月 12 日初诊。

主因“双手小关节及膝关节疼痛 5 年余”来诊。患者曾先后在多处医院就诊，风湿相关检查均未见异常。服药后症状可减轻，停药后症状反复。现症：双手小关节疼痛，稍肿胀，关节无变形，双膝关节肿胀，轻度活动受限，着凉则关节疼痛加重。舌质暗淡，舌体胖边有齿痕，苔薄白，脉沉细。中医诊断：寒湿痹。

辨证：寒湿痹阻关节。

治法：祛风散寒，通络止痛。

处方：秦艽 15g，桂枝 10g，威灵仙 15g，仙灵脾 15g，丝瓜络 10g，细辛 3g，独活 10g，陈皮 10g，蜈蚣 2 条，丹参 15g。14 剂。水煎 450mL，分早、中、晚 3 次温服，日 1 剂。再煎外洗疼痛关节，每日 2 次。

二诊（4 月 26 日）：服药后关节疼痛减轻，现仍左下肢及无名指关节及膝关节疼痛。原方加鹿衔草 15g。取 21 剂。头煎内服，再煎药汤外洗。

三诊（5 月 16 日）：双手诸关节及膝关节疼痛明显减轻，阴雨天肢体酸胀感。二诊方加炒杜仲 15g，怀牛膝 20g。前方继服 30 剂，日 1 剂。并嘱平素注意冷暖。

药后病愈。

按：风、寒、湿之邪往往相互为虐，渐而成病。风性开泄，又具穿透之力，寒邪借此内犯，使邪着于人体某部位，而成致病因素。湿邪又借风邪开泄之力，寒邪的收引之能，而入侵筋骨肌肉，黏着、胶固于肢体而不去。临床中以风寒之邪在痹证的发生中尤为重要，本案即如此。故予秦艽、桂枝、威灵仙、丝瓜络、细辛、独活温通经络，祛风散寒；不通则痛，故予丹参活血止痛；久病入络，非寻常草木之品所能奏效，故予蜈蚣搜风剔络止痛。肾主骨，肝主筋，筋骨失养，故疼痛反复难去，予仙灵脾、鹿衔草、炒杜仲、怀牛膝滋补肝肾，强筋壮骨，亦即治病求本之意。风寒之邪得温则缓，故将熬药之药渣加水煎煮后外洗，内外兼治疗效更佳。患者共服60余剂而病愈。

案12　气虚血瘀（血瘀痹）

周某，男，30岁，2003年3月15日初诊。

腰腿痛1年多，近几日又发，疼痛沿坐骨神经方向放射，汗出气短，怕风。舌暗淡，苔白，脉弦细。

辨证：气虚血瘀。

治法：益气活血。

处方：黄芪20g，党参15g，防风10g，当归15g，丹参15g，乳香10g，没药10g，川续断10g，仙灵脾10g。7剂。水煎450mL，分早、中、晚3次温服，日1剂。

二诊：诸症减轻。原方又取14剂。

药后而愈。

按：陈教授治疗坐骨神经痛常用张锡纯先生所创活络效灵丹（药物由当归、丹参、乳香、没药组成），疗效颇佳。此案患者依据腰腿痛日久、汗出气短、舌暗淡、脉弦细，辨证为气虚血瘀、肾阳不足证。上方用活络效灵丹活血通络，又加黄芪、党参、防风祛风益气固表，川续断、仙灵脾温补肾阳。

案 13　血虚受风，肾阳不足（血虚痹）

孟某，女，28 岁，2003 年 6 月 7 日初诊。

产后 3 个月，腰腿疼痛不舒，乳少，纳可。舌淡，苔白，脉细。

辨证：血虚受风，肾阳不足。

治法：益气养血，补肾助阳。

处方：黄芪 20g，当归 15g，菟丝子 10g，鹿角片 10g，熟地黄 15g，川芎 6g，牛膝 10g，肉苁蓉 12g，防风 10g，白豆蔻 10g。5 剂，水煎 300mL 分早、晚 2 次温服，日 1 剂。

二诊：腰腿疼痛减轻，乳增。原方又取 7 剂。

药后而愈。

按：产后气血亏虚，风邪乘虚而入，气血流行不畅，故腰腿疼痛不舒。乳少亦为气血亏虚的表现。舌淡、苔白、脉细为气血亏虚之征象。上方中黄芪、当归、川芎、熟地黄补气养血；肉苁蓉、鹿角片、菟丝子补肾阳，益精血；牛膝补肾强腰，兼以活血通络；白豆蔻行气温中，助气血之源。全方共奏益气养血、补肾助阳之功。此案虽为产后，亦为痹证之一，属血虚受风，气血痹阻证。

案 14　血虚受寒，肾阳不足（血虚痹）

边某，女，40 岁，2000 年 6 月 10 日诊。

腰痛牵及左腿，行走痛加，怕凉。舌淡，苔白，脉缓。

辨证：血虚受寒，肾阳不足。

治法：祛风散寒，益肾补血。

处方：黄芪 20g，当归 15g，羌活 6g，细辛 3g，木瓜 10g，桑寄生 10g，川乌 6g（先煎），狗脊 10g，伸筋草 15g。水煎 300mL，分早、晚 2 次温服，日 1 剂。

先后服20剂痛止。

按：依据腰痛、怕凉、舌淡、苔白、脉缓，应诊为血虚受寒、肾阳不足证。治疗之法当以祛风散寒、益肾补血为主。上方即用黄芪、当归益气养血；羌活、细辛、伸筋草祛风散寒；木瓜舒筋祛湿；狗脊祛风湿、补肝肾；川乌祛风除湿、散寒止痛。

案15　寒邪着于关节，痰瘀阻络（顽痹）

张某，男，56岁，2004年7月15日初诊。

双手关节疼痛10余年，近两年出现关节肿痛、畸形，晨起手不能握物，活动后逐渐缓解，但也受限，腕肘关节间有疼痛症状，受凉则疼痛更剧，长期自服“止痛片”治疗，间断各处就医，无效果，于某医院诊断为类风湿性关节炎。现症：双手指关节畸变，手不能握，关节不红，无热证表现。舌暗，苔白腻，脉弦细。中医诊断：顽痹。

辨证：寒邪着于关节，痰瘀阻络。

治法：化痰活血通络，补肾祛寒。

处方：桂枝10g，附子10g（先煎），乌梢蛇10g，补骨脂10g，羌活10g，熟地黄10g，生地黄10g，姜黄10g，防己10g，炮山甲6g，土鳖虫6g，骨碎补10g，伸筋草10g，白芍10g，鸡血藤10g。7剂。水煎450mL，分早、中、晚3次温服，日1剂。

外洗方：透骨草30g，川芎15g，桂枝10g，川乌10g，威灵仙10g，细辛6g。3剂。水煎外洗，日3次，每次温洗20分钟，2日1剂。

二诊（7月23日）：服7剂后疼痛肿胀稍减。继服14剂。外洗药再取7剂。

三诊（8月8日）：双手指关节肿痛较前减轻，活动度较前改善，大便干。一诊方加火麻仁10g，取14剂。外洗药再取7剂。

四诊（8月23日）：关节肿痛大减，受凉后疼痛已不明显，偶有腰痠不舒。三诊方加杜仲10g，改附子为6g，取14剂。外洗药再取7剂。

五诊（9月10日）：手指握力增加，可持物，活动也较前灵活。四诊方加当归15g，取14剂。

六诊（9月25日）：手可持物，基本可以握满拳，手指活动比较灵活。舌暗亦减，脉稍弦。改服丸药。

处方：桂枝10g，乌梢蛇10g，补骨脂10g，羌活10g，生地黄10g，熟地黄10g，姜黄10g，防己10g，炮山甲6g，土鳖虫6g，骨碎补10g，伸筋草10g，白芍15g，鸡血藤15g，元胡10g，当归15g，杜仲10g，茯苓15g，党参10g，炒白术10g，甘草10g。上药研极细末，和蜜为丸。每服9克，日2次，食后服。

之后又来取过几次中药，丸药方未做大的调整。服用丸药方4月余，加之汤药，共调治半年有余，基本痊愈。

按：久痹或顽痹，现代也称尪痹。其症状多有关节变形、肿大、僵化、不能屈伸或受限、骨质受损等特点。其重者，内经有“尻以代踵，脊以代头”之说，可见此病如不及时治疗也是非常严重的。一般治疗之法，多从补肾祛寒入手，佐以活血化瘀、化痰通络之品，重者多需用虫类药以搜风剔络方可。此案也是用此法治疗半年而愈。方用桂枝、附子温阳散寒；骨碎补、补骨脂温补肾阳；羌活、伸筋草、防己祛风通络；鸡血藤、白芍养血活血，其中鸡血藤兼有通络之功；土鳖虫、乌梢蛇、炮山甲搜风剔络；姜黄通经止痛；生熟地黄滋肾养阴，兼可佐诸辛温之药。全方共奏化痰活血通络、补肾祛寒之功。四诊中腰酸为肾虚，故加杜仲以补肾。附子久用容易动阳助火伤阴，故减其量。丸药方中去之亦是此理。六诊丸药方有温补脾肾、养血活血、化瘀止痛、搜风通络、益气化痰的功效。全方配伍温燥而不助火伤阴，化瘀而不耗血动血，通络而不壅塞，为缓攻通络之剂。其方中药物功用比较明确，这里不做分析。

经验小结

陈宝贵教授治疗痹证的经验

痹证之治疗，历代医家论述颇多。《素问·痹论》曰："风寒湿三气杂至，合而为痹也。其风气胜者为行痹，寒气胜者为痛痹，湿气胜者为着痹也。"具体提出了行痹、痛痹、着痹的区别。另外，还提出了骨痹、筋痹、脉痹、肌痹、皮痹，以及肺痹、心痹、肝痹、肾痹、脾痹、肠痹、胞痹的具体症状。还谈到痹证的治疗及预后："五脏有俞，六腑有合，循脉之分，各有所发，各随其过，则病瘳也。……其入脏者死，其留连筋骨间者疼久，其留皮肤间者易已。"可见，早在《内经》时期就对痹证有了较深的认识。

关于痹证治疗，陈教授认为应主要抓以下两点：

（1）病情分轻重：一般而言，病情较轻，初病或无肢体关节、骨质变形者，一般性的草药即可治疗，用药时间也不会太长，常用药如羌活、独活、防风、秦艽、细辛、海风藤等。对于肢体关节、骨质变形或畸变病情较重者，一般较难治疗，且疗程较长，此阶段之治疗需要加用虫类药或血肉有情之品，药物如乌梢蛇、地龙、土鳖虫、鹿角片、全虫、蜈蚣等。我国近现代著名医家如章次公、朱良春、焦树德等都有精辟论述，经验丰富，可资借鉴。

（2）时间分三期：初期得病时间较短，且病情较轻者，可采用一般性祛风散寒利湿的方法。此期人体一般正气尚足，比较容易痊愈。中期患者，则需要加用一些药力较猛烈的药物，对于正虚者，则需要加入扶正之药。后期患者得病时间长，且病情较重，甚者有气血阴阳亏虚，症状多见关节畸变者，此时除调补气血阴阳外，多用补肾祛瘀化痰法来治疗，而祛风散寒利湿之法也在所必用，甚者需加入血肉有情之品或虫类药等药力较大的药物。由于此期用药时间长，所用多为辛温燥湿通络之品，容易伤阴耗液，所以也要加用一些养阴之药，防止伤阴之弊。

附 1：柳学洙先生治疗痹证经验

柳先生认为痹证大抵治法以祛风除湿、通络散寒为主。以羌活、独活、薏苡仁、透骨草、伸筋草、秦艽、宽筋藤等为常用药。由于体质不同，或受外邪各有偏胜，所以治疗时又有所侧重。

偏于寒胜，疼痛剧烈，遇冷加重的痛痹，非平淡之药所能胜任；须用草乌、川乌辛散温通，逐风邪，除寒湿，有时麻黄、附子、细辛亦不可少。偏于湿胜，肢体肿胀重着的着痹，宜以祛湿为主；用苍术、薏苡仁、猪苓、木瓜等健脾利湿，辅以羌活、细辛等祛风药为主。偏于关节红肿热痛的热痹，宜清热利湿宣痹；其中防己、薏苡仁、蚕砂、茵陈、忍冬藤为不可少之药。对于气血亏虚之体，易受外邪侵袭，须以参、芪、归益气补血，扶正祛邪。对于肝肾亏虚，风寒内侵，筋骨酸软无力、疼痛者，常以补肝肾、强筋骨的寄生、川续断、杜仲、狗脊、枸杞子为主药。对于血瘀者，活血祛瘀为其治疗大法；活络效灵丹较常用（当归、丹参，乳香、没药）。另外，亦有气郁痹痛，应在治痹证常法中加入理气解郁之品。若痹病日久，寒湿滞留于经络，可用乌蛇搜剔经络久伏之邪。至于透骨草，不论哪一类型的痹证皆可用，加之则取效更速。

附 2：痹证的治疗

李中梓在《医宗必读》说：“治外者，散邪为急；治脏者，养正为先。治行痹，散风为主，御寒利湿仍不可废，大抵参以补血之剂，先治血，血行风自灭；治痛痹，散寒为主，疏风燥湿仍不可缺，大抵参以补火之剂，非大辛大温，不能释其寒凝之害也；治着痹者，利湿为主，祛风解寒亦不可缺，大抵参以补脾补气之剂，盖土强可以胜湿，而气足自无顽麻也。”此说给痹证治疗指出主要方向，较为完备。另有久痹或顽痹，引起四肢颈腰关节变形者，宜补益肝肾，佐以虫类药搜风通络为佳。还有痹证伴有热象者，宜在上方的基础上，加入甘寒清热之品，方可收功。

杂　病

杂病之证，病证纷繁，有些较易治疗，不少亦属难症。本篇所选医案，多数为临证常见。部分因例数较少，或因病种少见，故未专篇，乃列于杂病之下。由于杂病辨治难以统一，也难用一法一方来概括，故而陈教授治疗各病经验或体会，或多或少，皆总于按语之下。

案1　肾虚夜尿频多

艾某，男，72岁，2013年3月16日初诊。

素体虚弱，10余年前出现夜尿频多，刚开始每晚4～5次，尚可忍受，后逐渐增多。于半年前增加到每晚10次左右，以致夜间不能睡觉休息。白天则周身酸软，甚至恐惧夜晚降临。半年来四处求医，疗效欠佳，后慕名来诊。现症：周身乏力，昏昏欲睡，腰膝酸软，注意力不集中，纳差，小便淋漓不尽。舌淡红，苔薄白，脉沉细。查体未见异常。

辨证：脾肾两虚，固摄失常。

治法：温阳健脾，补肾缩尿。

处方：黑附子10g（先煎），肉桂5g，熟地黄30g，山药30g，山萸肉30g，茯苓10g，泽泻10g，丹皮10g，砂仁10g，甘草5g。5剂。水煎450mL分早、中、晚3次温服，日1剂。

二诊（3月21日）：药后夜尿频多逐渐减少。效不更方，再进7剂。

药后夜尿减为5～6次。之后患者又服药40余剂，夜尿减为2～3次。患者甚为满意。

按：年老体衰，肾阳亏虚，不能固摄尿液，故而夜尿频多。夜尿10余次为虚甚，纳差为脾虚，余症状皆为脾肾两虚证之表现。

治疗当以温阳健脾、补肾缩尿为主，方选桂附地黄丸加减。上方以附子、肉桂温补肾阳；泽泻健脾补肾，使水道通利；山药补脾益肾；山茱萸、熟地黄可补肾阴，可佐治温阳药燥烈之性，又有“阴中求阳”之意；茯苓、砂仁健脾理气；丹皮取补中有泻之意；甘草调和诸药。此病案，临床常见，辨证不难，但需注意补阳药的用量，以缓补为佳。患者共服50余剂，收效满意。

案2　肾虚脱发

高某，女，22岁，2010年10月9日初诊。

脱发，头皮油多，大便干，易紧张。舌淡红，苔白，脉弦细。

辨证：肝肾不足，血虚肝郁。

治法：补肾填精，养血疏肝。

处方：女贞子15g，旱莲草15g，枸杞子15g，仙灵脾15g，五味子5g，菖蒲15g，郁金10g，丹参15g，益母草15g，当归15g，大黄5g，甘草10g。14剂。水煎450mL分早、中、晚3次温服，日1剂。

二诊（10月23日）：脱发减少，头皮油腻也减。原方又取14剂。

三诊（11月6日）：脱发已不明显。原方又服30剂。

药后已不脱发，新发渐生。疗效颇佳。

按：“肾藏精，其华在发”，又“发为血之余”“肝藏血”，精血同源可以相互转化，所以头发生长与肝肾和气血有着直接的关系。脱发多是肝肾两虚，气血亏虚所致。肝肾不足，则精不化血，血不养发，故而易脱。气血虚损，不能荣养全身，则可出现衰老现象，表现在外可见脱发。另外，精神刺激或长期压力过大也会造成气血肝肾亏虚而致早秃、脱发、斑秃等。故治以补肾填精、养血疏肝为主。上方中女贞子、旱莲草、枸杞子、五味子滋补肝肾；淫羊藿一味温阳药加于大队补阴药中，取“阳中求阴”之意；郁金、菖蒲可疏肝安神；丹参、益母草、当归养血活血，使行而不滞；大黄用以通便；甘草调和诸药。全方共奏补肾填精、养血疏肝之功。患者服用 2 个月而取得了较好的疗效。

案 3　燥证

张某，女，60 岁，2009 年 7 月 11 日初诊。

主因“间断发热伴口眼干燥半年”来诊。半年前出现间断低热，伴纳呆，乏力，口眼及皮肤干燥。曾就诊于市内某医院，效果不显，遂慕名来诊。现症：面色萎黄，精神不振。舌干红，无苔，脉沉细。既往有干燥综合征病史，曾查尿常规示：潜血（+），蛋白（+）。腹部彩超：肾积水，右肾不全梗阻，曾诊断为肾结核。西医诊断：干燥综合征。中医诊断：燥证。

辨证：阴虚内热。

治法：滋阴清热，兼以益气。

处方：灵芝 30g，生地黄 15g，元参 15g，玉竹 15g，金钱草 30g，冬葵子 15g，羌活 10g，银花 15g，连翘 15g，太子参 15g，升麻 10g，甘草 10g。7 剂。水煎 450mL，分早、中、晚 3 次温服，日 1 剂。

二诊（8 月 8 日）：发热减轻，体温 37.4℃。面色萎黄，眼干不适，舌红，少苔。上方加青蒿 15g，菊花 15g。取 10 剂。

三诊（9 月 19 日）：仍有眼干。二诊方加木贼 10g，泽泻 15g。取 14 剂。

四诊（10 月 31 日）：精神转佳，纳食增，查体温处于 36.9℃～37.0℃，舌红少苔。继服三诊方 14 剂。

药后基本痊愈。

按：燥证以阴虚内燥为主要病机。此案患者年老久病，伤津耗气，致使肺胃肝肾阴虚，久之又累致肺脾肾气虚，故而发为以上诸症。阴虚日久则发热；胃阴亏虚，胃中失于濡润，故纳呆；肝肾阴虚，津液不能上承，故眼干、口干；脾气虚，不能为胃行其津液，故乏力；肾气虚，失于固摄，故尿中出现蛋白等。治疗之法应以益气养阴清热为主。方中重用太子参、生地黄益气养阴为主，生地黄又有滋阴清热、养血润燥之功；佐以升麻，可增益气之力，配玉竹、玄参养阴生津以润内燥；银翘、羌活可解表退热；灵芝性平，味甘温，归心肺肝肾经，可增强免疫力。患者经 20 天治疗后，阴虚得以缓解，故发热减轻。二诊时加菊花、青蒿，可以清退虚热。三诊时加泽泻、木贼，取其疏散肝经风热以明目之效。经治后患者体温正常，纳食增加，口干、眼干症状明显减轻，基本痊愈。

案 4　痿证

刘某，男，48 岁，2012 年 6 月 23 日初诊。

主因“双手及脐以下至双足麻木 10 余年”来诊。曾诊断为脑脱髓鞘疾病，后在天津医大总医院诊断为多发性硬化，现每天服用强的松 20mg。现症：双手及脐以下至双足麻木，自感活动不灵活，低头时颈部向下放电感，畏寒怕冷，小便清长，夜尿频多，每晚 6 ～ 8 次。舌暗淡，舌体胖大边有齿痕，苔白稍腻，脉沉细。西医诊断：多发性硬化。中医诊断：痿证。

辨证：肝肾不足，中焦虚寒。

治法：补益肝肾，散寒通络。

处方：生地黄 15g，熟地黄 15g，鹿角片 15g（先煎），石菖蒲 30g，远志 5g，天麻 30g，桂枝 10g，黑附子 20g（先煎），细辛 3g，川芎 10g，白芍 20g，甘草 6g。14 剂。水煎 450mL，分早、中、晚 3 次温服，日 1 剂。回神颗粒 5g，每日 3 次。

二诊（7 月 7 日）：服药后活动欠灵活减轻。上方加地龙 10g。取 14 剂。并嘱强的松逐渐减量。

三诊（7 月 21 日）：双下肢麻木感，低头时颈部向下放电感明显，畏寒怕冷，小便清长，夜尿频多。将二诊方附子加至30g，先煎1小时30分钟，再放入其他药物；加丹参30g。取28剂。

四诊（8月18日）：双下肢麻木感减轻，低头时颈部向下放电感好转，畏寒怕冷，小便清长，夜尿频多，三诊方鹿角片加至30g。取28剂。并服大活络丹3g，每日1次。

五诊（9月15日）：双下肢麻木感减轻，自觉双膝以下冷感，畏寒怕冷，小便清长，夜尿频多。四诊方附子加至50g，先煎2小时30分钟，嘱患者熬药时用筷子沾药尝味，无麻辣感时再放入其他药物。取28剂。

六诊（10月15日）：服药后双下肢麻木感明显减轻，双膝以下冷感及畏寒怕冷减轻，夜尿次数减少至每晚2～3次。继服四诊处方30剂。嘱停服中药后继服大活络丹3g，每日1次；右归丸6g，每日2次；连服3个月。

随访：2013年2月18日，患者诸症减轻，唯觉双下肢稍麻木及冷感。嘱停用大活络丹；继服右归丸6g，每日2次，连服3个月。

按：多发性硬化属于中医“痿证”范畴，系指外感或内伤使精血受损，肌肉筋脉失养以致肢体弛缓、软弱无力，甚至日久不用，引起肌肉萎缩或瘫痪的一种病证。陈教授认为：肾主骨生髓，上充为脑，肾亏则髓枯，肝主筋，肝损筋痿；诸多病因皆可致肝血不足、肾精亏虚，肝不主筋，肾不主骨，髓枯筋痿，肌肉随之不用，发为痿病。故滋补肝肾乃治痿之根本大法。

此案患者脾肾阳虚明显，故重用附子以温补脾肾之阳。附子若煎煮不当，容易导致中毒，故缓慢加量，并反复交代患者附子的煎煮方法。鹿角片乃血肉有情之品，善入督脉，补肾温阳，《千金方》载：“益气力，强骨髓，补绝伤。”生熟地黄合用滋补阴血，避免附子及鹿角片温阳时耗伤阴血，并有“阴中求阳”之意。经中药汤剂治疗后，诸症大减。再予中成药大活络丹及右归丸，缓补脾肾之阳，强壮筋骨，既便于服用，亦有利于巩固疗效。

案 5　颤证（运动神经元病）

金某，女，64 岁，2011 年 7 月 9 日初诊。

主因“走路时震颤 10 余年，加重 1 年”来诊。患者曾先后在北京协和医院及解放军总医院就诊，查头颅及颈椎 MRI 示：脑内小缺血灶，右侧板障内异常信号伴强化，考虑良性病变，颈椎 3、4、5 轻度增生。诊断为运动神经元病，间断服药治疗。1 年前尚可进行爬山、跑步等运动，近 1 年病情进展迅速。现症：言语欠流利，行走困难，走路时震颤，夜眠差，二便尚调。舌质暗，舌体震颤，苔薄白，脉弦细。西医诊断：运动神经元病。中医诊断：颤证。

辨证：肝风内动，风痰阻络。

治法：平肝熄风，化痰通络。

处方：天麻 10g，钩藤 30g（后下），葛根 30g，石菖蒲 30g，远志 5g，全蝎 5g，地龙 10g，川芎 6g，天竺黄 15g，白芍 15g，桑枝 15g，鸡血藤 15g，甘草 6g。7 剂。水煎 450mL，分早、中、晚 3 次温服，日 1 剂。回神颗粒 5g，口服，每日 3 次。补肾安神胶囊 2 瓶，每日 3 次，每次 2 粒。

二诊（7 月 16 日）：震颤及行走困难无明显变化，面色萎黄，脉滑且弱。上方加黄芪 30g，党参 30g，以补气健脾化痰。取 14 剂。

三诊（7 月 30 日）：震颤稍减轻，行走困难好转，仍双下肢无力，强哭强笑，脉细。二诊方加柴胡 6g，升麻 6g。取 14 剂。

四诊（8 月 14 日）：震颤减轻，行走困难好转，纳欠佳。三诊方加焦三仙各 10g，鸡内金 10g，荷叶 10g。取 14 剂。

五诊（8 月 28 日）：震颤减轻，行走困难及强哭强笑好转，纳增。四诊方继服 30 剂。

六诊（9 月 28 日）：震颤减轻，行走困难好转，无明显强哭强笑，纳增，夜眠可。停中药汤剂，继服回神颗粒及补肾安神胶囊。

七诊（2012 年 5 月 23 日）：震颤明显减轻，行走困难好转，无明显强哭强笑。继服回神颗粒及补肾安神胶囊。

药后基本痊愈。

按：运动神经元病属中医“颤证”及“痿证”范畴，尤以震颤为主要表现。患者中年以后，肾精亏耗，肾水不能滋养肝木，筋脉失濡。木燥而生风，肾水不能上济心火，心神失主则筋不能自持而生颤震。肾主骨生髓，髓海失养，脑髓不足，神机失养，筋脉肢体失主而成。总之，本病属本虚标实，虚实夹杂之证。治疗应“清上补下”，以滋补肝肾、平肝熄风为主。方中天麻甘平，对肝风内动、震颤、惊痫抽搐，不论寒热虚实皆可使用。钩藤平肝祛风降逆，用于惊痫抽搐，有较好的熄风止痉功效。天麻配钩藤乃陈教授治疗震颤之常用对药。久病邪正混处期间，草木不能见效，当以虫蚁疏通经络。全蝎辛平，归肝经，熄风止痉，通络止痛，用于急慢惊风、中风口眼歪斜、破伤风等痉挛抽搐之证。地龙可以化痰通络。石菖蒲、远志交通心肾，化痰安神。川芎、白芍、鸡血藤养血通络，取“血行风灭”之意。天竺黄、桑枝清热化痰通络。甘草调和诸药。全方共奏平肝熄风、化痰通络之功。患者经诸药联用后，病情得到控制及减轻，此方药对于运动神经元病疗效堪称显著。

回神颗粒由人参、鹿角片、石菖蒲、川芎、丹参等组成，具有补气化瘀开窍的功效。补肾安神胶囊由女贞子、旱莲草、仙灵脾、五味子、石菖蒲、远志等组成，具有交通心肾，安神定志的功效。

案 6　牙痛

孙某，女，49 岁，2013 年 11 月 3 日初诊。

主因“间断牙痛半年余”来诊。曾先后在天津市口腔医院、天津医大二附院、天津市中医院等处就诊，给予拔牙及口服中西药物，疗效欠佳。现症：左侧牙痛，情绪不稳则加重，夜眠差，多梦易醒。平素脾气急躁易怒。舌胖大边有齿痕，舌质淡红，苔薄白，脉弦细。西医诊断：牙痛待查，三叉神经痛？中医诊断：牙痛。

辨证：风寒侵袭。

治法：祛风散寒。

处方：羌活 10g，细辛 3g，川芎 10g，蜈蚣 2 条，生地黄 15g，钩藤 15g，陈皮 10g，升麻 10g，甘草 6g。7 剂。水煎 450mL 分早、中、晚 3 次温服，日 1 剂。

二诊（11 月 10 日）：牙痛明显减轻，仅晚 10 时左右疼痛，夜眠可，舌苔薄黄。上方加黄芩 10g。取 14 剂。

三诊（11 月 24 日）：牙痛几近消失，近半年夜眠差，记忆力下降明显。二诊方加丹参 15g。取 14 剂。

四诊（12 月 8 日）：牙痛仍时有发作，夜眠可。现呃逆，舌胖大，质红，苔薄黄。三诊方加半夏 10g，竹茹 10g。取 14 剂。

五诊（2014 年 2 月 23 日）：患者诉服药后已 2 月余无明显牙痛，无呃逆，夜眠安，前天因着急而牙痛复发，痛剧难忍，近两日夜眠差。舌胖大，舌质暗，苔薄白。四诊方去黄芩，加桂枝 10g。取 7 剂。

六诊（3 月 1 日）：牙痛明显减轻。继服五诊方 14 剂。

七诊（3 月 15 日）：无明显牙痛。继服五诊方 10 剂，隔日 1 剂。

药后病愈。

按：《诸病源候论》载："牙齿皆是骨之所终，髓气所养，而手阳明支脉入于齿。脉虚髓气不足，风冷伤之，故疼痛也。"观既往之中医处方多为清热解毒凉血之品，而此患者乃风寒侵袭之象，风寒之邪客于牙体，致齿牙疼痛，若过用寒凉，更耗伤人体阳气，导致牙痛反复迁延不愈。故治疗予祛风散寒止痛、平肝熄风通络之法。虽病情时有反复，但逐渐好转，更支持风寒内阻的辨证。方中佐以黄芩及竹茹，乃牵制羌活、细辛、桂枝、半夏之辛温燥烈之性。久病入络，故加丹参活血通络。蜈蚣为虫类药，乃血肉有情之品，能搜风剔络化瘀，攻痼结之瘀滞，起到推陈出新的作用，使络脉瘀去血行，牙痛得止。本患者牙痛剧烈，虽经拔牙，疼痛不减，结合其疼痛性质，西医考虑不除外三叉神经痛。

案 7　特发性震颤、失眠

周某，男，27 岁，2012 年 10 月 30 日初诊。

主因“周身乏力 6 年余，加重伴头部震颤 1 年”来诊。患者于 6 年余前因惊吓出现小便失禁，后间断周身乏力，头晕，吐清水，未系统治疗。1 年前上述症状加重，并出现头部震颤，遗精，时有心烦，恐惧，二便尚调，夜眠差，多梦易醒。唇红，舌暗红，苔白腻，脉弦数。西医诊断：特发性震颤，失眠。中医诊断：震颤，不寐。

辨证：肝魂不安。

治法：养肝敛魂，安神定志。

处方：桂枝 10g，白芍 20g，生龙骨 60g，生牡蛎 60g，地龙 15g，女贞子 15g，旱莲草 15g，丹参 20g，甘草 6g。7 剂。水煎 450mL，分早、中、晚 3 次温服，日 1 剂。另，补肾安神胶囊，3 粒，每日 3 次。

二诊（11 月 6 日）：心烦减轻，夜眠稍改善，仍头部震颤，觉颈项不舒，周身乏力。上方加葛根 30g。取 14 剂。

三诊（11 月 20 日）：药后夜眠改善，震颤减轻，乏力好转，无遗精，颈项不舒好转。二诊方又取 14 剂。

药后诸症好转。

按：惊则气下，恐则气乱，惊恐伤肾，肾虚导致心悸不宁、心神不安、乏力、失眠、多梦易醒。肾虚，水不涵木，风阳上扰，故见头部震颤。阴阳失和，相火内动，故见遗精。桂枝加龙骨牡蛎汤具有调阴阳、镇惊定悸之功，此方加减用于此证颇为适合。方中重用龙骨牡蛎以敛肝魂，为君药；白芍养阴合营；女贞子合旱莲草即二至丸，乃滋补肾阴之基本方；丹参养血安神；葛根、桂枝、芍药同用治，颈项不舒。全方具有交通心肾、安神定志之功。患者服药30余剂，病情好转。

案8 震颤

屈某，女，43岁，2014年3月2日初诊。

主因“间断头部不自主抖动5月余”来诊。现症：间断头部不自主抖动，每因情绪激动而症状加重，夜眠差，二便调，月经无异常。舌质淡，苔薄白，边有齿痕，脉弦细。曾查甲状腺功能，未见异常。西医诊断：特发性震颤。中医诊断：震颤。

辨证：阴虚风动。

治法：滋阴潜阳，兼以熄风。

处方：白芍15g，女贞子15g，旱莲草15g，天麻10g，钩藤15g，枸杞子15g，郁金10g，合欢皮15g，炒枣仁15g，沉香10g，全蝎5g，甘草10g。7剂。水煎450mL，分早、中、晚3次温服，日1剂。

二诊（3月9日）：头部不自主抖动减轻。上方续用7剂。

三诊（3月16日）：头部不自主抖动明显减轻，夜眠改善，舌质淡边有齿痕。上方加党参15g。取7剂。

药后基本痊愈。

按：“诸风掉眩，皆属于肝”，肝主疏泄，调畅气机，情绪激动则致肝之疏泄失常，故见头部不自主抖动。肝风内动，阴阳不相顺接，故见夜眠差。辨证为肝风内动，给予柔肝养肝熄风之法。肝肾同源，肾虚则水不涵木，肝阳上亢，故予滋补肾阴之女贞子、旱莲草、枸杞子。患者情绪激动时头部不自主抖动加重，故予沉香、合欢皮理气疏肝；郁金、白芍行气活血；炒枣仁养肝安神；又加天麻、钩藤、全蝎平肝熄风；甘草调和诸药。全方共奏滋阴潜阳熄风之功效。“土衰则木旺”，舌质淡边有齿痕乃脾气虚之象，故三诊时加党参以扶土抑木。

案9 痿证

王某，女，18岁，2009年4月初诊。

患者2月前出现发热，咽痛，头痛，于当地卫生院静点抗病毒及抗菌药后，发热退，出现双下肢无力，行走困难，查头颅CT未见明显异常。患者之后转诊多家医院，最后确诊为格列巴林综合征，经治效果不明显，并逐渐出现双下肢肌肉萎缩。遂来找陈教授诊治。现症：家属搀扶，迈步困难，腰膝酸软无力，颜面无华，双颊嫩红，纳食差。舌淡胖，苔薄白，脉沉细。查体：神清，精神弱，面色皖白，双颊嫩红，肌肉萎缩，肌力3级弱。中医诊断：痿证。

辨证：肾阴阳两虚。

治疗：滋阴补肾。

处方：熟地黄30g，山萸30g，肉苁蓉30g，巴戟天15g，制附子10g，肉桂5g，石斛15g，麦冬10g，五味子5g，菖蒲15g，远志5g，茯苓15g，川续断15g，狗脊15g。7剂。水煎450mL，分早、中、晚3次温服，日1剂。

二诊：双下肢较前有力，纳食增。予原方继服14剂。

后以此方稍做加减，共服70剂，能自己行走，收效较佳。

按：此患者热病耗伤真阴真阳，出现阴阳两虚的局面，阴虚则虚阳上浮，故双颊嫩红。“腰为肾之府”，腰以下肾主之，肾阴阳亏虚，不能温养下肢，故双下肢痿软不用。地黄饮子有滋肾阴、补肾阳、开窍化痰之功，正对此证，故可用其加减治疗。上方中桂附温肾回阳；巴戟天、肉苁蓉补肾阳；山茱萸、熟地黄、麦冬、五味子补肾阴，其中山茱萸、五味子兼有收摄之功；菖蒲、远志祛痰化浊；茯苓益气；川续断、狗脊强腰补肾。全方共奏补肾阳滋肾阴之功，肾阴阳得补，则双下肢得以温养，病情渐而好转。

案 10　盗汗

刘某，男，6 岁，2012 年 4 月 15 日诊。

主因“睡中颈部出汗如水 1 个月”来诊。患者 1 个月来睡中颈部出汗如水，白天正常，未见其他不适。于当地医院就诊，未效，后经人介绍前来就诊。现症：睡中颈部出汗多，大便数日未解。舌质淡，舌根苔白厚，脉沉细。中医诊断：盗汗。

辨证：气阴两虚，肠寒腑实。

治法：益气养阴，散寒通腑。

处方：黄芪 20g，白术 12g，防风 15g，枣仁 15g，柏子仁 15g，浮小麦 20g，小茴香 10g，艾叶 8g，桂枝 5g，火麻仁 25g。3 剂。水煎 200mL，分早、晚 2 次温服，日 1 剂。

服用 1 剂后，当天下午解大便一次，晚上出汗大为好转。服 2 剂后已不出汗。3 剂病即痊愈。

按：汗为心液，凡汗证当从心入手，再综合其他脏腑进行分析，方能找到病之根源。该患儿舌根白厚，脉沉细，为肠寒。大便数日未解，为肠道气机不畅。人体阳气日行于外，夜行于内，患者体内寒邪阻滞，气机不畅，入夜阳气在体内循环受阻，心肺与大小肠互为表里，寒热互争，不能从下焦随大便而解，必然从上焦而发。颈部正好属阴阳交接之处，故入夜颈部汗出如洗。据分析，治疗应以益气养阴、散寒通腑为主。上方以黄芪、白术、防风益气健脾；枣仁、柏子仁、浮小麦养阴敛汗；小茴香、艾叶、桂枝温阳散寒；火麻仁润肠通便。腑气通，入夜寒热交争即可随大便而解。

案 11　更年期综合征

李某，女，52 岁，2009 年 5 月 10 日初诊。

主因“腰部酸痛，潮热，心烦半年加重 1 周”来诊。1 年前开始月经无规律，经量时多时少，周期紊乱，伴纳少，大便溏薄。半年前开始出现腰酸，乏力，心烦易怒，潮热，时而周身汗出。舌淡红，苔薄黄，脉沉弦无力。西医诊断：更年期综合征。

辨证：肝肾阴虚，肝郁脾虚。

治法：滋养肝肾，疏肝健脾。

处方：女贞子 15g，旱莲草 15g，丹皮 10g，焦栀子 6g，柴胡 10g，炒白术 15g，茯苓 10g，当归 15g，白芍 15g，香附 10g，菟丝子 15g，煅牡蛎 30g，浮小麦 15g，生龙骨 30g，生姜 3 片，大枣 6 枚。7 剂。水煎 450mL，分早、中、晚 3 次温服，日 1 剂。

二诊（5 月 17 日）：腰酸、汗出、潮热减轻，仍有疲乏，肢沉，大便不成形。上方加山药 15g。取 7 剂。

药后诸症明显好转。前方继服 28 剂，诸症消失。

按：月经紊乱、腰膝酸软、潮热多汗等症，属于肝肾阴虚所致。心烦易怒、大便溏薄、纳少为肝郁脾虚之证。因而治疗当以滋养肝肾、疏肝健脾为主。方中女贞子、旱莲草补益肝肾；柴胡、香附、白芍疏肝解郁；白术、茯苓、姜枣健脾益气；当归、菟丝子活血益肾；浮小麦、生龙骨、牡蛎敛汗养阴。二诊方中加山药增加益气养阴之力。药对病证，疾病渐愈。所用方药可视为二至丸合逍遥散的加减方。

另，二至丸常用于头晕、目眩耳鸣、潮热汗出、面部潮红、心烦易怒、咽干鼻燥、腰膝酸软、月经量多等症，辨证为肝肾阴虚者，多能改善症状。

案 12　更年期综合征

郝某，女，52 岁，2013 年 7 月 6 日初诊。

近2个月来心情烦躁易怒，稍有情绪激动，即面色潮红，颜面周身汗出。平素夜梦多，醒后周身疲惫，纳差，小便黄，大便干。于多家医院诊断为更年期综合征，给予更年安等药物未见好转，遂来就诊。现症：周身乏力，急躁易怒，夜梦多，纳差，小便黄，大便干。面颊潮红，颈部汗液津津。舌边尖红，苔薄黄，脉弦细。

辨证：肝郁肾虚，肝火上炎。

治法：清肝解郁，滋阴补肾。

处方：龙胆草5g，栀子10g，柴胡10g，沉香3g，黄芩10g，白芍30g，当归10g，仙灵脾30g，五味子5g，菖蒲20g，远志5g，女贞子15g，旱莲草15g，熟地黄20g，生地黄15g。7剂，水煎450mL分早、晚二次温服，日1剂。

二诊（7月13日）：药后能够安眠4～5小时，急躁易怒、汗出均好转。效不更方，再进7剂。

药后症状均较前好转。此后，患者间断服用上方，基本能情绪稳定。

按：陈教授认为，患者老年，真阴不足，肝火上炎，肝气郁滞故而两颧潮红、急躁易怒、夜梦多。舌边尖红、脉弦细，均为肾阴不足、肝火上炎之征象。故治以清肝解郁、滋阴补肾之法。上方中龙胆草、栀子、黄芩清肝泻火；柴胡、沉香疏理肝郁；当归、白芍养血柔肝；菖蒲、远志交通心肾，以助睡眠；女贞子、旱莲草、熟地黄、生地黄、五味子滋阴补肾；仙灵脾温补肾阳，其在大量养阴药中，取“阳中求阴”之意。患者共服14剂而取良效。

案13　消渴

李某，男，50岁，2004年8月9日初诊。

主因“消瘦半年”来诊。近半年来日渐消瘦，伴头晕乏力，纳食正常但易饥，夜间有盗汗现象，小便色偏黄。舌淡红，苔薄微黄，脉沉细稍数。空腹血糖8.1mmol/L，餐后血糖13.5mmol/L。西医诊断：糖尿病。中医诊断：消渴。

辨证：气阴两虚，虚火内扰。

治法：益气养阴，兼清虚热。

处方：西洋参 20g，菊花 15g，生地黄 30g，麦冬 15g，五味子 10g，山萸 10g，山药 30g，炒车前子 15g，炙甘草 10g，赤芍 15g，女贞子 15g，旱莲草 15g，淫羊藿 10g。7 剂。水煎 450mL，分早、中、晚 3 次温服，日 1 剂。

二诊（8 月 16 日）：诸症减轻，偶有腰酸不舒。上方加杜仲 10g，枸杞子 15g。取 14 剂。

三诊（9 月 1 日）：体重稍增，已无头晕乏力，易饥已不明显。查空腹血糖 6.1mmol/L，餐后血糖 9.1mmol/L。二诊方又取 14 剂，巩固疗效。

随访 2 年，体重正常，未见血糖升高。

按：半年来日渐消瘦，伴头晕乏力、易饥、盗汗，加之舌脉表现，可诊断为消渴之气阴两虚证。小便黄及苔黄为有热象。依据分析，治疗当以益气养阴为主，兼清热。方中西洋参、山药、麦冬，生地黄、炙甘草益气养阴；因肾阴为诸阴之根本，故又加女贞子、旱莲草、五味子、山萸、淫羊藿滋养肾阴，加淫羊藿者取其“阳中求阴”之意；加菊花、车前子清虚热，并使热从小便出；因为糖尿病必兼有血管病变，故加赤芍以活血通络。二诊时腰酸不舒，考虑肾气不足，故加杜仲、枸杞补益肾气。

另外，陈教授常说：西洋参可以降低血糖、调节胰岛素分泌、促进糖代谢和脂肪代谢，对治疗糖尿病有一定辅助作用。又说“糖尿病”还是称“高糖血症”为好。此病易造成高黏血症、高脂血症，其并发症甚多，究其根源，还是大小血管的内皮炎性变为最原始损害，从而造成全身微循环障碍，致末梢瘀血缺氧者多，故在降糖同时，必用祛风活血剔络之法。

案 14　鼻衄

李某，男，43 岁，2007 年 2 月 23 日初诊。

主因“间断鼻出血半年”来诊。患者近半年来无明显诱因鼻出血，伴头晕不适。舌红，苔黄，脉弦。查体无异常，生化及凝血在正常范围。测血压：140/90mmHg。中医诊断：鼻衄。

辨证：肝火上炎，热伤鼻络。

治法：平肝泻火，凉血止血。

处方：羚羊角粉 1g（冲服），生地黄 20g，白芍 15g，丹皮 10g，仙鹤草 30g，茜草 10g，血余炭 15g。7 剂。水煎 300mL，分早、晚 2 次温服，日 1 剂。

二诊（3 月 1 日）：药后鼻衄止。原方又取 7 剂巩固疗效。

药后病愈，随防半年，未复发。

按：鼻开窍于肺，鼻衄病属肺热者多，但从临证来看，肝火上炎导致鼻衄亦不少见。其与肺热鼻衄的区别在于，肝经热盛症状明显，如头痛、头晕、急躁易怒、目赤多眵、脉弦等。本证即属肝火上炎，热伤鼻络证，治疗自当以平肝泻火、凉血止血法为主。上方即用羚羊角为主，平肝泻火；臣以生地黄、白芍、丹皮凉肝散血；又佐仙鹤草、茜草、血余炭凉血止血。

案 15　腰痛

李某，女，34 岁，2011 年 10 月 29 日初诊。

腰痛，手脚凉，面色浮黄，白带多，月经提前。舌红，苔薄白，脉沉。

辨证：脾肾两虚。

治法：益肾健脾。

处方：川续断 15g，炒杜仲 15g，狗脊 15g，公英 20g，黄柏 10g，苍术 10g，艾叶 10g，薏苡仁 30g，茯苓 15g，甘草 10g。7 剂。

水煎450mL，分早、中、晚3次温服，日1剂。

二诊（11月19日）：仍腰痛。上方加制首乌15g，枸杞子30g。取7剂。

三诊（11月29日）：诸症减轻，月经如期。二诊方又取7剂，巩固疗效。

药后病愈。

按：腰痛、手脚凉为肾虚。面色浮黄、白带多、月经提前为脾虚。舌红为有虚热。苔白、脉沉为脾肾两虚之征象。故治疗之法当以益肾健脾为主。方中用川续断、炒杜仲、狗脊补肾除湿；苍术、薏苡仁、茯苓健脾渗湿；公英、黄柏清热燥湿；艾叶温经散寒；甘草调和诸药。二诊中腰痛仍为肾虚，加制首乌、枸杞子以增加补肾之力。

案16　男性乳痛证

夏某，男，38岁，2009年9月2日诊。

平素容易生气，生气后常感左乳头疼痛。因近日加重，故来就诊。诊时左乳头无红肿，触之疼痛，无结节。舌淡红，苔薄白，脉弦。否认其他病史。

辨证：肝郁气滞。

治法：疏肝解郁，理气止痛。

处方：沉香3g，郁金10g，柴胡10g，当归10g，白芍15g，茯苓15g，元胡10g，川楝子10g，川芎10g，夏枯草10g。7剂。水煎300mL，分早、晚2次温服，日1剂。

服药后左乳痛消失。随诊一直未复发，嘱其注意调理情志。

按：此为男性乳痛证，临证中偶可遇见。此案患者为生气后肝气郁结所致，治疗当以疏肝解郁、理气止痛为主，方用柴胡疏肝散加减。上方即用柴胡舒肝散疏肝理气，加夏枯草以清肝火、散郁结，加沉香可增强行气开郁之力。

妇科篇

本篇内容包括经、带、胎、产及妇科杂病等病案例。妇科病因主要有外感六淫、内伤七情、饮食劳逸、产后体虚等，病机主要有脏腑失调、气血失和，以及冲、任、督、带损伤等。治法主要在整体调理脏腑、气血、冲任的同时，分清寒、热、虚、实、痰、湿、郁、瘀，辨明在气、在血、在脏、在腑，然后确立相应治法，或内服，或外治，或内外合治。

月经病

月经病是妇科常见病，临床表现多样，症情较杂，包括月经周期、经期长短、经量多少，及伴随的不同症状或疾病等。病因常分外感与内伤，具体包括寒袭、气滞、血瘀、脏腑虚损等；病机主要为脏腑失调，气血不和，致冲任损伤。具体辨治过程中，应时时照顾病者月经生理，调其气血，适其寒温。

陈教授认为，虽多种病因可导致月经病，但寒、虚、瘀、郁是本类疾病的主要病因。辨证分型如下：对于虚寒型月经不调，常用温经汤加减；对于气虚型月经不调，常用归脾汤加减；对于血瘀型月经不调，其中寒瘀型常用少腹逐瘀汤，如属热瘀型，常用四物汤加凉血散血之药；对于肝郁性月经不调，常用柴胡疏肝散加减。但无论何种证型月经病，陈教授常加益母草、当归二药，诚以益母草为调经要药，当归为补血要药也。另外，痛经原因主要为寒与瘀，温经与化瘀两者常并行。

月经不调

案 1 少腹寒瘀

宋某，女，30 岁，2008 年 12 月 15 日诊。

因“月经延后 1 月余”来诊。现症：月经延后，量少色淡，下腹畏寒怕冷，冷甚时则有腹痛。舌暗，苔白，脉弦细。

辨证：少腹寒瘀。

治法：温阳化瘀。

处方：小茴香 15g，炮姜 10g，艾叶 10g，赤芍 15g，益母草 30g，当归 10g，元胡 10g，没药 10g，川芎 10g，川续断 15g，肉桂 5g，甘草 10g。水煎 450mL，分早、中、晚 3 次温服，日 1 剂。

患者服用上方 2 个月后经调痛止。随访 1 年未复发。

按：月经延后、量少色淡、下腹畏寒怕冷、冷甚时则有腹痛，可知下焦虚寒；舌暗，可推知有血瘀；苔白、脉沉细为虚寒之明证。治疗当以温阳化瘀为主，用少腹逐瘀汤加减。上方中小茴香、炮姜、艾叶、益母草、肉桂、川续断温阳散寒，调经止痛；赤芍、当归、元胡、没药、川芎活血化瘀；甘草调和诸药。

案 2 下焦虚寒，血瘀内阻

张某，女，34 岁，2012 年 9 月 8 日初诊。

主因“月经不调，面色晦暗及色斑 2 年余”来诊。曾先后服用中药 2 月余（主要为活血及补肾类药物），疗效欠佳。本次月经提前 3 日，量少，色暗。育有 1 子，已 7 岁，现欲生育二胎，故来调经。现症：月经不调，一般 2 ～ 4 个月一至，面色晦暗，面部色斑较多，以两颧部明显。舌质暗，苔薄白，脉弦。西医诊断：月经不调，不孕。中医诊断：月经不调。

辨证：下焦虚寒，血瘀内阻。

治法：温经散寒，活血止痛。

处方：桂枝 10g，桃仁 10g，红花 10g，赤芍 15g，丹参 20g，益母草 30g，当归 15g，甘草 10g。7 剂。水煎 450mL，分早、中、晚 3 次温服，日 1 剂。

二诊（9 月 15 日）：小腹疼痛，着凉或饮冷后加重。上方加艾叶 10g，川芎 10g。取 14 剂。

三诊（9 月 29 日）：月经未至，夜眠欠佳，舌质暗，脉弦细。二诊方加女贞子 15g，旱莲草 15g。取 14 剂。

四诊（10 月 13 日）：月经未至，舌质暗，苔白稍腻。三诊方加薏苡仁 30g。取 14 剂。

五诊（10 月 27 日）：本月 25 日月经来潮，量少，色暗，当日即去，面色晦暗稍好转，面部色斑减轻。四诊方加制香附 15g。取 28 剂。

六诊（11 月 24 日）：月经未至，小腹冷痛感及面色晦暗好转，面部色斑减轻。初诊方加炮姜 10g，乌药 6g。取 14 剂。

七诊（12 月 8 日）：月经未至，自测尿 HCG（+）。暂停中药，嘱患者避风寒，慎起居，择期查妇科彩超。

八诊（12 月 15 日）：查彩超示：宫内早孕，妊娠囊 4.0cm × 2.3cm，可见胎心。嘱患者慎起居。

按：寒邪客于下焦，致气血凝滞不畅。经前及经时气血下注冲任，胞脉气血更加壅滞，故发月经不调。寒邪侵袭，气血不畅，影响于面部故见面色晦暗、面部色斑等症。治疗当以温经散寒、活血止痛为主。方中以桂枝、艾叶、炮姜、乌药温经散寒；桃仁、红花、赤芍、丹参、益母草、当归、香附活血祛瘀，调经止痛；薏苡仁益气健脾利湿。治疗不孕，陈教授反复强调“调经乃种子第一法”。患者经治疗后，面色晦暗及面部色斑减轻，月经渐调，经治疗后诸症好转，充分体现了中医治病整体观。此患者调经乃为怀孕，患者已成功受孕，达到目的。

月经量少

案 1　气滞血瘀

曹某，女，42 岁，2008 年 4 月 5 日初诊。

2 年来月经量少，有血块，近 3 个月来更甚，经来腹痛。舌暗，苔白，脉弦。

辨证：气滞血瘀。

治法：疏肝化瘀。

处方：益母草 30g，当归 15g，川芎 10g，赤芍 15g，郁金 10g，香附 10g，柴胡 10g，陈皮 10g，桃仁 10g，红花 10g，甘草 10g。7 剂。水煎服 450mL，分早、中、晚 3 次温服，日 1 剂。

二诊（4 月 12 日）：月经止，此次月经量增多，腹痛减，色泽转淡。原方继服 30 剂。

三诊（5 月 5 日）：此次月经未腹痛，经血色量均可。改为丸药巩固 1 个月。

随访月经色量正常。

按：腹痛兼有血块，可知有血瘀，月经量少为气滞血瘀所致，舌脉可以佐证上述判断。治疗之法当以疏肝化瘀为主。上方即用郁金、香附、柴胡、陈皮疏肝理气；桃仁、红花、当归、川芎、赤芍活血化瘀；益母草活血调经；甘草调和诸药。辨证准确，患者先后服药 2 月余而病得愈。

案 2　气血亏虚

张某，女，35 岁，2009 年 6 月 15 日初诊。

主因“月经量少 3 月余”来诊。患者平素乏力气短，心悸汗出，纳食不多。现症：月经量少，1 日即净，色淡，伴心悸气短，汗出，纳少，便溏。舌淡，苔白腻，脉细滑。查体：面色萎黄。中医诊断：月经量少。

辨证：气血亏虚，脾胃虚弱。

治法：补气养血，健脾和胃。

处方：益母草 30g，当归 15g，黄芪 15g，党参 10g，炒白术 15g，茯苓 15g，陈皮 10g，砂仁 6g，薏苡仁 15g，川芎 10g，淫羊藿 10g，山萸肉 10g，麦冬 10g，炙甘草 10g。7 剂。水煎 450mL，分早、中、晚 3 次温服，日 1 剂。

二诊（6 月 22 日）：此次月经未至，药后心悸气短及汗出明显减轻，纳少及便溏改善。上方加山药 15g。取 14 剂。

三诊（7 月 8 日）：药后月经来临，经量较前增多，2 日才净，心悸气短及汗出已不明显，纳少、便溏改善明显。二诊方又取 30 剂。

药后病愈。

按：患者气血亏虚，推动无力，冲脉失养故见心悸气短、月经量少。脾胃虚弱，运化失职，故见纳少、便溏。舌淡、苔白腻、脉细滑，亦为气血亏虚、脾胃虚弱之征象。据上分析，治疗应以补气养血、健脾和胃为主。方中黄芪、党参、当归、川芎补气养血；淫羊藿温补肾阳，肾阳充足，鼓动有力，气血则旺；麦冬、山萸肉可以养阴敛汗，配补气药可使气血得充，心血得养，则心悸气短、汗出得愈；患者脾胃虚弱，故又用炒白术、茯苓、陈皮、砂仁、薏苡仁健脾和胃，脾胃调和，则纳少、便溏可愈；又加益母草调理月经；炙甘草调和诸药，其又有益气定悸之功。全方合用，共奏补气养血、健脾和胃之功。气血得养，脾胃调和，气血生化有源，则月经量少及诸症可愈。二诊加山药，为增加益气健脾之力。

痛　经

妇女正值经期或经期前后出现周期性小腹疼痛，或痛引腰骶，甚则剧痛晕厥者，称为痛经。常见病因有情志不遂、起居失常或外邪侵袭，这些病因引起冲任失调、瘀血阻滞及寒凝经脉，气血不和，以致胞宫经血受阻，不通则痛；或引起冲任胞宫失于濡养，不荣则痛。

陈教授认为，当前青年女性常贪凉饮冷，即使经期亦常如此，又身体素虚，又加经期产后感受寒邪，致使寒邪客于冲任；寒性收引，主疼痛，与血搏结，以致气血凝滞不畅，经前经时气血下注冲任，胞脉气血更加壅滞，致“不通则痛”。又有气血两虚，胞脉失养，致“不荣则痛”。临证以下焦寒瘀型较为常见，方药用少腹逐瘀汤加减。

案1　下焦寒瘀，脾肾两虚

李某，女，24岁，2005年4月8日初诊。

5年前因受凉出现痛经，痛轻时尚可忍，痛剧时常服用止痛药物，时至今日仍未愈。经期尚准，经血夹有血块，色黑。平素白带多，腰酸不舒，小腹怕凉喜暖，大便稀溏。前几日因受凉又出现腹痛，时值经血来，血色暗而有块。舌暗，苔白，脉弦细。中医诊断：痛经。

辨证：下焦寒瘀，脾肾两虚。

治法：温阳化瘀，健脾补肾。

处方：炒白术10g，山药20g，茯苓15g，小茴香10g，炮姜10g，肉桂5g，元胡10g，当归10g，川芎10g，赤芍10g，没药10g，吴茱萸6g，杜仲15g，川续断15g，甘草6g。3剂。水煎300mL，分早、晚2次温服，日1剂。

二诊（4月14日）：药后下黑血块较多，腹痛减轻。原方又取14剂。

三诊（4月28日）：白带减少，腰已不酸，小腹怕凉明显减轻。原方又取7剂。

四诊（5月6日）：月经已来，未出现腹痛。嘱经期暂停中药。原方又取30剂，经后继服巩固疗效。

随访：患者服药后半年来一直未出现痛经，带下亦正常。

按：平素白带多、腰酸不舒、大便稀溏，为脾肾两虚；受凉后出现痛经，经血夹有血块、色黑，小腹怕凉喜暖，为下焦寒瘀；舌暗、苔白、脉弦细亦为寒瘀之征象。故治疗以温阳化瘀、健脾补肾为主。上方中以炒白术、山药、茯苓健脾；以杜仲、川续断补肾；以吴茱萸、炮姜、小茴香温阳止痛；以元胡、当归、川芎、赤芍、没药活血化瘀；以甘草调和诸药。全方有温阳化瘀、健脾补肾之功。方药对证，患者共服约60剂而收效。

案2　下焦虚寒，血瘀内阻

张某，女，28岁，2012年5月15日初诊。

主因“经行腹痛10余年，婚后2年未孕”来诊。现症：月经后20天，经行腹痛及乳腺胀痛，月经量少，色暗，进食生冷则腹痛加重，畏寒，纳寐差。舌暗淡，苔薄白，脉沉细。既往乳腺增生病史2年余。中医诊断：痛经。

辨证：下焦虚寒，血瘀内阻。

治法：温经散寒，活血止痛。

处方：小茴香15g，炮姜10g，桂枝10g，艾叶10g，元胡10g，川芎10g，没药10g，当归15g，益母草30g，红花10g，桃仁10g，川楝子10g，女贞子15g，旱莲草15g。14剂。水煎450mL，分早、中、晚3次温服，日1剂。

二诊（5月30日）：服药10天后月经至，诉经行腹痛及乳腺胀痛减轻，活动后胸闷，气短，仍畏寒，纳差。原方加白术10g，干姜5g。取30剂。

三诊（6月28日）：昨日月经至，现腹痛明显，经行色暗伴血块，乳腺胀痛减轻，夜寐改善，纳可。二诊方加生蒲黄15g（包煎），五灵脂10g。取30剂。

四诊（7月30日）：服上药后，6月份经行腹痛明显减轻；7月

25日月经至，无明显痛经及乳腺胀痛，自我触诊觉乳腺增生减轻；仍未孕，畏寒。初诊方加炒杜仲15g。取药30剂。

五诊（11月30日）：服药至9月底，已无痛经及乳腺胀痛，无畏寒，纳增，近1周晨起稍反酸，月经已错后10余天，自测尿HCG（+）。考虑早孕。嘱患者避风寒，慎起居，择期查妇科彩超。

随访：12月20日查子宫彩超示：宫内可见胎囊及胎心。后顺产1男婴。

按：寒邪客于下焦，致气血凝滞不畅，经前及经时气血下注冲任，胞脉气血更加壅滞，故发生痛经。进食生冷，寒邪增加，故腹痛加重。“寒则泣不能流，温则消而去之”，故方中重用小茴香、炮姜、桂枝、艾叶温经散寒止痛；久病入络，舌暗乃血瘀之象，故用元胡、川芎、没药、当归、益母草、红花、桃仁活血调经，通络止痛。女子以肝为先天，故以川楝子疏理肝气。虽给上药，患者仍时有痛经，故加生蒲黄、五灵脂，取“失笑散”之意。患者经治疗后痛经减轻，月经渐调，无乳腺胀痛，之后怀孕，可见中医整体观的重要性。

案3　寒凝胞宫，气滞血瘀

李某，女，22岁，2013年3月11日初诊。

主因“月经期小腹疼痛8年”来诊。患者自14岁初潮，8年来每次经期则小腹疼痛，疼痛呈持续性，时重时轻。月经持续5天左右，干净后，疼痛消失，伴小腹发凉，敷热水袋后疼痛减轻，痛甚时脸色泛青色，恶心，服大剂量止痛药后缓解。在市三甲医院治疗，怀疑子宫内膜异位，做相关检查，结果不支持。多次请中医治疗，月经期间服药可减轻，但下次月经依旧疼痛，遂来陈教授处就诊。现症：月经刚过，身体消瘦，面色偏白，自述除痛经外，冬天手脚发凉，大便5～6天一次，干结。舌质淡，苔根白厚，脉细弱，右尺沉紧。中医诊断：痛经。

辨证：寒凝胞宫，气滞血瘀。

治法：温肾暖宫，理气活血，通经止痛。

处方：附子 20g（先煎 1 小时），肉桂 8g，干姜 15g，艾叶 10g，小茴香 20g，紫石英 30g（先煎），香附 12g，元胡 20g，归尾 15g，川芎 15g，黄芪 30g，鸡血藤 20g，肉苁蓉 15g，甘草 10g。7 剂。水煎 450mL，分早、中、晚 3 次温服，日 1 剂。另，每餐用汤药送服硫黄 1 粒（如黄豆大小）。

二诊（3 月 18 日）：服药 7 天后，大便两日一次，小腹有发热感。未取药。

随访：停药后 18 天来月经，小腹轻微疼痛，经血量大，色黑，成块状。经尽后，出现腰酸。嘱平时尽量少吃凉性食物，经期勿动冷水，服乌鸡白凤丸加桂附地黄丸 15 天巩固疗效。之后 3 个月月经均正常。

按：此案属于寒凝胞宫，前中医所开之方，均以桃红四物汤加减。认为瘀血去，痛自消，不知寒邪伏于胞宫，一日不除，永为祸根。寒有外入，也有内生者。患者自幼身体欠佳，冬日手足冰凉，皆为肾阳不足所致，便秘为冷秘。肾火旺，则肠道阴邪自散，大便自然通畅。故治疗以温肾暖宫、活血通经为主。方中附子、肉桂、干姜、艾叶、小茴香、紫石英温肾暖宫，调经止痛；元胡、归尾、川芎、鸡血藤活血化瘀；香附理气；黄芪补气；肉苁蓉、硫黄温阳通便；甘草调和诸药。全方有温肾暖宫、理气活血、通经止痛之功。患者仅服 7 剂而取佳效。

经验小结

陈宝贵教授运用少腹逐瘀汤的经验

寒瘀型腹痛在临床中比较常见，主要症状为：少腹绵绵而痛，甚则痛剧，受寒加重，或刺痛，痛处不移，或月经一月多见，或经期延后，其色紫黑，或兼有血块，或色淡暗。舌象多暗淡，或紫暗，舌苔多白。病机为寒瘀之邪着于少腹。治则为温阳化瘀兼以止痛。方药常用少腹逐瘀汤加减。

基础方：小茴香 10g，炮姜 10g，元胡 10g，川芎 10g，赤芍 10g，当归 10g，肉桂 5g，甘草 10g。水煎服，日 1 剂。

加减：兼有胃脘疼痛者，去炮姜，加干姜 10g（或高良姜 10g），香附 10g；兼月经不调者加艾叶 10g，益母草 30g；兼腰痛者加炒杜仲 10g，川续断 10g；若寒邪重者加制附子 10g（先煎）；若瘀血重者加没药 10g，五灵脂 10g，蒲黄 10g。

陈教授指出：少腹逐瘀汤出自清·王清任著《医林改错》，原方活血药用量大于温阳药，虽是寒瘀并治之方，但偏重于化瘀。经云“寒则泣不能流，温则消而去之”，所以在临证时遇腹痛寒邪偏重者，我们用药时应适当增加温阳药用量。又，寒邪重者常伴有瘀血，所以温阳的同时，应适当佐以活血药。具体临证如遇到寒瘀型腹痛患者，应分析寒瘀轻重，随症加减。妇科之痛经、不孕症、月经不调等病用此方加减，疗效也很好。西医的慢性盆腔炎、卵巢囊肿、前列腺炎等见此型者，皆可用此方辨证治疗。另外，注意活血药不宜长期使用，应中病即止，以免伤血及损伤正气等。

崩　漏

突然大下谓之崩，淋漓不断谓之漏，两者一言其急，一言其缓也，故常并称。崩漏之病机，或由冲任损伤，不能固摄所致；或由气血亏虚，气不摄血所致；或由气滞血瘀，瘀阻胞宫，离经之血妄行所致。其原因又有血热、血瘀、气虚、气郁之不同。

陈教授体会，崩漏一病以气虚者居多，血热血瘀者偶有之。其治疗，本着“急则治标，缓则治本”的原则，采用止血、益气、清热等法。属于血瘀者宜加入活血化瘀之品，仍以止血为主。对于久病不止，下元虚损者，固摄之中加补肾养血之剂。又，胃为水谷之海，为冲任之本，冲脉隶属阳明，故待血止，要调理脾肾以善其后。

案1　脾肾亏虚，经血不摄

赵某，女，49岁，2013年6月16日初诊。

近1年来月经推迟，经量时多时少，腰酸背痛，周身乏力，时有颜面烘热汗出，纳欠佳，夜寐欠安。此次月经淋漓20余天，于门诊查妇科彩超未见明显异常，后求诊于陈教授。现症：小腹坠胀不适，月经淋漓不止，量少色淡，腰酸背痛，纳欠佳。舌淡红苔白，脉细弱。查体：两颧潮红，小腹压之不适。中医诊断：崩漏。

辨证：脾肾亏虚，经血不摄。

治法：滋阴补肾，健脾止血。

处方：熟地黄20g，山萸肉20g，山药30g，丹皮10g，黄芪30g，党参20g，白术15g，柴胡5g，升麻5g，炮姜15g，仙灵脾30g，五味子5g，棕榈炭20g。5剂。水煎服，日1剂。

二诊（6月21日）：服后月经即止，腰酸腰痛明显缓解。减去棕榈炭。又取7剂。

随访，患者颜面烘热汗出、纳欠佳均缓解。

按：陈教授认为，女子七七阶段，地道将不通，月经将闭，此时肾阴亏虚，肾气亦不足，不能固摄经脉，此种病证如果仅仅补气升阳，颜面潮红汗出将更加严重，如果单纯滋阴补血，月经仍淋漓不止，故必须益气与滋阴并进，方可收效。此案以肾虚为主，兼有脾虚。治以滋阴补肾、健脾止血为法。俾肾气充足，脾气得健，月经自然规律。

案2　脾肾两虚，瘀血内停

王某，女，27岁，2013年10月20日初诊。

主因“月经周期缩短、经期延长1年余”来诊。其在天津某医院诊断为功能性子宫出血，口服激素类药物，疗效欠佳。现症：月经周期短已半年余，周期仅5天左右，甚则月经持续不断，本次月经已持续近20天，伴头晕，乏力，气短，纳欠佳。舌质淡，苔薄白，脉沉细。查形体肥胖，体重指数：29.3。询问得知，其母20年前曾有类似病史，在陈教授处服用中药痊愈，故今带女来诊。西医诊断：功能性子宫出血。中医诊断：崩漏。

辨证：脾肾两虚，血瘀内停。

治法：补肾健脾，止血活血。

处方：黄芪30g，白术10g，山萸肉10g，女贞子15g，旱莲草15g，五倍子10g，益母草15g，当归6g，川芎10g，甘草10g。14剂。水煎450mL，分早、中、晚3次温服，日1剂。

二诊（11月3日）：月经仍在，量多。原方去益母草，加仙鹤草20g，血余炭20g，升麻10g。取药7剂。

三诊（11月10日）：月经消失近1周，头晕、乏力及气短减轻。二诊方又取7剂。

四诊（11月17日）：诉4天前月经复来，目前月经量不多，乏力及气短减轻，纳增。初诊方加海螵蛸15g，将黄芪加至50g。取7剂。

五诊（11月24日）：查激素水平正常。现月经淋漓，量少。四诊方加柴胡10g。取7剂。

六诊（12月1日）：月经淋漓症状消失。继服五诊方14剂。

12月20日随访，患者服药后月经周期基本正常。已停中药，嘱继服乌鸡白凤丸6g，每日2次，连服1个月。

按：功能性子宫出血常归属于月经先后无定期，主要病机是冲任气血不调，血海蓄溢失常。常见证型有肾虚、脾虚和肝郁。肾虚则封藏失职，开阖不利，冲任失调，血海蓄溢失常，故经行先后无定期。肾虚则髓海不足，故头晕。脾胃为气血生化之源，气虚则无以摄血，导致血不循经，血虚则无以载气，日久必导致气血两虚。舌质淡、苔薄白、脉沉细，皆为脾肾两虚之征象。方中黄芪、白术补气健脾，气足则摄血；山萸肉、女贞子、旱莲草滋补肝肾；五倍子收敛固涩；初诊时考虑患者血虚同时兼有血瘀，故佐以益母草、当归、川芎活血行血，以防止血留瘀之弊。重用黄芪，少佐当归乃遵当归补血汤之意。但患者经治疗仍月经淋漓，“急则治其标”，故减少行血之品，加仙鹤草、血余炭、海螵蛸、升麻以收涩升阳止血，并加大黄芪用量以益气摄血，终得良效。并嘱患者，停药后继服乌鸡白凤丸以滋补脾肾、补气养血，巩固疗效。

案3　脾肾亏虚，气不摄血

韩某，女，48岁，2013年7月16日初诊。

患者1个月前行宫颈息肉摘除术，术后出现小腹坠胀不适，约10天后月经来潮，经量较前减少，夹有血块，腰痛如折，大便或干或溏薄。此次月经淋漓约20天，仍不间断，找陈教授诊治。现症：周身乏力，小腹坠胀疼痛，腰酸腰痛，纳欠佳，大便干溏不调。舌淡暗，苔薄白，脉细弱。查体：声低气怯，面色萎黄，小腹压痛。中医诊断：崩漏。

辨证：脾肾亏虚，气不摄血。

治法：健脾补肾，收敛止血。

处方：黄芪50g，党参20g，白术15g，炮姜30g，陈皮10g，砂仁10g，升麻5g，柴胡5g，当归12g，枸杞10g，血余炭10g。5剂。水煎450mL，分早、中、晚3次温服，日1剂。

二诊(7月24日)：药后月经停止，言语有力。去血余炭。取7剂。

三诊（8月2日）：面生光泽，饮食正常，大便已畅，仍有腰酸。二诊方减黄芪为30g，加杜仲10g。取7剂。

药后病告痊愈，随访月经正常。

按：陈教授认为，患者素体不足，此次又遭手术损伤，遂致脾肾亏虚，不能固摄血脉，故月经淋漓不止。又有声低气怯、面色萎黄、舌淡暗、苔白薄、脉细弱为其佐证。此案月经漏下以脾虚为主，兼有肾虚。故方中用大队补气药之外，加炮姜温中助脾，加升麻、柴胡提升中气，加血余炭止血，加枸杞补肾，加砂仁、陈皮理气健脾助运消化。

案4　脾肾亏虚，冲脉不固

王某，女，30岁，2005年4月10日初诊。

月经突至，量多，已有3天，伴头晕乏力汗出，气短懒言，面色㿠白。舌淡，苔白，脉沉弱。中医诊断：崩漏。

辨证：脾肾亏虚，冲脉不固。

治法：补脾益肾，固冲止血。

处方：山萸肉20g，红参15g，黄芪30g，炒白术20g，煅龙骨30g，煅牡蛎30g，白芍15g，海螵蛸15g，茜草10g，棕榈炭10g，艾叶炭10g，三七粉5g。2剂。水煎450mL，分早、中、晚3次温服，日1剂。

二诊（4月12日）：2剂后血止力增。原方又取3剂。

三诊（4月16日）：伴随症状改善明显。取补气养血之品14剂善后。

随访1年，病未再发。

按：固冲汤出自张锡纯先生所著《医学衷中参西录》，方药由炒白术、生黄芪、煅龙骨、煅牡蛎、山萸肉、生杭芍、海螵蛸、茜草、棕边炭、五倍子组成，主治妇女血崩，有补脾益肾、固冲止血之功。其组方特点为，补气之外多收敛止血之品，实为正对多数血崩症之病机。此案患者辨证为脾肾亏虚，冲脉不固证，可用固冲汤加减。方中加三七，因其止血之中又具化瘀之功，可以止血而不留瘀。

带　下

带下病是指带下绵绵不断，量多腥臭，色泽异常，并伴有全身症状。前人谓带下乃湿痰流注于带脉所致，赤者属热，白者属寒；之后，又有青、赤、黄、白、黑五带之分。临证所见，白带、黄带多见，赤带偶有之，青带、黑带少见。白带用完带汤加减较好，黄带宜用易黄汤加减。

案1　脾肾两虚

张某，女，28岁，2011年10月15日初诊。

主因“白带3个月”来诊。现症：白带量多且清稀，腰痛畏寒，纳少便溏。舌淡，苔白，脉弦。曾在妇科诊断为阴道炎，服消炎药治疗效果不佳。

辨证：脾肾两虚。

治法：健脾补肾，固涩止带。

处方：党参15g，炒白术20g，炒山药20g，陈皮10g，白芍15g，炒车前子10g，甘草6g，炮姜10g，鹿角片10g，佛手10g，香橼10g，内金10g。7剂。水煎450mL，分早、中、晚3次温服，日1剂。

二诊（10月22日）：白带减少，腰痛减轻，纳少便溏改善。上方加茯苓30g。取14剂。

三诊（11月6日）：诸症皆失。前方又取14剂，巩固疗效。

按：白带量多且清稀、腰痛畏寒、纳少便溏显是脾肾两虚之证，舌象也可佐证。脉弦考虑稍有肝郁。故治疗当以健脾补肾、固涩止带为主。方中用党参、白术、陈皮、白芍、山药、车前、炮姜、鹿角健脾补肾，利湿止带；香橼、佛手、内金疏肝和胃，又助消化。二诊加茯苓，增加健脾之力。患者服月余而取良效。

案2　肝郁脾虚

宋某，女，27岁，2008年10月15日初诊。

主因“白带半年”来诊。现症：白带多，易怒，食少胃胀。舌淡，苔白，脉弦细。

辨证：肝气犯胃，脾虚湿盛。

治法：疏肝和胃，健脾止带。

处方：党参15g，茯苓15g，白术15g，山药15g，陈皮10g，白芍15g，柴胡10g，佛手10g，香橼10g，内金10g，甘草10g。7剂。水煎450mL，分早、中、晚3次温服，日1剂。

二诊（10月25日）：白带较前减少，兼有腰酸。上方加杜仲10g，香附10g，取14剂。

三诊（11月11日）：白带减少。前方又取14剂。

药尽而愈。

按：患者白带多为脾虚湿盛。易怒、食少胃胀为肝气犯胃。舌脉亦是肝郁脾虚的表现。依据分析，治疗应以疏肝和胃、健脾止带为主。方中党参、茯苓、白术、山药、陈皮健脾化湿止带；柴胡、白芍、佛手、香橼、内金疏肝和胃，理气除胀；甘草调和诸药。二诊患者腰酸为肾虚，故加杜仲以补肾，加香附为增强疏肝和胃之力。此案为临床常见证，如辨证准确，用方得当，治愈不难。

滑　胎

凡堕胎或小产连续发生3次或3次以上者，称为“滑胎”，与现代医学“习惯性流产”相符。病因多见于气血虚弱、肾虚和血瘀，病机为胎元失养，冲任不固。治疗之法多以补养气血、补肾填精、活血化瘀、固冲安胎为主。陈教授治疗“滑胎”受张锡纯先生及柳学洙先生影响，从补肾入手，常用“寿胎加味丸”，通过母子同治以使胎元稳固，达到保胎的目的。

案 1　脾肾两虚

李某，女，32 岁，2003 年 5 月 15 日诊。

自述婚后已怀孕三胎，均无明显原因而流产。今已怀胎 3 个月，要求保胎。体质尚健壮。舌淡，苔白，脉滑。

辨证：脾肾两虚，胎元不固。

治法：补肾，健脾，安胎。

处方：菟丝子 30g，桑寄生 30g，川续断 30g，阿胶 10g，炒杜仲 30g，补骨脂 15g，生地黄 15g，女贞子 15g，旱莲草 15g，黄芪 15g，白术 10g。诸药混合共为细末，炼蜜为丸，每丸 10g。每日 3 次，每次 1 丸，饭前半小时服。

服至 7 个月，足期产一健康男孩。

案 2　脾肾两虚

曹某，女，28 岁，1993 年 9 月 12 日诊。

患者于 1987 年婚后 6 个月第一次妊娠。妊娠 2 个月时因劳作过力而流产，以后又连续妊娠 2 次，均于妊娠 2 个多月不明原因流产，其间多方中西医治疗无效。现已停经 45 天，经 2 次尿液妊娠试验均示为阳性。今来就诊，要求保胎。舌淡，苔白，左脉滑而有力。

辨证：脾肾两虚。

治法：补肾，健脾，安胎。

处方：菟丝子 30g，桑寄生 30g，续断 30g，阿胶 10g，炒杜仲 30g，补骨脂 15g，生地 15g，女贞子 15g，旱莲草 15g，黄芪 15g，白术 10g。诸药混合共为细末，炼蜜为丸，每丸 10g。每日 3 次，每次 1 丸，饭前半小时服。

患者1994年5月6日足期产一健康男孩。

按：案1、案2滑胎之证皆由脾肾两虚、胎元不固所致，皆用补肾、健脾、安胎法取效。两案妊妇虽皆无明显症状，但考虑胎儿借脾气以长，赖肾气以举，故还应从补肾健脾入手，收效满意。

案3　脾肾两虚

郑某，女，28岁，2007年4月20日初诊。

主因“不孕1年余”来诊。患者曾先后怀孕2次，皆于孕3月余停止发育后出现自然流产，既往彩超示：有胎心无胎芽生长，胎芽大小与月份不符。曾先后在天津多家医院就诊，夫妇双方行生育检查，未见异常。现症：腰酸腰痛，倦怠纳差，舌淡胖大，苔薄白，脉弦细。妇科彩超：子宫前位（前壁较后壁厚4～5倍），无优势卵泡。西医诊断：继发性不孕，习惯性流产。

辨证：脾肾两虚，胎元不固。

治法：补肾促孕，健脾养胎。

处方：菟丝子30g，枸杞子30g，桑寄生20g，续断20g，杜仲15g，熟地黄15g，阿胶10g（烊化），砂仁10g，甘草10g。水煎450mL，分早、中、晚3次温服，日1剂。

二诊（ 9月6日）：服上方治疗4月余，自查尿妊娠试纸（+），故来院检查，彩超显示：可见胎囊及胎心搏动。诊断为早孕（约6周）。现多睡，舌淡胖大，苔薄白，脉弦滑细。上方加艾叶10g。取10剂。

三诊（9月15日）：因饮食不慎，出现腹痛、腹泻，舌淡，苔腻带黄。查大便常规示：红细胞（+）/HP。初诊方加黄连5g；待腹痛、腹泻愈后，继服初诊方。

四诊（ 10月13日）：服药2天后腹痛、腹泻已愈。彩超复查示：妊囊6.2cm×4.5cm，臀头距4.0cm，可见胎心搏动。继守初诊方30剂。

五诊（11 月 12 日）：诉头痛，咳嗽，呕吐，唇边有红色肿起，考虑为感冒，予初诊方加用金银花、浙贝母各 15g，紫苏叶 10g，竹茹 10g。

六诊（2 月 10 日）：稍有咳嗽，无头痛及呕吐。复查彩超示：双顶径 4.8cm，股骨长 3.0cm，中期妊娠 20W+。续用五诊处方，并改为 3 日服 1 剂，晚服药 1 次。

七诊（2008 年 1 月 26 日）：诉鼻塞，流清涕。舌尖红，苔薄黄，脉滑数。嘱暂停保胎方。另拟处方：紫苏叶 10g，辛夷 10g，白芷 10g，银花 15g，菊花 15g，芦根 15g，羌活 3g，黄芩 5g，甘草 5g。取 10 剂，水煎服，日 1 剂。

八诊（2008 年 3 月 3 日）：无不适，现孕 7 月 20 天。复查彩超示：宫内单胎头位，颈部有压迹，双顶径 8.0cm，股骨长 6.0cm。继服初诊方药，3 日服 1 剂，晚服药 1 次。

随访：患者于 2008 年 5 月 10 日顺产一女孩。2009 年 10 月 8 日于医院偶遇患者夫妻及其女儿，其女活泼可爱，发育正常。

按：腰酸腰痛为肾虚，纳差倦怠为脾虚，舌淡胖大、苔薄白、脉弦细亦为脾肾两虚之征象。治疗应以补肾促孕、健脾养胎为主。方中菟丝子、枸杞子、桑寄生、续断、杜仲、熟地黄补肾培元；砂仁理气健脾安胎；阿胶滋阴补肾，养血安胎；甘草调和诸药。全方有补肾促孕、健脾养胎之功。患者经服药数月，虽怀孕期间先后出现腹泻、腹痛、感冒、咳嗽等病症，均据原方加减治疗，最终顺产婴儿，足证寿胎丸之良效。

案 4　气血亏虚兼肾虚

宋某，女，29 岁，2012 年 3 月 1 日诊。

怀孕 3 次，均于怀胎 3 个月左右即流产。此次已怀孕 3 个月，要求保胎。现症：腹部有下坠感，气短乏力，腰酸，面色萎黄。舌淡，苔白，脉沉细。

辨证：气血亏虚兼肾虚，胎元不固。

治法：益气养血，补肾安胎。

处方：菟丝子 30g，桑寄生 30g，续断 30g，阿胶 10g，黄芪 30g，白术 15g，党参 30g，砂仁 10g。诸药混合均匀后共为细末，炼蜜为丸，每丸 10g。每日三次，每次 1 丸。

服药 7 个多月，足期产一女孩。

按：腹部有下坠感、气短乏力、面色萎黄为气血两亏。腰酸为肾虚。舌淡、苔白、脉沉细，为气血亏虚、肾虚之征象。治疗之法应以益气养血、补肾安胎为主。方中黄芪、白术、阿胶、党参益气养血；砂仁理气健脾；菟丝子、桑寄生、续断补肾安胎。全方有益气养血、补肾安胎之功。

经验小结

陈宝贵教授用“寿胎加味丸”治疗滑胎的经验

陈教授治疗滑胎，继承张锡纯先生及柳学洙先生之经验，从补肾入手而顾护胎元，常用“寿胎丸”加减，经过多年临证，在此方基础上加减总结一经验方，取名“寿胎加味丸”，疗效满意。介绍如下：

基本方：菟丝子 30g，桑寄生 30g，续断 30g，阿胶 10g，炒杜仲 30g，补骨脂 15g，生地黄 15g，女贞子 15g，旱莲草 15g，黄芪 15g，白术 10g。

功效：补肾，健脾，安胎。

药物制服法：诸药混合均匀后共为细末，炼蜜为丸，每丸 10g。自明确妊娠诊断之日起开始服药，每日 3 次，每次 1 丸，饭前半小时服。连服 7 个月，直至生产前。

方解：妊妇腹中胎儿借脾气以长，赖肾气以举，方中菟丝子、寄生、续断、炒杜仲、阿胶、二至丸滋阴补肾，养血安胎，其中《本经》载寄生、阿胶能安胎。《本草正义》载杜仲能暖子宫、安胎气。黄芪、白术健补脾胃；脾肾健旺，自能安胎。生地黄清凉而润，可佐制以上温燥药伤阴之弊。现代研究表明寿胎丸及其加减方能抑制子宫平滑肌收缩活动，加强垂体卵黄促黄体功能及雌激素样活性等作用。

“寿胎加味丸”是由张锡纯先生的“寿胎丸”衍生发展而来。“寿胎丸”是由菟丝子四两、桑寄生二两、川续断二两、真阿胶二两组成。加减：气虚者，加人参二两；大气陷者，加黄芪三两；食少者，加炒白术二两；凉者，加炒补骨脂二两；热者，加生地黄二两。此方主治滑胎之证。《医学衷中参西录》：“保胎所用之药，当注重于胎，以变化胎之性情气质，使之善吸其母之气化以自养，自无流产之虞。若但补助妊妇，使其气血壮旺固摄，以为母强自能荫子，此又非熟筹完全也。是以愚临证考验以来，见有屡次流产者，其人恒身体强壮，分毫无病。而身体软弱者，恐生育多则身体愈弱，欲其流产，而偏不流产。于以知或流产，或不流产，不尽关于妊妇身体之强弱，实兼视所受之胎善吸取其母之气化否也。”陈教授通过多年探索及临证体会认为，“寿胎加味丸”不但治母，而且治子，通过母子同治，共达安胎之效。

此外，陈教授指出，“寿胎加味丸”是预防“习惯性流产”方法，非救急之法。临证上如遇见先天缺陷或流产急症，亦须结合现代医学治疗，不可盲目一味保胎，贻误病情。

产后病

产妇在新产后及产褥期内发生的与分娩或产褥有关的疾病，称之为“产后病”。妇人产后因失血伤津致气血亏虚，又因胞络受损致瘀血阻滞，故而产后之病多虚多瘀。产后百脉空虚，故又易感受外邪。所以治疗妇人产后之病多在补虚的基础上佐以化瘀、养阴、清热、疏风、散寒等法。此外，又有壮实之妇女产后，体质并不甚虚，若遇外感或内伤，也可化为实证、热证，此时当以祛邪为主。总之，产后病的治疗宜在顾护产后体虚的基础上，合理使用其他治法。

案1　产后感寒

张某，女，32岁，2005年11月20日初诊。

产后1个月，外出感寒。现症：发热、恶寒、头身疼痛，体温38.5℃。舌淡，苔白，脉浮细。

辨证：产后血虚，感受风寒。

治法：祛寒兼以养血。

处方：苏叶10g，防风10g，细辛3g，当归15g，川芎10g，党参10g，甘草10g。3剂。水煎450mL，分早、中、晚3次温服，日1剂。

二诊（11月23日）：热退痛减。上方又取3剂。

药后病愈。

按：产后气血亏虚，又感风寒，自然以祛寒养血法治疗。上方中苏叶、防风、细辛祛风散寒；党参、川芎、当归补气养血；甘草调和诸药。

案2　产后关节疼痛

王某，女，28岁，2007年10月10日初诊。

产后1个月，头痛及关节疼痛，汗出，乏力。舌淡，苔白，脉浮缓。

辨证：气血亏虚，风邪侵袭。

治法：补气养血，祛风散寒。

处方：桂枝10g，白芍15g，甘草10g，荆芥10g，当归15g，防风10g，细辛3g，生姜3片，大枣3枚。3剂。水煎450mL，分早、中、晚3次温服，日1剂。

二诊（10月13日）：诸症减轻明显。原方又取3剂。

药后病愈。

按：受风之后汗出，为桂枝汤诸症之一，头痛及关节疼痛，说明与寒邪有关。治疗当以补气养血、祛风散寒为主。上方即用桂枝汤调和营卫，荆芥、防风、细辛、当归养血散寒。

案3　产后乳少

张某，女，35岁，2012年10月15日初诊。

产后10天，乳汁少，伴有气短乏力，汗出，腰酸。舌淡，苔白，脉细弱。

辨证：气血亏虚，乳络不通。

治法：补气养血，兼以通络。

处方：黄芪30g，党参10g，当归15g，炙山甲5g，王不留行10g，通草6g，鹿角片10g，熟地黄15g，陈皮3g。3剂。水煎450mL，分早、中、晚3次温服，日1剂。另，煮食猪蹄1个，饮汤。

二诊（10月18日）：药后乳汁增加，气短乏力、汗出减轻，腰已不酸。原方又取7剂。

药后诸症皆无，乳汁充足。

按：产后乳少者多以气血亏虚为主，气短乏力、汗出亦因气血亏虚所致。腰酸乃因肾精亏损，舌淡、苔白、脉细弱亦为气血亏虚之征象。因精血互生，精亦能生乳，精亏则血少，乳化则无源。又，血之生乳必由气之所化，故治疗乳少当以补气养血、益精通乳为主。上方以黄芪、党参、当归补气养血；炙山甲、王不留行、通草疏通乳络；鹿角片、熟地黄补肾益精血；陈皮可防补气药之壅滞。药对病证，患者服10剂取得佳效。

案4　产后脱发

王某，女，35岁，2001年11月1日初诊。

产后5个月，脱发近半，伴倦怠乏力，畏风，动易汗出，面色淡黄，腰酸。舌淡，苔白，脉细弱。

辨证：气血亏虚，肾精不足。

治法：益气养血，温阳补肾。

处方：黄芪 30g，当归 15g，川芎 10g，熟地黄 10g，党参 10g，炒白术 15g，茯苓 15g，陈皮 10g，炒枣仁 15g，鹿角片 10g，炒杜仲 10g，枸杞子 15g，女贞子 15g，旱莲草 15g。14 剂。水煎 450mL，分早、中、晚 3 次饭后温服，日 1 剂。

二诊（11 月 16 日）：药后症状减轻，脱发减少，偶有脘腹怕凉。上方加肉桂 6g，炮姜 10g。取 14 剂。

三诊（12 月 1 日）：脱发止，新发渐生。二诊方又取 30 剂。

之后又来取药 1 次，配成丸药，每日 2 次，服药 3 个月。头发基本恢复正常。

按：产后脱发多是由于妇人产后气血大虚，肾精不足不能荣养头发所致，常伴随有气血亏虚的其他症状，如气短乏力、汗出、腰酸等。一般而言，按益气养血、温阳补肾之法治疗多能奏效。本案即用芪、参、术、苓、归、芎、枣仁益气养血，鹿角、杜仲、枸杞、二至温补肾精，使气血充、肾精足，头发得养，自然脱发止，新发生。二诊时患者脘腹怕凉为下焦虚寒，故加肉桂、炮姜以温阳散寒。

妇科杂病

妇人杂病，病情繁杂，就其治疗而言，除照顾女性本身的生理病理特点外，多数治疗原则与男性相同。妇人杂病多与肝脏相关联，故肝脏调治甚为重要。另外，妇人如有孕，用药也应注意，以免损伤胎元。

案 1　乳癖

张某，女，32 岁，2012 年 7 月 21 日初诊。

长期情志不舒，而致胸闷憋气，纳呆食少，自觉乳房胀痛，舌红，苔薄黄，脉沉弦。检查：右侧乳头外下象限触及直径为 1.5cm 的肿块，皮色如常，压之疼痛，推而移动。西医诊断：乳腺增生。中医诊断：乳癖。

辨证：肝郁气滞，痰瘀阻于乳络。

治法：疏肝理气，软坚散结。

处方：柴胡 10g，香附 15g，郁金 10g，元胡 10g，当归 15g，白芍 15g，川黄连 10g，益母草 30g，薄荷 10g，连翘 15g，冬葵子 15g，蒲公英 15g，炙山甲 10g，炙甘草 10g，檀香 10g，乳香 10g，没药 10g。7 剂。水煎 450mL，分早、中、晚 3 次温服，日 1 剂。

二诊（8 月 1 日）：乳房肿块缩小，疼痛略减轻，已不胸闷。遂减乳香、没药、檀香。取 7 剂。

药后乳痛症状及肿块基本消失，食欲渐复。随访 1 年未复发。

按：乳腺增生属于中医的“乳癖”范畴，中医学认为乳癖的病因与情志、饮食、劳倦以及先天体质因素有关，但最常见的以情志不遂、肝气郁结为主。本患者情志不遂，肝气郁结，加之忧思恼怒，致使乳房经络气机阻滞，阻塞不通，不通则生乳房疼痛。肝气久郁而易于化热，热灼精血，加之气血运行不通，渐而形成乳房肿块。所以应治以疏肝解郁、理气活血、消肿散结之法。方中柴胡、香附、郁金、元胡、檀香疏肝解郁，理气止痛；当归、白芍养血柔肝，其中当归芳香可以行气，味甘可以缓急，为肝郁血虚之要药；益母草活血调经；薄荷、连翘、黄连清透肝经之郁热，且连翘又有消肿散结之效;冬葵子、蒲公英、炙山甲、乳香、没药活血散瘀，消肿散结;炙甘草益气补中，缓肝之急。诸药合用，共奏疏肝理气、活血止痛、散结消肿之功。

案2　乳痈

王某，女，28岁，2008年4月15日初诊。

产后哺乳3个月，无明显诱因突发高烧，体温38.5℃，右侧乳房红肿热痛，触之有硬块。舌红，苔白，脉弦数。西医诊断：乳腺炎。中医诊断：乳痈。

辨证：热毒侵犯乳络。

治法：清热解毒，活血通络。

处方：公英30g，冬葵子15g，王不留行10g，连翘15g，炙山甲5g，乳香10g，没药10g，银花15g，花粉10g，柴胡10g，赤芍15g，浙贝15g，皂角刺10g，甘草10g。3剂。水煎300mL分早、晚温服，日1剂。

另：芒硝10g配仙人掌肉和适量楂汁，外敷患处。

二诊（4月18日）：药后发烧减退，乳房红肿痛明显减轻。继服上方4剂。

药尽病愈。

按：急性乳腺炎属于中医的“乳痈”范畴，其治疗强调早期以通为用，以消为贵，中后期以托毒外出为主，贵在分期辨证治疗。此案患者为乳痈早期，治疗当以清热解毒、活血通络为主。方中公英、冬葵子、连翘、银花、皂角刺清热解毒消肿；王不留行、穿山甲、浙贝、花粉疏通经络，软坚散结；乳香、没药、赤芍活血通络；柴胡疏理肝郁；甘草调和诸药。药对病证，患者服7剂而病愈。

儿科篇

小儿之疾，以呼吸系统及消化系统居多，常见病有感冒、咳嗽、伤食、泄泻等。由于小儿脏腑娇嫩，稚阴稚阳，所以治疗小儿疾病用药时需要顾护小儿之体。一般而言，外感病及咳嗽病用药宜轻，取“四两拨千斤”之效；脾胃病用药宜缓，即使有当补或当下之症，也不易用药过猛。其他小儿之疾，由于临证医案不多，这里不做论述。

小儿外感

小儿外感多见风寒、风热、风燥三型，三型中又以风寒居多。小儿体质本就多虚，加之语言尚欠表达，稍有不慎，易受风、受寒、受热等。陈教授治疗小儿外感，风寒者常用苏叶、荆芥、防风等；风热者常用银花、连翘、薄荷、菊花等；属风燥者，常用杏仁、贝母、沙参、麦冬等。兼咳嗽者，常合用三拗汤及桔梗汤出入；兼咽痛者，常加牛蒡子、板蓝根、元参等；兼鼻塞者，加辛夷、白芷等。但无论何种为治，应遵循“治上焦如羽，非轻不举”，治当“因其轻而扬之”的原则，药物上多选轻清上浮，善于疏散外邪之品。这样既符合小儿的生理病理特点，也增强了疗效。

又，对于外感发热的患儿，无论风寒风热，如果无汗，陈教授常加少量麻黄，既有利于汗出，对于风热证也取其辛散透表，有助解表的作用，犹如银翘散中荆芥、豆豉之作用，然取效较之更捷。小儿外感用药可与小儿咳嗽互参。

案1　风寒束表，肺气不宣

李某，男，5岁，2007年11月1日诊。

发热头身痛，恶寒，咳嗽有痰，鼻塞流清涕。舌淡，苔白，脉浮。

辨证：风寒束表，肺气不宣。

治法：疏风散寒，宣肺止咳。

处方：麻黄5g，杏仁6g，甘草3g，前胡5g，茯苓5g，辛夷3g，生姜2片。3剂。水煎服。

1剂得微汗，热退咳减。药尽即告痊愈。

按：寒邪袭表，卫阳受遏故见恶寒。卫阳与寒邪交争故发热。卫阳失布，络脉失和，故见头身痛。寒邪袭肺，肺气不宣，故见咳嗽有痰，鼻塞流清涕。舌淡、苔白、脉浮俱为表寒之征象。治疗当以疏风散寒、宣肺止咳为主。上方中麻黄、杏仁宣肺止咳，其中麻黄辛温解表可以退热；前胡降气化痰；辛夷辛温，可宣通鼻窍；茯苓、生姜健脾温中，滋养胃气以助祛邪外出。案情简单，患者仅服3剂而病愈。

案2　解表清热，宣肺止咳

吕某，男，6岁，2008年3月18日初诊。

感冒1周，发热，体温38.8℃，服西药未见效。现症：面红无汗，咳嗽痰黄，鼻塞欠通，神疲。苔微黄，脉浮数。

辨证：风寒束表，肺气不宣，郁而化热。

治法：解表清热，宣肺止咳。

处方：麻黄5g，杏仁10g，桑叶5g，浙贝5g，前胡5g，辛夷3g，牛蒡子6g。2剂。水煎服。

二诊（3月21日）：药后热退咳减。原方又取2剂。

药后病愈。

按：此案为感寒之后入里化热之证，诊时患者寒邪渐退，里热渐著。因1周前天气寒冷，患者外出玩耍，感寒后发热，家长给予西药后发热退，之后又复发，一周未见好转。面红为里热上攻之象，无汗表明仍有寒邪在表。咳嗽痰黄、鼻塞欠通为肺脏有热。神疲为邪伤正气，苔微黄、脉浮数为里有热邪之征象。外寒里热，应用寒热两解之法。上方中麻黄辛温解表以祛寒，配伍杏仁一宣一降，可以宣肺止咳；前胡、浙贝清肺化痰；桑叶、牛蒡子辛凉可清肺热；辛夷宣通鼻窍。全方温凉并用，实为两解之方。患者服4剂而病愈。

案3　风寒外束，肺热壅盛，胃有积滞

袁某，女，3岁，2005年4月30日初诊。

咳嗽，咳甚则吐，发热，体温38.5℃，面浮肿。苔黄，脉数。

辨证：风寒外束，肺热壅盛，胃有积滞。

治法：散寒清热，消食止咳。

处方：杏仁3g，银花6g，半夏3g，槟榔3g，葶苈子3g，苏叶3g，羚羊角0.6g（分3次冲服）。1剂。水煎150mL，分3次温服，日1剂。

二诊（5月1日）：服药后下午热势减，体温37.5℃，至就诊时测体温37.0℃。原方又取2剂。

药后病愈。

按：风寒外束，卫阳与寒邪交争故见发热。肺气不得宣降故见咳嗽，里热上攻故见面浮肿，咳甚则吐为胃有积滞。苔黄、脉数为里有肺热之征象。治疗之法当以散寒清热、消食止咳为主。上方以苏叶外散风寒；杏仁、葶苈子清肺止咳；半夏降逆止呕；槟榔消积化食；银花辛凉清热，可治毒热上攻；羚羊角为清肺热之良药。全方具散寒清热、消食止咳之功。患者服3剂而病愈。

案4　风热犯肺兼鼻衄

冯某，女，8岁，2006年7月诊。

咳嗽痰黄，流鼻血。舌尖赤，苔稍黄，脉数。

辨证：风热犯肺。

治法：清热凉血，降肺止咳。

处方：银花6g，桑叶6g，杏仁6g，陈皮6g，板蓝根6g，白茅根15g。3剂。水煎150mL，分3次温服，日1剂。

1剂即咳减血止，药尽病愈。

按：风热之邪犯肺，肺经有热，肺气失宣故见咳嗽痰黄、流鼻血。舌尖赤、苔黄、脉数亦为感受风热之征象。治疗当以清热凉血、降肺止咳为主。上方中杏仁降肺止咳；桑叶、银花辛凉解表；陈皮理气化痰；板蓝根清热解毒；白茅根清热凉血。辨证准确，用药亦精，患者服3剂而病愈。

案5　风热侵犯肺胃

周某，女，9个月，2009年9月13日初诊。

天气酷热，母带外出，归家后即发热，体温39.3℃，自服退热药，药力过后旋即又起。医院诊为幼儿急疹。于第二日来诊。症见：颈部、胸前有少量红疹，发热有汗，咽红，咳嗽，神疲，饮食欠佳，大便热泄，肛门红肿。脉浮数。

辨证：风热侵犯肺胃。

治法：辛凉宣透，清肺泻胃。

处方：蝉衣3g，牛蒡子3g，银花5g，僵蚕3g，麻黄1g，枇杷叶3g，杏仁3g，炒麦芽3g。2剂。水煎150mL，分3次温服，日1剂。

二诊（9月15日）：2剂后热退疹出。原方又取2剂。

药后而愈。

按：风热之邪侵犯肺卫，故见发热有汗。热毒发于肌肤，故见红疹。热邪扰肺，故见咳嗽。热邪伤气，故见神疲。风热之邪伤及胃肠，故见饮食欠佳、大便热泄、肛门红肿。热邪上攻咽喉则咽红，脉浮数为感受风热之征象。上方中蝉衣、僵蚕、银花辛凉宣透以清热，其中银花又有解毒之效；麻黄、杏仁宣肺止咳，少量麻黄佐于辛凉方中有助于发汗退热；枇杷叶可清肺胃之热，又可止咳；炒麦芽消食开胃，促进纳食。全方共奏辛凉宣透、清肺泻胃之功效。患儿服后 2 剂热退疹出，又服 2 剂病愈。

小儿咳嗽（咳喘）

小儿脏腑娇嫩，形气未充，成而未全，全而未壮，易寒易热，易虚易实。肺居高位，又为娇脏，加之小儿之体，更易受邪，故外邪一来，肺先受之，致使肺气郁闭，宣降失常，发为咳嗽、咳喘、发热等症。又，小儿体禀纯阳，外邪入后，转化为热证、实证者多，救治不及，易化火生风，变生危症。

小儿咳嗽之因，有风寒引起者，有风热引起者，有痰湿动肺者，有痰热扰肺者，有阴虚肺热者，有食积生痰者。大体治疗之法，风寒者，祛风散寒、止咳化痰为主，用杏苏散加减；风热者，疏风清热、宣肺止咳为主，用桑菊饮加减；痰湿者，燥湿化痰止咳为主，二陈汤加二术、杏仁；痰热者，清热肃肺、止咳化痰为主，用清宁散加减；肺阴虚者，清热育阴止咳为主，用沙参麦冬汤加减。另有热极生风者，应清热解毒、熄风止痉，羚羊钩藤饮出入；痰热闭肺者，应清热涤痰、开肺定喘，用麻杏石甘汤合葶苈大枣泻肺汤出入。对于急危重症者，应内外并用，中西合治，以免耽误病情。

案1　热蕴肺胃

赵某，男，8岁，1993年2月24日诊。

咳嗽，少痰，发热，体温38.8℃，不思食。苔黄，脉滑数。

辨证：热蕴肺胃。

治法：清泻肺胃。

处方：蝉衣6g，薄荷3g，牛蒡子6g，杏仁6g，槟榔3g，银花10g。水煎150mL，温服，4小时1次。

1剂而咳轻热退，又服2剂而病愈。

按：咳嗽、少痰、发热为痰热蕴肺；不思食、苔黄为胃有积热；脉滑数为痰热之征象。从舌脉症分析可知，此患者为热重于痰，属热重而痰轻，故治疗以清泻肺胃为主。上方中蝉衣、薄荷、银花、牛蒡子皆辛凉之品，可清泻肺胃之热；杏仁降气止咳；槟榔消积下气，可助脾胃消化。辨证准确，患者仅服3剂而病愈。

案2　肺经热盛鼻衄

潘某，男，9岁，1999年12月8日初诊。

咳嗽3日，流鼻血。舌尖赤，苔稍黄。

辨证：肺经热盛。

治法：清肺止咳，凉血止血。

处方：桑叶10g，杏仁6g，银花10g，板蓝根6g，陈皮6g，白茅根15g。2剂。水煎200mL，分早、中、晚3次温服，日1剂。

二诊（12月10日）：咳减大半，鼻血止。原方又取2剂。

药后病愈。

按：热邪伤肺，肺之肃降失常，故见咳嗽。鼻为肺之窍，肺经热盛，火性上炎，鼻络受伤，故见流鼻血。舌尖红、苔稍黄也为肺热之征象。故治以清肺止咳、凉血止血为主。上方中以杏仁止咳；

桑叶清泻肺热；白茅根量大，可凉血止血；银花、板蓝根清热解毒，其中板蓝根又有凉血之功；陈皮理肺气。全方有清肺止咳、凉血止血之功。用药正对病证，仅服4剂而病愈。

案3　痰热蕴肺

宋某，男，2岁，2005年3月4日初诊。

咳嗽有痰，色黄，发热，食少。舌赤，苔黄，脉滑数。

辨证：痰热蕴肺。

治法：清热化痰，宣肺止咳。

处方：杏仁6g，蝉衣3g，瓜蒌6g，银花10g，炒莱菔子6g。2剂。水煎150mL，分早、中、晚3次温服，日1剂。

二诊（3月5日）：咳减，痰少，食增。原方又服2剂。

药后病愈。

按：咳嗽、痰黄为肺有痰热。发热为肺经热盛。食少为胃有食滞。舌赤、苔黄、脉滑数，为痰热蕴肺之征象。故治疗以清热化痰、宣肺止咳为主。上方中以杏仁降肺止咳；瓜蒌清热化痰；蝉衣、银花辛凉透发，可以退热；炒莱菔子助胃消食。辨证准确，患者服4剂而病愈。

案4　肺热上扰，兼有食滞

邱某，女，5岁半，2004年4月3日诊。

咳嗽，头痛，腹胀，纳呆。舌红，苔薄黄，脉数。

辨证：肺热上扰，兼有食滞。

治法：清肺降火，消食导滞。

处方：杏仁6g，银花10g，菊花6g，葶苈子5g，紫苏5g，槟榔6g，炒莱菔子6g。3剂。水煎200mL，分早、中、晚3次温服，日1剂。

药后病愈。

按：热邪扰肺，肺失宣降故见咳嗽。火性炎上，热邪上扰头部，故见头痛。腹胀、纳呆为饮食积滞所致。舌红、苔薄黄、脉数为肺及脘腹有热之征象。治疗之法当以清肺降火、消食导滞为主。上方中以杏仁、葶苈子降气化痰止咳；银花、菊花辛凉之药，可清热降火，以止头痛；槟榔、炒莱菔子消食导滞；紫苏理气除胀。辨证准确，病亦不重，故 3 剂而愈。

案 5　痰热蕴肺，上攻咽喉

傅某，男，12 岁，2005 年 4 月 6 日诊。

咳嗽，痰黄，咽痛。舌红，苔黄，脉数。

辨证：痰热蕴肺，上攻咽喉。

治法：清热化痰，利咽止咳。

处方：杏仁 6g，前胡 6g，浙贝 6g，牛蒡子 6g，银花 10g，甘草 6g。水煎 200mL，分早、中、晚 3 次温服，日 1 剂。

1 剂症大减，2 剂而病愈。

按：痰热蕴肺，肺失宣降故见咳嗽、痰黄。热邪上攻咽喉，故见咽痛。舌红、苔黄、脉数，为有痰热之征象。治疗当以清热化痰、利咽止咳为法。上方中用杏仁、前胡降气止咳；浙贝清热化痰；银花、牛蒡子清热解毒利咽；甘草调和诸药。药对病证，2 剂而取佳效。

案 6　痰湿蕴于肺脾，肺失宣降

刘某，男，2 岁，2000 年 4 月 5 日初诊。

受凉之后咳嗽不止，经治未见好转，住院治疗，请会诊。现症：咳喘痰鸣夜甚，有时呕吐，大便溏，次数多。苔白，舌尖赤，脉滑。

辨证：痰湿蕴于肺脾，肺失宣降。

治法：理肺化痰，燥湿健脾。

处方：半夏3g，陈皮3g，茯苓5g，麻黄1g，杏仁3g，砂仁3g，苍术3g。2剂。水煎150mL，分早、中、晚3次温服，日1剂。

二诊（4月7日）：痰见少，呕止，大便正常，仍有咳喘。上方加厚朴3g。取2剂。

三诊（4月9日）：咳喘大减。二诊方又取2剂。

药后病愈。

按：寒邪入肺，肺气不得宣降，故见咳喘。脾虚生痰，痰蕴于肺，故见咳痰。脾胃虚寒，升降失调，可见呕吐、便溏。舌尖赤为阳气尚足，苔白、脉滑为痰湿之象。治疗应以理肺化痰、燥湿健脾为主。方中以麻黄、杏仁宣降肺气；砂仁醒脾和胃；苍术、半夏、陈皮、茯苓健脾化痰，其中半夏又可降逆止呕。二诊时仍有咳喘，故加厚朴降肺胃之气。药对病证，疗效亦佳，患者共服6剂而病愈。

又，上方可视为二陈汤合三拗汤的加减方。

案7　痰热蕴肺，肺气郁闭，热邪伤阴

王某，男，5岁，2006年5月16日初诊。

内科会诊：咳喘，少痰，发热，体温39.1℃，口渴，舌红少津，脉滑数。肺部听诊有少量痰鸣音，面部轻度缺氧症状。查血常规：白细胞及中性粒细胞百分比升高。胸片提示：右肺炎症。西医诊为小儿肺炎。

辨证：痰热蕴肺，肺气郁闭，热邪伤阴。

治法：清热化痰，宣肺定喘，甘寒养阴。

处方：麻黄2g，杏仁5g，石膏10g，甘草3g，沙参5g，麦冬5g，花粉5g，山药5g，浙贝5g，天竺黄5g，银花10g。2剂。水煎150mL，分早、中、晚3次温服，日1剂。

二诊（5月18日）：咳喘轻，发热减轻，体温37.8℃。原方

又取2剂。

三诊（5月20日）：无明显咳喘，不发热，舌转润。原方又取2剂。

药后病愈。

按：外邪入里化热蕴于肺，肺气郁闭，可见咳喘，少痰；邪热充斥内外，故见发热；热邪伤阴，故见舌红少津；脉滑数为痰热之征象。故治疗以清热化痰、宣肺定喘、甘寒养阴为主。上方以麻杏石甘汤合沙参麦冬汤加减，方中麻黄、杏仁一宣一降，止咳平喘，且麻黄量小仅取其宣肺的目的；石膏量稍大，可清泻肺热以生津；银花清热毒并有退热之功；沙参、麦冬、花粉甘寒以养阴；浙贝、天竺黄清热化痰；山药、甘草顾护胃气。证对药准，一诊而病减，共服6剂而病愈。

经验小结

陈宝贵教授治疗小儿咳嗽的经验

咳嗽是小儿的常见病，大多数小儿在成长过程中都能遇上，故而咳嗽的治疗是小儿疾病中的大宗。小儿咳嗽之初，病机一般比较简单，多为肺脏受邪，引起肺的宣发肃降功能失常，症状多见咳嗽、鼻塞、流涕、发热、气短等肺气不宣表现，如治疗不及时，还可出现胸闷、喘憋等肺气壅闭的症状。陈教授认为，小儿咳嗽多为感受外邪所致，进而引起肺的宣发肃降功能异常，故治疗以疏散外邪的同时，一定要调理肺的宣降功能。又，小儿脾常不足，易聚湿生痰，痰多阻塞气道，引起气机失常发为咳嗽。故小儿咳嗽的治疗，调理脾胃又为重要的一环。小儿脏腑娇嫩，形气未充，全而未壮，故治疗小儿咳嗽不宜过用攻伐之药。陈教授治疗小儿咳嗽常用三拗汤加减，基础方为：麻黄（或炙麻黄）1～5g，杏仁3～10g，甘草3～10g。水煎服，日1剂。注意剂量随小儿年龄增减，麻黄量不宜过大。兼风寒者加苏叶、荆芥、防风等；兼风热者加银花、连翘、薄荷、菊花等；兼阴虚者加沙参、麦冬、玉竹；兼咽痛者加板蓝根、牛蒡子、元参等；兼食滞者加槟榔、内金、炒麦芽、焦神曲等；兼腹胀便实者加莱菔子、火麻仁等；兼喘者，属寒者加细辛、半夏、前胡，属热者加葶苈子、竹茹、瓜蒌等。

小儿咳嗽，需要时时注意小儿的生理病理特点，治疗不宜用猛烈攻伐之药。除非属于咳喘实证，应用在所必需，但顾护正气也必不可少。

附:《医宗金鉴·咳嗽心法要诀》云:“咳嗽谓有声有痰，因肺气受伤，动乎脾湿而然也。咳谓无痰而有声，肺气伤而不清也。嗽谓无声而有痰，脾湿动而为痰也。二者虽俱属肺病，然又有肺寒、肺热之分，食积、风寒之别，医者宜详辨之。寒嗽者，因平素肺虚，喜啖生冷，以致寒邪伤肺，发为咳嗽。其症面色㿠白，痰多清稀，鼻流清涕。初宜圣惠橘皮散主之，若日久不愈者，须以补肺阿胶散主之，则气顺痰清而嗽自止矣。火嗽一证，乃火热熏扰肺金，遂致频频咳嗽，面赤咽干，痰黄气秽，多带稠黏也。便软者，加味泻白散主之；便硬者，凉膈散加桔梗、桑皮煎服，则热退气清而嗽自止矣。积嗽者，因小儿食积生痰，热气熏蒸肺气，气促痰壅，频频咳嗽。便溏者，以曲麦二陈汤消导之；便秘者，以苏葶滚痰丸攻下之。小儿脱衣偶为风冷所乘，肺先受邪，使气上逆冲塞咽膈，发为咳嗽，嚏喷流涕，鼻塞声重，频唾痰涎，先以参苏饮疏解表邪，再以金沸草散清其痰嗽。若寒邪壅蔽，当以加味华盖散治之，则风邪解而气道通，气道通而咳嗽止矣。”此段为《医宗金鉴》治疗小儿咳嗽病因病机及治法的简要概括，把咳嗽分为肺寒咳嗽、肺热咳嗽、食积咳嗽、风寒咳嗽四种分别论述，言简意赅，可作一参考。

小儿泄泻

小儿泄泻是以大便次数增多，粪质稀薄，甚则如水样为特征的一种小儿常见病，常年都可发生，以夏秋多见。小儿因气血未充，脏腑娇嫩，脾胃功能薄弱，饮食稍多则容易引起消化不良。脾胃一感邪气，如感寒、受暑或伤食，又易引起泄泻等。其病因或因感受外邪，或因内伤乳食，或因脾肾虚寒等，这些均可使脾胃受病，运化失职，水谷不化，精微不布，清浊不分，最后污秽下行而成泄泻。发病之后，易伤津耗液，如治疗不当，可出现伤阴、伤阳或阴阳两伤，甚则出现亡阴、亡阳等危重症候。但小儿泄泻，脾胃虚弱是其本，故治法应“扶正固本”为主，祛邪在其次。其治疗，属寒者，用四君子汤加白豆蔻、砂仁，重者加诃子、石榴皮、乌梅等；属热者，用葛根芩连汤加六一散，如热邪伤阴者，又加玉竹、花粉等；伤食者，以通因通用之法，用保和丸出入，重者加槟榔、麦芽等。

案1　伤食泻

肖某，男，3岁，2008年9月2日初诊。

因“饮食不节而致大便泄泻3月余”来诊。现症：每日大便泄泻10余次，有时夹杂未消化食物，伴食少。舌质淡，苔白，脉细。

辨证：食伤之后，脾胃虚弱。

治法：健脾和胃，消食止泻。

处方：藿香5g，乌梅5g，鸡内金5g，槟榔5g，扁豆10g，通草5g，茯苓6g，甘草5g。3剂。水煎100mL，分早、晚2次温服，日1剂。

二诊（9月6日）：服药后大便次数减少，食增。原方又取3剂。

药尽而愈。

按：大便泄泻3个月，食少，为脾胃虚弱。大便夹杂未消化食物为饮食积滞。舌淡、苔白、脉细亦是脾胃虚弱之征象。辨证为食伤之后，脾胃虚弱证，用柳学洙先生藿梅汤加减。上方中藿香芳香化浊、醒脾开胃；扁豆暖脾除湿止泻；乌梅收敛止泻，且可生津；通草分利二便；槟榔行气导滞，又可消食；茯苓以健脾利湿；鸡内金消食和胃；甘草甘缓和中，调和诸药。诸药配伍，共收健脾化湿止泻之功效。辨证明确，服 6 剂而愈。

案 2　湿热泻

张某，女，3 岁，2002 年 7 月 11 日初诊。

大便泄泻 1 周，日 3 ～ 5 次，色黄而臭，肛周红肿。身热汗出，嗳腐，腹胀，食欲不振，小便短黄。舌苔黄腻，脉滑数。

辨证：脾胃湿热，饮食积滞。

治法：清热解毒，利湿止泻，消食和胃。

处方：葛根 10g，黄芩 3g，黄连 3g，银花 10g，滑石 6g，蝉衣 3g，薄荷 3g，半夏 3g，茯苓 5g，厚朴 3g，鸡内金 3g，焦神曲 5g，甘草 5g。2 剂。水煎 150mL，分早、中、晚 3 次温服，日 1 剂。

二诊（7 月 13 日）：泄泻减，身热退，纳食增。原方又进 3 剂。

三诊（7 月 15 日）：食后稍感腹胀，余症皆无。予保和丸收功，共服 5 剂。

药后父母告知病愈。

按：湿热之邪，蕴结脾胃，下注大肠，致使传导失常，故而泄泻。湿性黏腻，热性急迫，湿热交蒸，壅遏肠胃气机，故见色黄而臭，腹胀。湿热困脾，故见食欲不振。湿热交争于肌肤，热邪逼迫，故见发热汗出。湿热下注膀胱，蒸腾津液，故而小便短黄。嗳腐为饮食积滞所致。舌苔黄腻、脉滑数亦为湿热之象。方中以葛根芩连汤加银花清热解毒止泄；滑石清利湿热；蝉衣、薄荷辛凉宣透，可清肌表之热；半夏、茯苓、厚朴理气和胃；鸡内金、神曲消食导滞。全方具清热解毒、利湿止泻、消食和胃之功。二诊时症状减轻，故原方又进 3 剂。三诊时食后腹胀，为饮食积滞未清，故用保和丸善后，服用 5 剂而病愈。

案 3　脾虚泻

霍某，男，2 岁，1995 年 5 月 6 日初诊。

食生冷瓜果之后，出现泄泻、呕吐已 5 日。现症：大便日 6 ～ 7 次，偶有呕吐，神疲，精神欠佳，腹按柔软。舌淡，苔白，脉稍滑。

辨证：脾胃虚寒，胃气上逆。

治法：温中降逆，利湿止泻。

处方：党参 5g，炒白术 6g，茯苓 6g，炮姜 3g，白豆蔻 2g，藿香 5g，半夏 3g，陈皮 3g，甘草 3g。2 剂。水煎 100mL，分早、晚 2 次温服，日 1 剂。

二诊（5 月 8 日）：泄泻减少，日 2 ～ 3 次，精神转佳，仍有呕吐。上方加厚朴 3g。取 2 剂。

三诊（5 月 10 日）：泄泻、呕吐已止，脉转有力。上方又取 2 剂，巩固疗效。

按：小儿脾胃素虚，又加生冷瓜果所伤，致使脾胃虚寒，胃气上逆，进而引起泄泻、呕吐。泄泻之后，精微不布，营养失常，故而神疲，精神欠佳。腹软、舌淡、苔白、脉稍滑为脾虚湿盛之表现。方中党参、炒白术、茯苓、甘草益气健脾；炮姜、白豆蔻温中止泻；半夏、陈皮和胃降逆。方药对证，一诊而症减。二诊时患者仍有呕吐，故加厚朴降逆和胃。三诊时诸症皆无，前方又取 2 剂巩固疗效。

案 4　风寒泻

高某，男，2 岁，2003 年 10 月 16 日初诊。

感受风寒之后，泄泻，日 3 ～ 5 次，呕吐，咳嗽，鼻流清涕。舌淡，苔白，脉细。

辨证：风寒外袭，肺胃失和。

治法：祛风散寒，和胃止咳。

处方：苏叶 6g，防风 3g，藿香 5g，半夏 3g，杏仁 3g，厚朴

3g，茯苓 5g，辛夷 3g。2 剂。水煎 100mL，分早、中、晚 3 次服，日 1 剂。

二诊（10 月 18 日）：呕减咳轻，鼻流清涕已愈，仍有泄泻。上方去辛夷，加炮姜 3g。取 2 剂。

三诊（10 月 20 日）：诸症皆无。前方又取 2 剂。药后病愈。

按：小儿脾胃本属不足，又加外受寒邪，以致寒邪入里，伤及脾胃。脾胃失其健运，则见泄泻、呕吐。寒邪袭肺，肺失宣降，则见咳嗽、鼻流清涕。舌淡、苔白、脉细亦是脾胃有寒的表现。方中以苏叶、防风疏风散寒，其中防风又可祛风除湿；藿香芳香化湿；杏仁降气止咳；辛夷宣通鼻窍；半夏、茯苓、厚朴健脾和胃。辨证准确，用药对证，故药后病减。二诊时鼻流清涕已愈，故去辛夷。仍有泄泻，考虑脾阳不足，故加炮姜以温中止泻。三诊时诸症皆除，前方又服 2 剂而愈。

经验小结

陈宝贵教授治疗小儿泄泻的经验

小儿泄泻四季常有，以夏秋多见，由于其脏腑娇嫩，形气未充，稚阴稚阳，五脏六腑成而未全，全而未壮，故易虚易实，易寒易热。外易为六淫侵袭，内易为饮食所伤，使脾胃受损而发泄泻，治疗应以健脾化湿、消食止泻为法。陈教授治疗小儿泄泻，常用柳学洙先生的经验方藿梅汤加减，每多获效。今介绍如下：

方药组成：藿香 3 ～ 5g，乌梅 3 ～ 5g，扁豆 5 ～ 10g，通草 2 ～ 5g，槟榔 2 ～ 5g，甘草 3g。水煎服，日 1 剂，每日 2 次。具体据患儿年龄及体质调整用药量。

方解：方中藿香芳香化浊、醒脾开胃为主药；乌梅酸能生津，又可收敛止泻，扁豆健脾，二药为辅；通草分利二便，槟榔行气导滞，共为佐；甘草甘缓和中为使。诸药配伍，共收健脾化湿止泻之功效。

加减变化：兼食滞者，加炒麦芽 5g，鸡内金 3g；兼外感者，风热加银花 5g，风寒加苏叶 5g；湿重者，加薏苡仁 6g；久泻不止者，加赤石脂 3g；脾肾阳虚者，加补骨脂 3g，肉桂 1.5g；脾虚气少者，加党参 5g，茯苓 5g。

分析：《幼幼集成·泄泻证治》中说："夫泄泻之本，无不由于脾胃。盖胃为水谷之海，而脾主运化，使脾健胃和，则水谷腐化而为气血以行荣卫。若饮食失节，寒温不调，以致脾胃受伤，则水反为湿，谷反为滞，精华之气不能输化，乃致合污而下降，而泄泻作矣。"又《素问·痹论》说："饮食自倍，肠胃乃伤。"可见小儿泄泻之因主要与脾胃不和，饮食不节有关。陈教授认为，小儿泄泻之治，主要以健脾和胃、化湿止泻为主，兼以消食。因小儿脏腑娇嫩，易虚易实，所以健脾和胃、芳香化湿、消食之药，以平和之品为最佳，常用药物有扁豆、山药、茯苓、藿香、焦三仙、乌梅等，这些药物不损伤脾胃和津液，稳妥效佳。其他药物如苍术、白术、干姜、黄连等，这些药物比较辛燥或苦燥，有伤阴败胃之弊，一般需配合使用。

由于小儿具有"稚阴稚阳""易虚易实，易寒易热"的生理特点，故小儿泄泻病情较重时，易于伤津耗气，出现气阴两伤，甚至阴伤及阳，导致阴竭阳脱的危重变证。若久泻不止，木旺土虚，肝木生风，又可出现慢惊风。脾虚失运，生化乏源，泄泻日久，可致小儿疳证。此时应中西医结合治疗，防止病变发展。

外科篇

本篇所选医案以皮肤病居多，眼目病及口腔病也列入本篇中。外科病病因多见外感六淫、饮食不节、脏腑失调等，病机主要为阴阳不和、气血凝滞。治疗应本着“治外必本诸内”的原则，内外结合，才能收到较好的疗效。

皮肤病

皮肤病是外科常见的一类病证，以体表皮肤病症为主要临床表现。其包含疾病种类较多，病情较为复杂，治疗方法也难以统一，多根据具体疾病辨证治疗。皮肤病虽发于外，但多与体内阴阳气血的偏盛与偏衰或脏腑功能失调有关，所谓“邪之所凑，其气必虚”。陈教授认为，皮肤在表，故治疗皮肤病，表药在所必用，风盛者祛风，热盛者透热，湿盛者祛湿，寒盛者散寒。再者，皮肤与气血的关系非常密切，气分、血分有热往往通过体表发散出来。又，气血与五脏阴阳相关，故而治皮肤病，常内外合治。

油漆过敏（过敏性皮炎）

曹某，女，42 岁，2009 年 7 月初诊。

2 天前接触油漆后出现咽痛，颜面红肿，周身散在出血点，瘙痒不甚。伴有咳嗽，纳差，小便黄，大便 2 日未行。舌红，苔薄黄，脉浮略数。

辨证：热毒蕴表，兼有血热。

治法：疏风清热，解毒凉血。

处方：浮萍15g，银花20g，连翘30g，生地黄15g，丹皮10g，紫草10g，茯苓15g，泽泻15g，芦根30g，防风10g，海桐皮15g，生甘草10g。3剂。水煎300mL，分早、晚2次温服，日1剂。

二诊：1剂后咽痛即减，周身红斑变淡。3剂后周身红斑消失，舌红苔薄黄渐退。原方又取4剂。

药后痊愈。

按：现经常有接触油漆及有毒气体而出现中毒的病人，患者常表现为气营两燔之证。遇到此种情况，陈教授常用清营凉血、解毒透热之法，临床收效甚捷。上方以生地黄、丹皮、紫草凉血散血；浮萍、银花、连翘解毒清热，其中浮萍又有透表之力；防风、海桐皮祛风除湿止痒；甘草清热解毒；茯苓、泽泻、芦根解表利湿，使热毒从小便而去。

荨麻疹

案1　风热蕴表，湿瘀互结

袁某，女，30岁，2011年3月28日初诊。

主因"面部红肿瘙痒1年余"来诊。现症：面部搔之出现红斑隆起，形如豆瓣，堆累成片，发无定处，忽隐忽现，退后不留痕迹，食海鲜牛羊肉则加重。舌尖红，苔薄白，脉滑。平素易患感冒，常有恶风，鼻塞。西医诊断：慢性荨麻疹。中医诊断：隐疹。

辨证：风热蕴表，湿瘀互结。

治法：解表祛风，化瘀利湿，清热止痒。

处方：益母草30g，麻黄10g，连翘15g，黄芪15g，藿香10g，浮萍15g，荆芥10g，地肤子15g，海桐皮15g，黄芩10g，赤小豆30g，甘草10g。7剂。水煎450mL，分早、中、晚3次温服，日1剂。

二诊（4月6日）：诸症减，有夜间磨牙现象。上方加赤芍

10g。取14剂。

三诊（4月21日）：疹退，但仍痒。继服原方20剂。

药后病愈。

按：本病因外感风邪，壅遏肌肤，湿瘀互结所致。风性主动，善行而数变，故发无定处，忽隐忽现，退后不留痕迹。风盛则痒，且为阳邪，其性开泄，易伤阳位，故面部红肿瘙痒。患者平素易患感冒，说明卫气素虚，易受外邪侵袭。舌尖红、苔薄白、脉滑，为内有郁热。依据舌脉症，辨证为风热蕴表、湿瘀互结证，治疗之法当以解表祛风、化瘀利湿、清热止痒为主。方中益母草活血化瘀、利水消肿；麻黄、连翘、赤小豆三药能解表利水，透解郁热，亦取《伤寒论》麻黄连翘赤小豆汤之意；黄芪、藿香、浮萍，益卫固表、透热止痒、利水消肿；地肤子、海桐皮清热利湿止痒；荆芥祛风，可助麻黄解表；黄芩清上焦之热；甘草调和诸药。二诊加赤芍清血分之热。三诊时患者症状大减，因仍痒，故予原方20剂巩固疗效。

案2　湿热互结

王某，女，35岁，2005年8月1日诊。

面浮肿，瘙痒，下肢也肿。舌暗，苔微黄，脉滑。

辨证：湿热互结。

治法：清热利湿。

处方：黄芪20g，黄芩10g，麻黄10g，连翘15g，浮萍15g，藿香10g，地肤子15g，海桐皮15g，白芍10g，菊花15g，羌活10g，甘草10g。7剂。水煎450mL，分早、中、晚3次温服，日1剂。

药后病愈。

按：麻黄连翘赤小豆汤治疗荨麻疹是王绵之老师的经验，藿香、黄芪、浮萍合用是柳学洙先生的心得，陈教授常把二老的经验结合起来应用，取效颇佳。藿香、黄芪、浮萍三药合用，有利水消肿、益气固表、透热止痒的功效。

湿疹

邓某，女，21岁，2012年4月28日初诊。

主因“胸、背、面部瘙痒6年余，加重2个月”来诊。患者6年来常出现面部、前胸及后背部湿疹，直径1～2mm，瘙痒难忍。皮肤油性，平素经期前后不定。诊时面色无华，舌嫩红，脉弦。西医诊断：湿疹。

辨证：湿热蕴表。

治法：清热祛湿。

处方：野菊花15g，土茯苓15g，丹参15g，公英15g，黄芩10g，元参10g，生地黄10g，甘草10g。7剂。水煎450mL，分早、中、晚3次温服，日1剂。

二诊（5月6日）：身痒减轻，舌尖红。原方又取14剂。

三诊（5月20日）：前胸、后背及面部湿疹退去，未留印迹。

按：湿疹根据病因可分为湿热型、湿阻型和血虚风燥型，因而治疗上各有侧重。但其病机均由于禀赋不足，风湿热阻于肌肤所致。故治疗以清热祛湿、调和气血、祛风止痒为主。本方中野菊花、土茯苓、公英、黄芩清热解毒，除湿散结；丹参活血凉血；元参、生地黄清热凉血，养阴清热，泻火解毒；甘草调和诸药。诸药合用，标本兼治，疗效颇佳。

黄褐斑

陈某，女，33岁，2012年8月15日诊。

主因“面部黄褐斑半年余”来诊。现症：月经量少，有血块，经行腰酸痛，舌红，苔薄白，脉弦细。西医诊断：黄褐斑；月经过少。中医诊断：黧黑斑；月经不调。

辨证：气虚血瘀。

治法：补气活血。

处方：生艾叶10g，香附10g，红花6g，川芎10g，五灵脂10g，生黄芪30g，赤芍5g，桃仁10g，茯苓15g，肉桂5g，小茴香10g，杜仲10g，牛膝15g。7剂。水煎450mL，分早、中、晚3次温服，日1剂。

二诊（9月14日）：面部黄褐斑基本消失，经行第4天，量可，无明显血块，舌暗红，苔薄白，脉沉细。上方加狗脊10g，炮姜5g。取7剂。

三诊（10月5日）：月经仍不调，血瘀所致。二诊方去炮姜，加蒲黄10g。取7剂。

四诊（11月12日）：面色正常，无黄褐斑，平素稍感乏力。三诊方去生蒲黄、五灵脂，加菟丝子10g，阿胶20g。取7剂。

随访1年未复发。

按：黧黑斑的病因病机多责之肝、脾、肾三脏及外受风邪，然除上述因素外，胞宫失常、冲任损伤也起着重要作用。此患者为中年女性，因肝肾不足致气虚，气虚推动无力，形成血瘀。瘀血阻碍气机，致使面部气血失和，失去滋养。瘀血停留面部经络而出现黧黑斑。患者气虚无力化血，导致月经量少。气虚无力推动血液，故经血中有血块。瘀血阻滞经络，导致经络不通，故经行腰酸痛。舌红、苔薄白、脉弦细，亦为气虚血瘀之舌脉表现。治疗之法应以补气活血通络为主，方用补阳还五汤加减。方中生黄芪大补脾胃之元气，使气旺血行，瘀去络通；茯苓健脾宁心；赤芍、川芎、桃仁、红花活血祛瘀；艾叶、香附、五灵脂、肉桂、小茴香共奏理气调经、散寒止痛、活血化瘀之功。杜仲、牛膝补肝肾，强筋骨。方中补气药与活血药相配，气旺则血行，活血而不伤正，共奏补气活血通络之功。二诊至四诊加减方药，主要从益肾养血出发，来调理月经。

又，女子面色常与月经相关，月经不调，则面部易生斑，故祛斑常需调经。

经验小结

陈宝贵教授从瘀论治荨麻疹的经验

荨麻疹是一种常见的皮肤病，由各种因素致使皮肤黏膜血管发生暂时性炎性充血与大量液体渗出，造成局部水肿性的损害。其诱因尚不明确，患者常不定时地在躯干、头面或四肢出现成块皮疹，奇痒难忍，忽隐忽现，发作频率不等。荨麻疹属于中医学“隐疹”“赤白游风”“痞瘰”范畴。中医对本病的认识较早，如《诸病源候论·风痞瘰候》载：“夫人阳气外虚则多汗，汗出当风，风气搏于肌肉，与热气并，则生痞瘰，状如麻豆，甚者渐大，搔之成疮。”认识到本病的发生与风邪关系密切。又如《医宗金鉴·外科心法要诀》曰：“此证俗名鬼饭疙瘩，由汗出受风，或露卧乘凉，风邪多中表虚之人。”

陈教授认为，本病的根本病因是患病之人先天禀赋不足或后天失养，导致对外不能抵御外邪，对内不能固摄津血。病机为肺卫不固，风邪袭表，气机被遏，津血失摄，风、湿、瘀搏结化热，蕴于肌表所致。由于此病病程较长，容易反复，大多迁延日久，加之气虚不固，统摄失司，因虚致瘀，且溢出脉道之津血日久成瘀而成为新的病理产物，进一步影响气机统摄之职。肺朝百脉，能够以气为动力，通过宣发肃降的生理功能调控精津气血在全身经脉脏腑内的流行，以及在肌表的输布。若素体羸弱，卫气不固则易为风邪侵袭。《诸病源候论·风瘙隐疹生疮候》曰：“人皮肤虚，为风邪所折，则起隐疹。热多则色赤，风多则色白，甚者痒痛，搔之则成疮。”又曰：“邪气客于皮肤，复逢风寒相折，则起风瘙隐疹。若赤疹者，由凉湿折于肌中之热，热结成赤疹也。得天热则剧，取冷则灭也。白疹者，由风气折于肌中热，热与风相搏所为。白疹得天阴雨冷则剧，出风中亦剧，得晴暖则灭，著衣身暖亦瘥也。”由此可见，出疹虽有赤白之分，但肺卫不固，不能抵御外邪侵袭是其根本。本病的治疗应以祛风宣肺、固护卫表、化湿透热、化瘀消肿为主。陈教授在遵循古法的基础上特别提出了从“瘀”论治荨麻疹的观点，通过临证总结探索，总结一经验方，介绍如下：

基础方：益母草 30g，麻黄 10g，连翘 15g，赤小豆 30g，黄芪 15g，藿香 10g，浮萍 15g，防风 10g，甘草 10g。水煎 450mL，分早、中、晚 3 次温服，日 1 剂。

功效：解表祛风，化瘀利湿，清热止痒。

方解：方中益母草活血化瘀、利水消肿为君。麻黄连翘赤小豆汤出自《伤寒论》第 262 条：“伤寒，热瘀在里，身必黄，麻黄连翘赤小豆汤主之。”此三味药能宣肺解表，利水，解郁热。黄芪藿香浮萍汤为柳学洙先生治疗各种皮肤过敏的基础方，三药合用可益卫固表、透热止痒、利水消肿。地肤子、海桐皮清热利湿止痒。荆芥祛风，可助麻黄解表。黄芩清上焦之热。甘草调和诸药。

加减：色红者热多，可加黄芩、黄连、赤芍、丹皮、生地黄等；色白者风盛，加荆芥、威灵仙、羌活、独活等；气虚者可加党参、白术、茯苓、山药等；血瘀者可加丹参、桃仁、红花、川芎、郁金等。

眼目病

目为肝之窍，肝肾又同源，如肝肾不足，精气无以上荣；或真阴不足，虚火上炎，皆可致眼目为病。又，心脉连目系，心主血，目得血而能视；肺主气，调气之升降出入；脾主运，化运精微。如心肺脾三脏有病，则气化功能异常或气血精微输送功能失常，以致气血精微不能上行养其目，进而眼疾作矣！目受五脏精气而能视，五脏精气充沛，则眼目有神，五脏有病，可直接或间接影响于目。所以，眼目病与五脏有着密切的联系。此外，外邪亦可致眼目为病，常见以风、燥、火邪居多，其特点为风盛则痒，燥胜则干，火盛则赤，可据其特点在组方中辨证加入相应之药。

案1　过敏性结膜炎

王某，男，30岁，2012年9月10日初诊。

主因“眼睛奇痒难忍2周”来诊。现症：目内眦痒甚，白睛红赤，流泪，灼热感，畏光，分泌物增加，恶风。舌瘦小，质红，苔薄微黄，脉弦细。近期工作紧张，烦躁易怒，熬夜偏多，饮水偏少，口干口苦。平素过敏性荨麻疹及过敏性鼻炎史。西医诊断：过敏性结膜炎。

辨证：肝肾阴虚，风热上扰。

治法：滋补肝肾，疏风止痒，清肝明目。

处方：菊花30g，谷精草15g，木贼15g，决明子15g，夏枯草10g，泽泻15g，女贞子15g，旱莲草15g，枸杞子10g，羚羊角粉1g（冲服），黄芩10g，僵蚕10g，白蒺藜10g，甘草10g　。7剂。水煎450mL，分早、中、晚3次温服，日1剂。

二诊（9月17日）：目痒有所减轻，口苦不甚，白睛红丝减少。上方减黄芩。取7剂。

三诊（9月26日）：目痒大减，流泪频次减少，便溏。二诊方去羚羊角粉、草决明。取7剂。

药后痊愈。

按：患者眼痒难忍，口干口苦，属风盛又兼热相，故重用菊花为君，辛散苦泄，既能疏散外袭内生之风，又能清泄肝经夹风之热，为治疗肝经风热，目赤目痒之要药。臣药谷精草、木贼善疏风热以明目；草决明、夏枯草善清热以平肝；再以女贞子、旱莲草、枸杞子与泽泻相配，滋肝肾之阴而泻虚火。佐以羚羊角粉平肝熄风，因口苦加黄芩。白僵蚕、白蒺藜可祛风止痒；甘草调和诸药。全方标本兼顾，上下同调，共奏疏风清肝明目之功。患者共服20余剂而收良效。

陈教授认为，过敏性结膜炎病因在“风”，因风盛则痒。病机为本虚标实，标者多由风邪侵袭，又兼内风循经上犯肝窍，邪气往来于睑眦腠理之间而发，本虚多为肝肾阴虚，主要是外风触动内风合而为病。常用基本方为：菊花30g，谷精草15g，木贼15g，草决明15g，夏枯草10g，泽泻15g，女贞子15g，旱莲草15g，枸杞子10g，羚羊角粉1g（冲服），甘草10g。加减：热盛加黄芩、龙胆草、蒲公英；痒甚加白僵蚕、蝉蜕、白蒺藜；风盛加荆芥、防风、蔓荆子等。

案2　迎风流泪

张某，男，56岁，2005年5月11日初诊。

主因“迎风流泪1周”来诊。现症：迎风流泪，眼干涩，头晕，睡眠欠佳。舌红，苔白，脉细数。眼科检查无明显异常。

辨证：肝肾阴虚，虚热上扰。

治法：补益肝肾，养血祛风。

处方：菊花15g，枸杞子15g，蒺藜10g，当归15g，熟地黄10g，白芍15g，川芎6g，女贞子15g，旱莲草15g，五味子5g，淫羊藿10g。7剂。水煎300mL，分早、晚2次温服，日1剂。

二诊（5月18日）：诸症减轻。上方又取7剂。

药后病愈。

按：肝肾阴虚则见眼干涩不舒、头晕、睡眠不佳；虚热上扰则见舌红；脉象亦可佐证以上辨证。治疗当以补益肝肾、养血祛风为主。上方中枸杞子、熟地黄、白芍、川芎、女贞子、旱莲草、五味子、淫羊藿补肝肾之阴，兼养肝血，加淫羊藿有阴中求阳之意；菊花、蒺藜祛风清热。俾肝肾得养，虚热得清，流泪症状自然得除。

口腔病

口腔疾病多见于咽喉、口舌及口腔内部发病，与五脏相关，与脾胃、心、肺关系最为密切。就其病因而言，或因外邪侵袭，或因心脾积热，或因胃热上炎，或因肺热熏蒸，或因阴虚热浮等，病机多为热邪循经上攻使然。治疗之法，实火宜泻，虚火宜清宜潜，寒热错杂虚实并见者，散寒清热或攻补兼施。

梅核气

李某，女，45岁，2008年11月10日诊。

咽中如物堵，咳之不出，咽之不下。便干，偶有嗽痰，色黄。舌红，苔黄腻，脉滑。

辨证：痰气郁结，兼有里热。

治法：行气散结，清热化痰。

处方：半夏10g，厚朴10g，茯苓15g，苏梗10g，黄连10g，大黄5g，浙贝10g，甘草10g。7剂。水煎450mL，分早、中、晚3次温服，日1剂。

药后而愈。

按：《金匮要略·妇人杂病篇》曰："妇人咽中如有炙脔，半夏厚朴汤主之。"其病机为痰气郁结咽喉部所致，治疗之法当以行气散结、降逆化痰为主，方用半夏厚朴汤。此案患者病机与上述近似，故可用上方加减治疗。痰色黄、便干为兼有里热，舌红、苔黄腻、脉滑亦为痰热之征象。上方即用半夏厚朴汤加黄连、浙贝以清热化痰，加少量大黄以润肠通便。

口疮

张某，女，35岁，2001年6月15日初诊。

主因“反复口腔溃疡3年”来诊。3年前因胃炎就诊，当时亦有口腔溃疡，服用中西药治疗，胃炎好转。之后口腔溃疡时愈时发，服药治疗见好转，但未痊愈。自述平素胃火偏大。此次10余天前口腔溃疡又发，疼痛难忍，遂来就诊。现症：口腔溃疡3处，大者直径4mm左右，色红，伴有咽干口渴，心烦，便干。舌红，苔微黄，脉稍数。

辨证：心胃火盛。

治法：清热泻火。

方药：石膏30g，知母10g，生地黄10g，竹叶10g，赤芍15g，车前子15g，大黄6g，甘草10g。5剂。水煎450mL，分早、中、晚3次温服，日1剂。

二诊（6月21日）：药后口腔溃疡疼痛减轻，大便亦畅，偶有胃胀不适。上方加陈皮10g。取5剂。嘱忌食辛、辣、咸食物。

药后病愈。3个月后口腔溃疡又发，又依上法治疗而愈。

按：患者胃热体质，平素胃火就大，加之天热，饮食调理不善，遂致口腔溃疡发作。心烦为兼有心火。故治疗之法当以清热泻火为主。方中石膏、知母清泻胃火；竹叶、车前子清心利尿，使热从小便出；考虑热必伤阴，热盛则血热，故加生地黄、赤芍养阴凉血；大黄可通便，使热自下出；甘草调和诸药。二诊中胃胀不适，故加陈皮以理气和胃。

陈教授指出：口疮之发生，属热者居多，无论实火虚火，皆可致之，属寒者较少。一般而言，属热者，口腔溃疡多色红，且疼痛较剧；属寒者，溃疡多色淡，疼痛亦不剧烈。治疗实火者宜清泻实火，虚火者宜滋阴清热，虚寒者宜温阳散寒。但是，需要注意的是，无论何种治法，清热药不宜过于寒凉，应中病即止，以免伤胃。

跋

余常沉思先贤“不为良相，则为良医”之言。良相者，怀治国为民之心；良医者，抱济世救人之志。吾不能与良相比，若成良医，亦是毕生之追求。予16岁开始行医，而后拜师于天津名医柳学洙先生，受师言传身教，吃住一室，直至先生辞世。先生之学，博而精，广且深，熟谙《内》《难》《伤寒》《金匮》《温病》等书，大部分背诵如流，对各家医案，了然于胸。先生常对我说：“各家医案中，孟英书最好。”受师之教诲及影响，苦读书，勤临证，救百姓之疾苦，安病者之伤痛。每于疑难病证获效时，不禁欣喜如痴者也。余行医至今，恍然已50载矣！幸蒙恩师教诲，同道支持，领导关怀，医道虽略有小成，非吾一人之功。

中医之学，简言之，是以阴阳为总纲，五脏六腑为框架，经络为通道，天人合一的一门学科。常言道：学医虽易，临证实难。因病者千变，而病因众多，甚者常出医学之外。吾辈虽言治愈者众多，然不效者亦复不少。故医者，不但应该夯实医学之基础，还应通天文，晓地理，知人事，明精微，仁慈博爱，方可为良医、大医。自学医始，予不敢抱自满之念，读书临证之外，时常求教于同道，以补己之不足。成为导师以来，常嘱弟子及学生言：医者，应读万卷书，行万里路，阅人无数，个人开悟，多访名师方能成为一个好大夫。教学之外，还时常告诫他们，教其爱国、爱人、律己，此亦是处世为人之根本。

继承与创新乃时代之主题，亦是中医之必需。在继承的基础上张仲景创新而成六经辨证，李东垣创新而出补土学说，叶天士创新而立卫气营血辨证，张锡纯创新而有中西医汇通学派……此不胜枚举。可见，无继承则无以知其源，无创新则无以顺其变。中医学与西医学为两种不同体系，皆是经过实践证明了的正确理论，现今两种医学共存，既是人民健康之需要，也是时代发展之必然。然两种医学存而不融，需要我辈及有识之士去创新，去钻研，寻找两种理论的融合点，以便更好地为人类健康服务。

当今，国家中医药管理局极其重视名老中医经验的继承与整理工作。今由我的研究生及弟子寇子祥、陈慧娲等整理的医案、医话及医论等资料，编辑成书，即将付梓。看其学业有成，甚是欣慰！希望此书对同道有所裨益，不足之处敬请明达指正。

陈宝贵

2015年3月于碧湖书屋